ICU Liberation

ICU解放运动

（第二版）

帕特丽夏·波萨（Patricia Posa）

[美] 贾斯帕尔·辛格（Jaspal Singh）　　　　主编

乔安娜·L. 斯托林斯（Joanna L. Stollings）

管向东　谢秋幼　主译

陈德昌　康　焰　主审

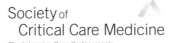

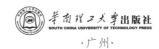

华南理工大学出版社
SOUTH CHINA UNIVERSITY OF TECHNOLOGY PRESS

·广州·

著作权合同登记号 图字：19-2023-22 号

图书在版编目（CIP）数据

ICU 解放运动：第二版/（美）帕特丽夏·波萨（Patricia Posa），（美）贾斯帕尔·辛格（Jaspal Singh），（美）乔安娜·L. 斯托林斯（Joanna L. Stollings）主编；管向东，谢秋幼主译；陈德昌，康焰主审. —广州：华南理工大学出版社，2023.5

书名原文：ICU Liberation（Second Edition）

ISBN 978-7-5623-7298-1

Ⅰ.①I… Ⅱ.①帕…②贾…③乔…④管…⑤谢…⑥陈…⑦康… Ⅲ.①医院-管理-研究 Ⅳ.①R197.32

中国国家版本馆 CIP 数据核字（2023）第 062739 号

ICU 解放运动（第二版）

[美] 帕特丽夏·波萨，贾斯帕尔·辛格，乔安娜·L. 斯托林斯　主编；

管向东，谢秋幼　主译；陈德昌，康焰　主审

出 版 人： 柯　宁

出版发行： 华南理工大学出版社

（广州五山华南理工大学 17 号楼，邮编 510640）

http：//hg. cb. scut. edu. cn　　E-mail：scutc13@ scut. edu. cn

营销部电话：020-87113487　87111048（传真）

策划编辑： 吴翠微

责任编辑： 陈　蓉

责任校对： 盛美珍

印 刷 者： 佛山家联印刷有限公司

开　　本： 850mm×1168mm　1/16　**印张：** 11.5　**字数：** 306 千

版　　次： 2023 年 5 月第 1 版　**印次：** 2023 年 5 月第 1 次印刷

定　　价： 86.00 元

版权所有　盗版必究　印装差错　负责调换

《ICU 解放运动》（第二版）译者名单

（按姓氏拼音排序）

安友仲	北京大学人民医院重症医学科
陈敏英	中山大学附属第一医院重症医学科
高国一	首都医科大学天坛医院创伤神经外科
管向东	中山大学附属第一医院重症医学科
黄曦妍	南方医科大学珠江医院康复医学科重症康复亚专科
江雨薇	南方医科大学珠江医院重症医学科
李嘉翔	中山大学附属第一医院重症医学科
廖雪莲	四川大学华西医院重症医学科
刘志锋	南部战区总医院重症医学科
隆　云	北京协和医院重症医学科
聂　垚	中山大学附属第一医院重症医学科
欧阳彬	中山大学附属第一医院重症医学科
任乐豪	华中科技大学同济医学院附属协和医院重症医学科
尚　游	华中科技大学同济医学院附属协和医院重症医学科
苏　磊	南部战区总医院重症医学科
唐白云	中山大学附属第一医院重症医学科
汪美华	复旦大学附属华山医院神经外科
王　斌	北京大学人民医院重症医学科
王　斌	南方医科大学珠江医院儿科中心
王　华	南方医科大学珠江医院重症医学科
王芊霖	北京协和医院重症医学科
吴美妮	中山大学附属第一医院重症医学科
吴雪海	复旦大学附属华山医院神经外科
吴永明	南方医科大学南方医院神经内科 NICU
谢秋幼	南方医科大学珠江医院康复医学科重症康复亚专科
杨雪薇	四川大学华西医院重症医学科
张　征	上海和睦家医院急危重中心 ICU
朱　俊	上海交通大学附属第一人民医院神经外科

主 编

Patricia Posa, RN, BSN, MSA, CCRN-K, FAAN
Quality and Patient Safety Program Manager
Michigan Medicine
Ann Arbor, Michigan, USA
No disclosures

Jaspal Singh, MD, MHA, MHS, FCCM
Medical Director Critical Care Education and
  Practice
Atrium Health
Critical Care Network
Charlotte, North Carolina, USA
Honoraria from Somnoware™ Sleep Solutions and
Medtronic™ Global Lung Health Solutions.

Joanna L. Stollings, PharmD, FCCM, FCCP
MICU Clinical Pharmacy Specialist
Critical Illness Brain Dysfunction Survivorship
  Center
Vanderbilt University Medical Center
Nashville, Tennessee, USA
No disclosures

作 者

**Carmen Mabel Arroyo-Novoa, RN, PhD,
FCCM**
Associate Professor
University of Puerto Rico
San Juan, Puerto Rico
Puerto Rico Society of Critical, Intensive, and Coronary
Care Medicine: Advisor to Board of Directors, Member of
Scientific Committee

Yasaman O. Back, MS
Health Services Researcher, Critical Care
Information and Analytic Services
Clinical Analytics
Atrium Health
Charlotte, North Carolina, USA
No disclosures

**Michele C. Balas, PhD, RN, CCRN-K, FCCM,
FAAN**
Associate Professor
Center for Healthy Aging, Self-Management, and
  Complex Care
College of Nursing
The Ohio State University
Columbus, Ohio, USA
Research support by the NIH under grant number
1R01HL146781-01 and the American Association of
Critical Care Nurses. Past honoraria from the Society of
Critical Care Medicine for activities related to its ICU
Liberation campaign

Mary Ann Barnes-Daly, MS, RN, CCRN-K, DC
Clinical Performance Improvement Consultant
Sutter Health Systems
Sacramento, California, USA
No disclosures

Juliana Barr, MD, FCCM
Associate Professor of Anesthesiology, Perioperative
  and Pain Medicine
VA Palo Alto
Palo Alto, California, USA
No disclosures

Mélanie Bérubé, PhD, RN
Ingram School of Nursing
McGill University
Montréal, Quebec, CAN
Research Center
Trauma, Emergency and Critical Care Medicine
  Department
CHU de Quebec of Laval University
Quebec City, Quebec, CAN
No disclosures

Nathan E. Brummel, MD, MSCI
Associate Professor of Medicine
Division of Pulmonary, Critical Care, and Sleep
    Medicine
Department of Internal Medicine
The Ohio State University Wexner Medical Center
Columbus, Ohio, USA
Supported by the NIH under award K76AG054864.
Performed advisory board activities for Arjo and Merck.

Judy E. Davidson, DNP, RN, MCCM, FCCM
Nurse Scientist
University of California San Diego Health
Scientist
Department of Psychiatry
School of Medicine
University of California San Diego
San Diego, California, USA
No disclosures

John W. Devlin, PharmD, FCCM
Professor
Northeastern University
Boston, Massachusetts, USA
No disclosures

Paige Donahue
BSN Student
College of Nursing
The Ohio State University
Columbus, Ohio, USA
No disclosures

E. Wesley Ely, MD, MPH
Tennessee Valley Health System
Nashville Veterans Affairs Hospital Geriatric Re-
    search, Education, and Clinical Center (GRECC)
Nashville, Tennessee, USA
Division of Allergy, Pulmonary, and Critical Care
    Medicine
Department of Medicine
Vanderbilt University Center
Nashville, Tennessee, USA
Critical Illness, Brain Dysfunction, and Survivorship
    (CIBS) Center
Vanderbilt University Medical Center
Nashville, Tennessee, USA
Conducted CME activities at international meetings at
which his honorarium was sponsored by Pfizer, Orion,
or Abbott and has received grant support from Pfizer and
Masimo Inc.

Heidi Engel, PT, DPT
Critical Care Clinical Specialist
University of California San Francisco
San Francisco, California, USA
No disclosures

Alix Fitzgerald, CCLS
Child Life Services
Cleveland Clinic Children's Hospital
Cleveland, Ohio, USA
No disclosures

Erika Gabbard, DNP, RN, CCNS, CCRN-K
Director of Advanced Practice Clinical Services
Atrium Health
Charlotte, North Carolina, USA
No disclosures

Celine Gélinas, PhD, RN
Ingram School of Nursing
McGill University
Montréal, Quebec, CAN
Centre for Nursing Research and Lady Davis Institute
Jewish General Hospital
Montréal, Quebec, CAN
No disclosures

Timothy D. Girard, MD, MSCI
Clinical Research, Investigation, and System Model-
    ing of Acute Illness (CRISMA) Center
Department of Critical Care
University of Pittsburgh School of Medicine
Pittsburgh, Pennsylvania, USA
No disclosures

Brent A. Hall, PharmD
Department of Pharmacy
University of California
Davis Children's Hospital
Sacramento, California, USA
No disclosures

Ken D. Hargett, MHA, RRT, FAARC, FCCM
Former Director, Respiratory Care Services
Houston Methodist Hospital
Houston, Texas, USA
No disclosures

Christina Hayhurst, MD
Assistant Professor
Division of Anesthesiology Critical Care Medicine
Vanderbilt University Medical Center
Nashville, Tennessee, USA
Critical Illness, Brain Dysfunction, and Survivorship
    (CIBS) Center
Nashville, Tennessee, USA
No disclosures

Ramona O. Hopkins, PhD
Pulmonary and Critical Care Medicine
Intermountain Medical Center
Murray, Utah, USA
Center for Humanizing Critical Care
Intermountain Health Care
Murray, Utah, USA
Psychology Department and Neuroscience Center
Brigham Young University
Provo, Utah, USA
No disclosures

James C. Jackson, PsyD
Division of Allergy, Pulmonary, and Critical Care
    Medicine
Department of Medicine
Vanderbilt University Center
Nashville, Tennessee, USA
Critical Illness, Brain Dysfunction, and Survivorship
    (CIBS) Center
Vanderbilt University Medical Center
Nashville, Tennessee, USA
No disclosures

Ruth Kleinpell, PhD, RN, FCCM
Past President, Society of Critical
Care Medicine
Independence Foundation Professor of
Nursing Education
Assistant Dean for Clinical Scholarship,
Professor of Nursing
Vanderbilt University School of Nursing
Nashville, Tennessee, USA
*Board member, American Nurses Credentialing Center;
board member, World Federation of Intensive and Critical
Care, board member, Tennessee Nurses Association Political
Action Campaign; annual faculty speaker, American
Association of Nurse Practitioners; annual faculty speaker,
American Association of Critical Care Nurses National
Teaching Institute*

Caroline L. Lassen-Green, PhD, MS
Tennessee Valley Health System
Nashville Veterans Affairs Hospital Geriatric Re-
    search, Education, and Clinical Center (GRECC)
Nashville, Tennessee, USA
Critical Illness, Brain Dysfunction, and Survivorship
    (CIBS) Center
Vanderbilt University Medical Center
Nashville, Tennessee, USA
No disclosures

John C. Lin, MD
Division of Critical Care Medicine
Department of Pediatrics
Washington University School of Medicine
St. Louis, Missouri, USA
No disclosures

Geraldine Martorella, PhD, RN
College of Nursing
Florida State University
Tallahassee, Florida, USA
No disclosures

Matthew F. Mart, MD
Division of Allergy, Pulmonary, and Critical Care
    Medicine
Department of Medicine
Vanderbilt University Center
Nashville, Tennessee, USA
Critical Illness, Brain Dysfunction, and Survivorship
    (CIBS) Center
Vanderbilt University Medical Center
Nashville, Tennessee, USA
No disclosures

Mark E. Mikkelsen, MD, MSCE
Department of Medicine
Perelman School of Medicine
University of Pennsylvania
Philadelphia, Pennsylvania, USA
No disclosures

Giora Netzer, MD, MSCE
Associate Professor of Medicine and Epidemiology
University of Maryland School of Medicine
Vice President, Patient Experience
University of Maryland Medical Center
Baltimore, Maryland, USA
No disclosures

Pratik Pandharipande, MD, MSc
Professor
Division of Anesthesiology Critical Care Medicine
Vanderbilt University Medical Center
Nashville, Tennessee, USA
Critical Illness, Brain Dysfunction, and Survivorship
  (CIBS) Center
Nashville, Tennessee, USA
Research Grant Pfizer (previously Hospira) Inc.

Brenda Pun, DNP, RN, FCCM
Director of Data Quality
Vanderbilt University Medical Center
Critical Illness, Brain Dysfunction, and Survivorship
  (CIBS) Center
Nashville, Tennessee, USA
No disclosures

Kathleen Puntillo, PhD
School of Nursing
University of California San Francisco
San Francisco, California, USA
No disclosures

George E. Ross, MBA, HCM, CPHQ
Director, Quality Performance Improvement
Atrium Health
Charlotte, North Carolina, USA
No disclosures

Carla M. Sevin, MD
Division of Allergy, Pulmonary, and Critical Care
  Medicine
Department of Medicine
Vanderbilt University Medical Center
Nashville, Tennessee, USA
No disclosures

Yoanna Skrobik, MD
Clinician Scientist
McGill University
Montreal, Quebec, CAN
No disclosures

Paul M. Szumita, PharmD, FCCM
Clinical Pharmacy Practice Manager
Brigham and Women's Hospital
Boston. Massachusetts, USA
No disclosures

Hector R. Valdivia, ARNP
Pediatric Intensive Care Unit and Clinical
  Effectiveness
Seattle Children's Hospital
Seattle, Washington, USA
No disclosures

Kathleen Vollman, MSN, RN, CCNS, FCNS, FCCM, FAAN
Clinical Nurse Specialist/Consultant
Advancing Nursing LCC
Northville, Michigan, USA
Sage Products, a business unit of Stryker.

Gerald Weinhouse, MD
Medical Director, Respiratory Care Services
Brigham and Women's Hospital
Boston, Massachusetts, USA
No disclosures

Chris Winkelman, PhD, ACNP, CCRN, CNE, FCCM, FAANP
Associate Professor
Frances Payne Bolton School of Nursing Care
Western Reserve University
Cleveland, Ohio, USA
*Stryker. I am developing of a survey related to the RN use
of Lift and Sling Devices. The survey does not specifically
address products manufactured or distributed by Stryker, but
I will receive a fee for this effort from Stryker.*

Jerry Zimmerman, MD, PhD, FCCM
Past President, Society of Critical Care
Medicine
Faculty, Pediatric Critical Care Medicine
Seattle Children's Hospital, Harborview
Medical Center
University of Washington, School of
Medicine
Seattle, Washington, USA
No disclosures

序

　　重症医学专业的发展状况，反映了现代化医院的综合救治水平。国外或国内医院的ICU，都集中了每个医院的优势资源，用以救治重症患者。每个医疗措施均有相应的质量控制要求，因此，也有了相关的指南来规范临床实践。美国重症医学会（Society of Critical Care Medicine，SCCM）自成立以来，认识到ICU团队共同实现目标的重要性，于2015年在ICU患者的镇痛、镇静、谵妄管理领域发起了ICU解放协作运动，研究《疼痛、躁动、镇静、谵妄、制动和睡眠障碍指南》（以下简称《PADIS指南》）的实施，以及对重症患者的临床结局影响，为全球ICU临床医生提供了相关资源。

　　中国的重症医学，作为专业学科发展，虽然起步较晚，但是，起步阶段恰逢国家改革开放之际，因此，各种先进的理念及技术能够及时交流、传递给国内重症医学科的医护人员，夯实了重症学科建设基础。在ICU患者的镇痛镇静领域，《中国成人ICU镇痛和镇静治疗指南》与SCCM《PADIS指南》在制定与更新上有着异曲同工之妙，在《中国成人ICU镇痛和镇静治疗指南》中，更是超前地将器官功能保护列入镇痛镇静的目标，体现出中国ICU医护人员实现精准化治疗的医者初心。

　　本次翻译《ICU解放运动》（第二版），旨在将ICU集束化管理的管理学观点向国内同道展示，使ICU的医生及护理、技术相关人员理解集束化管理的规范化流程，并持续应用到临床实践中，以达到重症救治持续质量改进的目的，为中国的ICU重症病人提供越来越优质的重症救治服务。

2023年5月30日

前　言

　　我们非常感谢《ICU解放运动》（第二版）的主编和各章节的作者以及合著者的重要工作。我们充分认识到，ICU解放运动背后的科学仍在继续发展，因为通过聚焦于充分的疼痛管理、镇静、谵妄的评估和管理、早期活动、家庭参与以及睡眠管理（睡眠对促进严重疾病康复具有重要意义），它可以改善ICU医疗质量。

　　自成立以来，美国重症医学会（Society of Critical Care Medicine，SCCM）一直强调ICU中以团队为基础的医疗价值。SCCM认识到ICU团队共同实现目标的重要性，发起了ICU解放协作运动，目的是研究所推荐的最佳医疗实践对危重症患者的影响。ICU解放协作运动是一个为期20个月的全国性质量改进方案，重点关注宣传和实施策略，并跟踪关键绩效指标，以克服ABCDEF集束化管理中的障碍。ICU解放协作运动纳入来自68个参与单位的15 000多名危重症患者，被证实可显著（大效应值）且剂量相关地提高患者的生存率、减少机械通气持续时间、降低神经器官功能障碍（即谵妄和昏迷）、减少躯体约束、降低ICU再入院率以及改善幸存者的出院处置。与此同时，相关文献还记录了如何促进ICU解放运动集束化管理（ICU Liberation Bundle）的有效应用并整合到常规临床实践中。

　　本书第二版更新了集束化管理中每个部分的内容，并强调了促进在医疗实践中应用集束化管理的策略，同时强调了促进集束化管理实施的跨学科专业团队模式的重要性。此外，本书第二版还整合了预防ICU后综合征（post-intensive care syndrome，PICS）的相关新知识，以及降低ICU幸存者中PICS长期发病率的策略，并提出了ICU集束化管理的管理学观点，以及在PICU中实施ICU解放运动的建议。

　　本书包含了富有经验的临床医生、研究人员和教育工作者等医疗专家的专业知识，这些专家中许多人是ICU解放协作运动的领导者。此外，各章节的作者和合著者也是全国ICU集束化管理的领导者和专家，代表着ICU团队中的各个跨专业的成员。他们每天致力于改善ICU中危重症患者的医疗实践，不仅治疗原发疾病或损伤，还向他们传递"usual care"的理念（ICU解放运动的元素）。

　　本书强调，仅仅实施ICU集束化管理不足以改善ICU患者的医疗状况。相反，持续对集束化管理的绩效进行监督是很有必要的，同时还要持续进行数据收集和回顾，以不断改进质量和疗效。此外，本书还涉及即将发布的针对重症儿童患者的，类似于2018年SCCM发布的关于预防和管理 ICU 中成人患者疼痛、焦虑/镇静、谵妄、制动和睡眠剥夺的临床实践指南，以及从 ICU 解放协作运动中获得的研究结果和经验教训。本书为世界各地的 ICU 临床医生提供了一个丰富的资源库。

作为 SCCM 的前任主席，我们希望所有 ICU 都采用 ICU 集束化管理，并且希望 ICU 解放运动的未来方向是继续告知、引导、支持和兼容 ICU 临床实践中的持续变化，以促成全球危重症患者的最佳临床结局。

露丝·科雷派尔　杰瑞·齐默曼
（黄曦妍　谢秋幼　译）

目　录

第 1 章　ICU 集束化管理简介

Patricia Posa，Jaspal Singh，and Joanna Stollings 著

廖雪莲，杨雪薇 译

美国重症医学会（SCCM）分别于 2013 年、2018 年颁布并发表的《疼痛、躁动和谵妄指南》（简称《PAD 指南》）和《疼痛、躁动、镇静、谵妄、制动和睡眠障碍指南》（简称《PADIS 指南》），总结了解决疼痛、躁动、谵妄、早期活动和睡眠问题的最佳证据。然而，上述指南的推荐，无论是单个意见还是整体的方案，在 ICU 的临床实践中都很难实施。因此，被称为 ICU 解放运动集束化管理的策略应运而生，旨在辅助《PAD 指南》和《PADIS 指南》在临床的实施。该集束化管理以前也被称作 ABCDEF 集束化管理方案，每个字母分别代表一项关键的治疗措施：A 代表疼痛的评估、预防和管理；B 代表自主唤醒试验和自主呼吸试验；C 代表镇静和镇痛药物的选择；D 代表谵妄评估、预防和管理；E 代表早期活动和锻炼；F 代表家庭参与和授权。ICU 解放运动集束化管理已在 20 000 多名患者中进行了试验，证明其可显著减少患者的 ICU 住院天数、总住院天数、次日机械通气发生率、昏迷发生率、谵妄发生率、住院病死率、身体约束率、ICU 再入院率、转院率和医疗费用等。尽管数项研究表明，提高 ICU 解放运动集束化管理的依从性会给患者带来显著的益处，但该项策略并未在全球的 ICU 推广。

本书旨在提供实践应用策略，帮助临床一线医护团队实施 ICU 解放运动集束化管理。书中不仅涵盖每个集束化管理背后的科学依据（正如 SCCM 2018 年版《PADIS 指南》中所述），还提供实用的建议以帮助实施。各章节著者通过临床证据或者专家经验分享临床真实世界的实践方法。讨论每个"集束化管理"元素实施过程中的挑战以及应对策略是每章的重要组成部分。本书提供了 ICU 中有效的跨专业管理策略、绩效改进方法以及使用数据来推动集束化管理的实施，根据笔者的经验，关注这些因素对于推动单位和机构完善管理是至关重要的。书中还采用案例阐明维持该计划所需的资源和财务策略。

本书提供了丰富的信息，涵盖了与"ICU 解放运动"相关的主题，开篇阐述了集束化管理的每个元素，整合并更新了关键证据，以及自本书第一版以来的经验教训。本版还阐明了睡眠在危重症患者康复中的作用，强调了解决这个问题通常需要重新设计我们的 ICU 日常工作。笔者对管理团队的互动进行了讨论，检验了更新的数据收集方法，并着眼于 ICU 之外的患者和家庭挑战，如 ICU 后综合征（PICS）。本书还有一个专门的章节介绍在儿科人群中实施 ICU 解放运动，以及对管理者如何实现 ICU 解放运动提出见解。

希望您喜欢本版次书中的各个章节和更新内容。值得注意的是，本书是为了配合 ICU 解放运动集束化管理的模拟培训课程而出版的，笔者推荐您和您的团队参加现场课程。无论如何，希望您和您的团队能够利用这些信息为患者提供帮助。

第 2 章　疼痛的评估、预防和管理

Céline Gélinas，Geraldine Martorella，Carmen Mabel Arroyo-Novoa，

Mélanie Bérubé，and Kathleen A. Puntillo 著

李嘉翔，唐白云 译

【目的】
- 给危重症患者制定适当的疼痛评估策略；
- 回顾以往研究中危重症患者的预防和治疗疼痛策略；
- 讨论与危重症患者疼痛管理相关的常见挑战及应对策略。

【关键词】疼痛，疼痛评估，疼痛管理，实践指南，成年重症患者

疼痛管理仍然是重症医学临床中一个主要问题，这可能与疼痛的复杂性和众多相关挑战有关。在美国重症医学会（SCCM）2018 年版《PADIS 指南》[1] 中，共有 25 项建议和陈述与疼痛管理有关，占指南内容的 1/3 以上。ICU 疼痛集束化管理的第一步涉及疼痛的评估、预防和管理[2]。在危重症急性期充分评估和治疗疼痛是非常必要的，可缩短康复时间并降低患短期或长期并发症的风险。因此，从入院开始的整个 ICU 住院期间，为确保患者获得最佳结局，采用最佳疼痛管理指南是医疗团队所有成员的责任。

疼痛评估

必须对所有成年重症患者进行疼痛监测[1,3]。疼痛是主观的、多维的，是被解释为一种与实际或潜在的组织损伤相关的痛苦体验，具有感觉、情感、认知和社会/行为学成分[4]。因此，疼痛最好由经历疼痛的个体来描述，而患者的自我报告（应尽可能频繁地获得）是评价疼痛的金标准。然而，由于病情危重，许多 ICU 患者无法表述他们的疼痛问题。气管插管、持续机械通气（20%～40% 的 ICU 患者使用）[5]、镇静剂的使用以及急性疾病引起的意识改变会影响患者对疼痛的感知和表达[6]。国际疼痛研究学会（International Association for the Study of Pain，IASP）承认，"无法进行口头交流并不能否定一个人正在经历疼痛并且需要适当止痛治疗的可能性"[6]。针对无法自我报告的患者的疼痛评估，美国疼痛治疗护理学会（American Society for Pain Management Nursing，ASPMN）和美国重症监护护士协会（American Association of Critical-Care Nurses，AACN）等其他主要专业协会已经发布了一份立场声明[7]和一份实践报告[8]。根据这些文件和《PADIS 指南》[1]，疼痛评估方法必须适应患者的认知能力和临床状况。行为量表是供那些无法自我报告的患者使用的替代措施。无论是在患者休息还是活动期间，都应定期监测和记录疼痛情况。此外，在给药前以及在镇痛药量达到峰值时监测疼痛情况，可对药物反应进行最佳评估[8]。这种做法可使护士和医疗团队能够采取适当的疼痛管理和预防措施，并确定疼痛治疗的有效性。在本节中，我们将介绍疼痛评估的基本步骤，并重点介绍评估过程中的最佳工具。

尝试自我报告

应尽可能获得患者的疼痛自我报告。在转入 ICU 时，可使用 PQRSTUV 助记技术（表 2-1）对疼痛进行综合评估。ICU 救治期间，无论是口头上还是视觉上，都应使用 0（无疼痛）至 10（最严重疼痛）数字评定量表（Numeric Rating Scale，NRS）监测患者的疼痛程度，因为这是一个有效可行的疼痛量表[1,9,10]。可以使用水平或垂直格式（图 2-1）[9,10]，老年人通常更喜欢垂直格式，因为它类似于温度计[11]。当机械通气时，应教会患者如何使用 NRS，并应鼓励患者指出量表的可视化格式或通过手势回答（例如点头）[9,10]。疼痛评分大于 3 分则表示明显疼痛[3]，1~3 分表示轻度疼痛，4~6 分表示中度疼痛，7 分或更高表示剧烈疼痛[12-15]。当其他信息交流受到限制时，以简单的"是"或"否"承认疼痛的存在与否也能提供有用信息[16]。

表 2-1　PQRSTUV 助记技术

组成成分	描述	与疼痛描述相关的信息
P	加重/缓和因素	疼痛原因，缓解疼痛的策略
Q	质量	疼痛感受
R	部位	疼痛范围
S	严重程度	疼痛强度
T	时间	疼痛持续时间（如持续、间歇）
U	理解	既往疼痛经历和已知问题
V	价值	疼痛治疗的价值和偏好

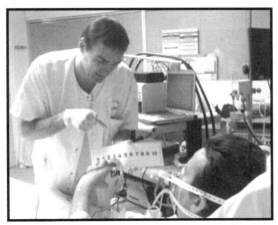

（a）水平视觉格式

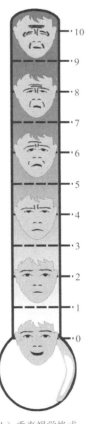

（b）垂直视觉格式
（面部表情疼痛量表）

图 2-1　0~10 分数字评定量表的可视化格式

图 2-1（b）经许可转载，© 2007 Céline Gélinas，RN，PhD.

当无法自我报告时，请使用标准化行为疼痛量表

当无法获得患者自我报告时，可使用行为量表。推荐使用重症监护疼痛观察工具（Critical-Care Pain Observation Tool，CPOT）[17]和行为疼痛量表（Behavioral Pain Scale，BPS）[18]及其针对非插管患者的版本（BPS-NI）[19]为评价工具[1]，因为它们能最大程度展现出危重症患者的心理特征，可用于危重症患者心理评估[20]。对于 CPOT 量表（范围为 0～8 分），确定显著疼痛分界点得分需大于 2；对于 BPS 或 BPS-NI 量表（范围为 3～12 分），确定显著疼痛分界点得分需大于5。行为评分和疼痛强度评分不能互换使用。虽然这两个分数正相关，但它们的价值并不相等。BPS 主要用于检测疼痛的存在，众所周知（对于 CPOT），当患者报告为中度至重度疼痛时，分界点评分对识别疼痛更有效[21]。CPOT 减少到小于 2 分或更少则用于表明镇痛的有效性[22]。

向家属咨询患者常见的疼痛行为

除了使用行为量表，当患者无法自我报告时，如家属愿意，他们也可以参与患者的疼痛评估[1,7,8]。例如，家庭成员可以帮助护士识别患者可能表示疼痛的不明显行为[23-25]。这些信息可以与其他信息相结合，包括使用经过验证的行为量表，以及存在已知的疼痛症状[16]。

生命体征不是 ICU 疼痛评估的有效指标

尽管通过 ICU 持续监测可以很容易地获取患者的生命体征，但它们不是评价疼痛的有效指标，只能作为提示，提示我们开始用有效方法进一步评估疼痛[1,7,8,16]。事实上，由于不同人对疼痛刺激有不同反应，从而导致生命体征变化不同，ICU 疼痛评估的有效性也会大打折扣[26]。然而，生命体征变化仍应被视为与疼痛相关的不良事件[27]并应提示护士使用有效方法进行适当疼痛评估（如果患者能够沟通，则获取患者的自我报告；如患者无法自我报告，则使用行为量表评估，如 CPOT 或 BPS/BPS-NI）。

疼痛的预防和治疗

药物治疗

第 4 章详细介绍了镇痛的药物疗法，多模式镇痛方法更容易实现最佳疼痛管理。通常，联用较低剂量的不同镇痛剂来降低药物不良反应风险[1]。《PADIS 指南》也强烈建议在危重症患者中使用预先评估、基于常规操作流程的分级方法来进行镇静与疼痛管理[1]。

我们开发了一种算法，使用 0～10 分的 NRS 和 CPOT（图 2-2），指导 ICU 团队根据常规疼痛评估和评分作出疼痛管理决策。该算法包括定期评估患者休息和标准护理操作（如翻身、气管内吸痰）期间的疼痛[28]。当检测到明显的疼痛时（NRS >3 或 CPOT >2），建议适当进行多模式镇痛，例如使用非药物疗法和阿片类药物和/或阿片类镇痛剂联用，以及用药后对疼痛进行重新评估，以确定镇痛的有效性。阿片类药物给药前和给药后 1 小时内疼痛评估分数下降多于 NRS[29]的2 分或 CPOT[22]的 2 分以上，则认为具有临床意义，并支持镇痛有效性。

系统化、标准化、跨专业的疼痛管理方法可以改善治疗效果并促进有关疼痛管理的质量改进[30]。疼痛评估结果和疼痛管理计划应在护理交接班和多学科联合查房期间讨论，或在临床状态发生变化时讨论，根据讨论结果有可能需要调整治疗计划。所有 ICU 护理团队成员都应接受疼痛评估方法和疼痛评分解读的相关培训[8,20]。

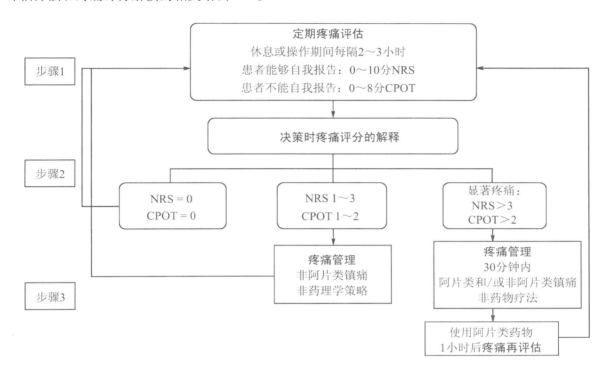

图 2 - 2　疼痛管理算法

缩写：CPOT，重症监护疼痛观察工具；NRS，数字评定量表。

经许可转载，© 2016 Céline Gélinas，RN，PhD.

非药物治疗

鉴于 ICU 中急性疼痛可能来源众多，优化疼痛管理对于缓解疼痛、预防慢性疼痛[31,32]以及预防 ICU 后综合征的发展至关重要[33]。使用非药物疗法的重要性早已出现在《PADIS 指南》之前的版本中[3]，鉴于在过去 10 年中对非药物疗法进行的大量研究，2018 年《PADIS 指南》中更明确地强调了非药物疗法的重要性[34]。研究整合这些疗法并形成符合指南建议的多模式疼痛管理方法[1,35]。此外，这些疗法可以减少镇痛药物疗法（即阿片类药物）的使用，阿片类药物已知可能在一些敏感患者群体中产生副作用和并发症[36,37]。按摩、音乐、冷疗和放松这四种疗法被研究得最多，它们被推荐用于 ICU 疼痛管理。到目前为止，这些都与不良事件无关[1]。这些治疗可以在入住 ICU 后不久实施，并且应尽可能考虑患者偏好。当患者身体状况允许或者从 ICU 转出时，患者（或家属）仍可以继续使用其中一些疗法。表 2 - 2 总结了这些疗法的特点和实施策略。

表 2-2 非药物疗法的描述

干预	时间或剂量	疼痛管理	实施策略	其他意见
按摩	20 分钟 24 小时至少按摩 2 次	非程序化	训练 面霜或乳液 按摩后休息一段时间 保持周围环境安静	通常手部或足部 应该考虑患者喜欢的部位
音乐和声音	20～30 分钟 单次或多次	程序化 非程序化	训练 耳机	音乐偏好 家人的声音
冷疗	10～20 分钟	程序化	冰袋 储存	
放松	术前 一天 2 次	程序化 非程序化	不需要材料 自我实施或教练指导	深呼吸技巧 引导想象

按摩疗法

按摩疗法包括不同技术，如使用压力、摩擦和放松身体肌肉及其他软组织。ICU 常用的按摩技术包括瑞典式按摩、轻抚法按摩、揉捏法按摩，以及在身体不同部位（包括脚、背部和手）施加中等压力[38]。

尽管存在偏见和不精确的风险，临床证据质量较低，但仍建议在 ICU 进行非程序性疼痛管理时使用按摩疗法[1]。对按摩的研究汇总分析显示，第一次按摩后，0～10 分 NRS 或视觉模拟量表（VAS）评分下降 1 分，反复按摩甚至可以下降 2 分[1]。此外，最近一项随机对照试验（$n=60$）结果显示，重复按摩后，0～10 分 NRS 疼痛强度和疼痛不适感降低了 2 分[39]。结合按摩使用镇痛药有助于减轻疼痛[38]。在背部、脚部和手上进行按摩或仅在手上进行按摩是安全的，除非医疗条件干扰了这些区域[1]。虽然研究中并不总是明确规定按摩强度，但建议使用轻度按压，而不是中度按压，除非提供者接受过专门培训[40]。为了获得最佳效果，建议在 24 小时内至少按摩 2 次，每次持续 20 分钟[1,39]。应确定患者对需要按摩的身体部位的偏好。如果可能，按摩之后的休息时长可相当于按摩时长。环境噪音和 ICU 诊疗操作是按摩过程中经常遇到的障碍[41]。通过调暗灯光减少光线的暴露、调小警报音量[42]、使用耳塞和/或眼罩[43]、集中诊疗操作等简单措施均可有助于最大限度提高按摩的潜在功效[44]。

目前，已有使用稀释的薰衣草油或薰衣草芳香的做法[5]。薰衣草有不同类型和浓度[46]，相互作用可能使危重症患者面临较高风险[41]。因此，不建议在 ICU 中使用芳香疗法或精油进行按摩[1]。

以往的研究表明，按摩可以由经过培训的护士利用面霜或乳液进行，但医务人员在 ICU 实施按摩的可行性研究有待补充[39]。在过往的研究中，在护士的指导下家庭成员可以在按摩中发挥作用[40,43]。

音乐和声音疗法

这些干预措施大多包括听音乐，应尽可能考虑患者的音乐偏好。自然声音也是一种选择，患者会根据自己的声音偏好作出反应[47,48]。音乐已被证实对 ICU 程序性和非程序性疼痛管理具有潜在益处[1]。对能够自我表达的患者进行的 ICU 研究汇总分析显示，程序性疼痛 NRS 评分在 0～10

分之间下降了 0.5 分，非程序性疼痛 NRS 评分下降了 0.7 分[1]。尽管这些差异尚未显示出临床意义，但鉴于其可行性、潜在益处和无有害影响，这种干预是值得考虑的。两项对机械通气患者进行的随机对照试验（$n = 90$[49]；$n = 60$[50]）表明，与标准护理[49]或降噪[50]相比，非程序性和程序性疼痛评分（BPS 或 CPOT）存在显著差异，平均差异在 0.6 ～ 2.6 分之间。这种干预可以与镇痛药一起实施，也可以在疼痛较轻时单独实施[51,52]。音乐干预的持续时间在各个研究中差异很大，平均需要 20 ～ 30 分钟，但非程序性疼痛管理持续时间更长[34]。可以每天单次播放或重复播放。大多数干预措施需要使用耳机，这可能与预防和控制感染的指南相矛盾。现场音乐（竖琴家）[53]和歌唱[54]也被研究过。然而，根据不同的 ICU 环境，这些选项可能存在一些实施障碍。虽然没有被广泛地研究，但有一个有趣而简单的方法是使用熟悉的声音[55]。在对危重症患者进行可能造成痛苦的治疗操作时，可以播放使患者平静的声音[56]。家庭成员可以参与音乐传递，也可以提供一个使患者平静的声音；在家庭成员不在场的情况下，使用某个重要家庭成员的录音是一个可行的选择。

冷疗法

冷疗法可通过不同方式进行。《PADIS 指南》的分析研究中，冷疗法包括使用裹着纱布的冰袋，在特定身体部位冰敷特定时间（通常为 10 ～ 20 分钟）[1]。冷疗法已使用于 ICU 程序化疼痛管理[1]。综合分析表明，冷疗法可以显著减轻疼痛，在 0 ～ 10 分 NRS 水平上最多可以减轻 2 分[1]。冷疗法通常与镇痛药结合使用，但也被证明对未接受任何形式镇痛药物治疗的患者有效[57-60]。例如，在最近一项随机对照试验（$n = 90$[59]）中，在取出胸管（CTR）期间，0 ～ 10 分 VAS 下降了 1 分。值得注意的是，镇痛效果术后不能维持超过 15 分钟。这种干预包括在术前使用裹着纱布的冰袋［通常在 0℃（32°F）］冰敷 10 ～ 20 分钟，直到皮肤达到 13℃（55.4°F）。冷疗法可以较好地与音乐结合（在术前 15 分钟和术后 15 分钟听音乐）[61,62]，虽然这种联合疗法可以减少焦虑，但在疼痛强度降低方面，它并没有被证明优于单独的冷疗法。冷疗法可由护士实施，且材料廉价，需要提供关于储存、温度、应用和移除的详细操作步骤指南。

放松疗法

放松技巧指的是各种实践，如渐进式放松、引导想象、生物反馈、自我催眠和深呼吸练习。其目标是使身体产生自然放松反应，其特点是放缓呼吸、降低血压和增强幸福感[63]。

在 ICU，放松疗法已用于程序性和非程序性疼痛管理[1]。尽管是小样本和准实验设计[34]，但汇总分析显示放松治疗后疼痛强度在临床上显著降低，在 0 ～ 10 分 VAS 中为 2.5 分[1]。放松疗法可以每天使用 2 次，也可以在拔胸管或其他手术前 5 分钟使用[45,58,64-66]。

引导想象和深呼吸是危重症患者最常用的放松疗法[34,56,67]。对于引导想象，需要使用录音带和耳机，这要求医务人员遵守感染预防和感控指南。在引导想象中，通过积极的暗示、想象和形象化，让患者进入到放松状态，使其注意力从不愉快的感觉转移到平静的场景[68]。有象征意义的图像被认为是强大的治愈图像，因为患者从他们的个人信仰和文化中得出的图像具有治愈作用[69]。关于深呼吸，不同技术已经过测试。护士通常向患者提供深呼吸指导。例如，当使用深呼吸放松法取出胸管时，患者被指导先吸气，屏气，呼气，慢慢地患者会感到乏力，并开始打哈欠（哈欠结束时胸管已被移除）[65]。又如，患者闭上眼睛或专注于一个物体，用鼻子慢慢吸气，用撅起的嘴唇慢慢呼气[66]。

放松疗法实施起来相对简单，可以由患者自行实施，且不需要昂贵的材料资源。目前没有与这些疗法相关的不良事件报告。可以提供小册子来提醒并鼓励患者在其他护理操作或需要时使用这些放松技巧。

　　集束化管理

　　疼痛的集束化管理已成为一种有趣的多模式方法[34]。集束化管理包含指南中建议的干预措施组合[1]，包括带音乐的引导想象[54,70,71]，以及两项增加了温和的触摸或按摩的干预措施，共提供了三种方式[70,71]。一项随机对照试验对心脏手术患者（$n=104$）进行了三种方式的测试，结果显示，在 0～10 分 NRS 中，疼痛减轻了 1.5～2.5 分[70]。在第二次随机对照试验中，对不同病情的危重症患者（$n=60$）进行了三种模式的测试，结果显示，干预的第一天，CPOT 降低了 1 分，0～10 分 NRS 降低了 1.4 分，实验组疼痛强度为轻度，对照组疼痛强度为中度[71]。疼痛的集束化管理需要遵循相同类型干预的日程安排，以及遵循与单一干预措施相同的计划。

疼痛管理面临的挑战与对策

　　"医院的首要要求是不能给患者造成伤害。"

——佛罗伦斯·南丁格尔，《护理札记》

避免阿片类药物相关的医源性戒断综合征

　　许多情况可能使 ICU 患者易患阿片类药物相关医源性戒断综合征（iatrogenic withdrawal syndrome，IWS）。戒断综合征（withdrawal syndrome，WS）是一组在停药或药物剂量减少时可能出现的症状和体征[72]。在这种情况下，我们特指阿片类药物。当医疗机构没有识别出有戒断综合征风险的患者，并且没有对其采取预防措施，患者就可能发生戒断综合征[73]。入住 ICU 的患者可能是现有阿片类药物使用者（非法或按处方用药），也可能在过去 6 个月内从未使用过这类药物，但在持久的 ICU 住院期接触过这些药物[73]。无论是正在使用者还是新的使用者，阿片类药物依赖性患者都有发生 IWS 的风险。少数研究报告显示，ICU 中 IWS 患病率为 17%～100%[74-81]。然而，由于 ICU 患者经常同时服用阿片类药物和苯二氮䓬类药物，因此很难确定哪种药物是导致 IWS 的主要因素。

　　除了大量或长期使用阿片类药物外，关于成人 IWS 的文献报告，还总结了以下风险或危险因素：缓慢停用输注类阿片类药物、成人呼吸窘迫综合征、感染性休克、延长丙泊酚治疗、年纪小、身体质量指数高、有药物不良使用记录史和酗酒[74-78,80]。医务人员应持续评估这些风险因素以及 IWS 症状和体征。

　　IWS 的主要症状和体征是中枢神经系统易激惹（如烦躁不安、失眠）、胃肠功能存在障碍（如腹泻、恶心、呕吐）和交感神经系统的激活（如发热、高血压、流泪、呼吸急促、打哈欠、出汗、瞳孔散大）[72,74,81-82]。遗憾的是，没有可靠且经过验证的量表可用于测量危重症患者的 IWS。此外，IWS 的许多症状和体征与几种常见 ICU 症状相类似，这使得识别 IWS 具有挑战性。以下由《精神障碍诊断和统计手册》（第五版）建立的识别 IWS 的标准已用于一些研究：①在大量或长期使用后停止或减少阿片类药物剂量；②出现 3 种或 3 种以上阿片类药物 WS 症状或体征；③确定这些症状或体征与其他临床状况无关[72]。

　　图 2-3 提出了一种可能适用于预防和治疗 IWS 的临床方法。医务人员应评估患者的阿片类药

物用药史，并确定可能使用的具体药物以及使用的剂量和频率。然后，如果评估为相关，医务人员应根据患者用药史提出相应的预防或治疗 IWS 的策略。

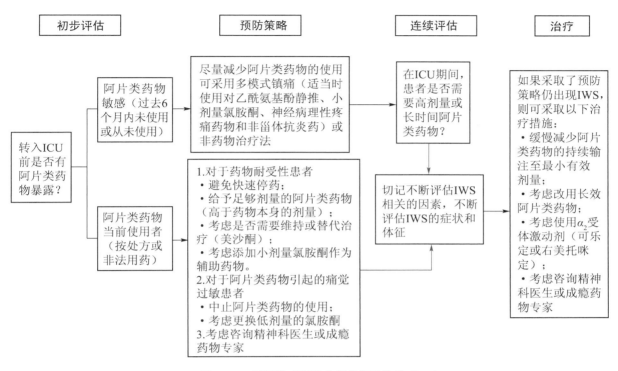

图 2 - 3　医源性戒断综合征的预防和治疗

经 Arroyo-Novoa CM、Figueroa-Ramos MI、Puntillo KA 许可修改。Opioid and benzodiazepine iatrogenic withdrawal syndrome in patients in the intensive care unit. *AACN Adv Crit Care.* 2019；30：353 - 364. © 2019 美国重症监护护士协会。版权所有。

为了防止 IWS 发展，应尽量减少阿片类药物使用。《PADIS 指南》提倡多使用非药物疗法（如按摩、音乐疗法、放松疗法）和多模式镇痛药[1]。建议使用静脉注射对乙酰氨基酚，小剂量氯胺酮和神经病理性疼痛药物等，因为它们可以与阿片类药物或彼此具有相加或协同作用[1]。尽管一些研究报告称使用这些药物后阿片类药物消耗量减少，疼痛强度评分降低，但有其他研究显示结果并不一致[1,83]。

由于多种原因，正在使用阿片类药物的患者（可能既有耐受性又有依赖性）对 IWS 的预防可能比过去 6 个月内从未使用过这类药物的患者更具挑战性。正在使用阿片类药物的患者需要更高剂量的阿片类药物才能达到镇痛效果[84]。尤其是那些非法使用药物的人，可能会受到社会偏见影响，并可能因其医疗服务提供者对阿片类药物依赖性缺乏了解而承担后果[85]。此外，患者可能会隐瞒他们的药物依赖性，以避免被评判，或者因为他们担心自己的阿片类药物可能会因此被扣留[85]，这样会使这些患者面临阿片类药物剂量不足而导致疼痛治疗不足的风险，并可能引发 IWS。为了防止这种情况发生，应该给予足够剂量的阿片类药物，或者考虑美沙酮等替代疗法。有关美沙酮在预防 IWS 方面的研究结果并不一致。然而，使用美沙酮的患者，戒断输注阿片类药物[86]和机械通气[87]所需的时间均有缩短。小剂量氯胺酮对阿片类药物依赖患者的戒断治疗也有益，因为它能够逆转阿片类药物的耐药性[88]。然而，应进行具有更高水平证据的研究，以便提出更有力或明确的建议。另一种策略是避免快速停用阿片类药物，这适用于在 ICU 中大量或长期使用阿片类药物患者和慢性阿片类药物使用者。同样具有挑战性的是，当耐受性与阿片类药物引起的痛觉过敏相混淆时，这种情况会引起过度的疼痛反应[89]，这种情况下可能需要停用阿片类药物[73]。

如果在实施预防策略的情况下仍发生 IWS，阿片类药物输注可以恢复到以前水平，并缓慢减少至最小有效剂量。症状和体征的强度可能会影响这种方法的速度和成功率。此外，可以考虑改用美沙酮等长效药物，这是一项基于非 ICU 人群阿片类药物戒断治疗的用药指南建议[90]。在暂停使用阿片类镇静药物后的机械通气患者和 2 例有药物使用障碍 ICU 患者中，分别使用可乐定和右美托咪定来减轻 IWS 症状[91,92]。最后，对于不能戒断阿片类药物或机械通气的患者，可能需要咨询精神科医生或成瘾药物专家。

如前所述，该算法基于 ICU 和非 ICU 文献中有限的理论和经验证据，因此应谨慎使用，而且需要更大样本量的研究来验证该算法并提出更有力的建议。此外，患者个体差异可能会改变算法的具体应用。

避免向慢性疼痛过渡

对 ICU 存活者进行的队列研究表明，30%～50% 出院患者在转出 ICU 6 个月至 1 年后仍会经历中度至高度慢性疼痛[93-97]。肩部是慢性重症监护后疼痛（chronic post-intensive care pain，CPIP）患者最常见疼痛部位之一[94-96]。Battle 等[94]提出了几个假设来解释肩部疼痛，包括 ICU 住院期间对身体该部位实施过侵入性设备（中心静脉导管、呼吸机、气管插管管路）、关节数天或数周不动，以及患者在床上改变体位时对肩部造成过度劳累。其他常见的 CPIP 部位包括下肢和腰椎或颈椎[94-97]。这些疼痛部位可能与患者从 ICU 后综合征恢复到日常生活有关[98]，危重症患者通常会经历这种症状。

慢性疼痛会限制患者的行动和日常活动，降低患者的心理幸福感和整体健康状况[99]。因此，最近有报道称，在美国，管理慢性疼痛患者的人均成本比管理没有慢性疼痛的患者高出 50% 以上[100]。这些后果对高强度慢性疼痛患者影响巨大，高强度定义为严重限制生活或工作活动的持续性疼痛[101,102]。与低强度慢性疼痛患者相比，高强度慢性疼痛患者的疼痛对相关部位活动的干扰更大，导致他们的生活质量更低，并且需要更频繁地就医止痛[103]。一些研究记录了 CPIP 的影响。Baumbach 等[95]指出，58% 因脓毒症或脓毒性休克而在 ICU 住院的患者在出院后 6 个月报告了与疼痛部位相关的日常活动受到中度至重度限制的情况。Hayhurst 等[97]证明，22% ICU 内科和外科患者在出院后 12 个月仍遭受中度至重度疼痛之扰。此外，有 CPIP 患者身心生活质量得分低于国别标准[93,104,105]。在 ICU 出院 1 年后报告高强度 CPIP 患者中，有 28% 患者报告了对就业的负面影响（即失业、转为兼职工作或长期病假）[105]，25% 患者表示需要日常生活活动的辅助[106]。

CPIP 的风险因素

一些与慢性疼痛相关的风险因素已经被确定。这些风险因素并不相互排斥，暂时没有在 ICU 患者中单独进行研究。这些风险因素可分为遗传因素、社会人口因素、临床因素和社会心理因素（表 2-3）。剧烈的急性疼痛是各种人群中最常见的危险因素[106-109]。因此，ICU 疼痛管理不善可能会使患者面临 CPIP 风险。

表 2 - 3　慢性重症监护后疼痛的危险因素

遗传因素	社会人口因素	临床因素	社会心理因素
基因和可遗传性[112] 由环境压力因素引起的基因表现 转换（表观遗传学）[115,116]	女性[104] 年龄——较年轻或较年长[94,104]	外科手术[113,114] 炎症[95,104] 剧烈的急性疼痛[106-109]	焦虑 抑郁症[104]

预防 CPIP 的循证策略

我们对在 ICU 中通过使用药物来预防急慢性疼痛转变知之甚少。尽管如此，鉴于急性疼痛已被确定为慢性疼痛重要风险因素，急性疼痛管理的循证医学指南提供了部分相关信息。ICU 疼痛预防和管理最新指南报告的中等质量证据显示，若对出现神经病理性疼痛的患者使用神经病理性疼痛药物作为阿片类药物辅助药物，可以将阿片类药物剂量降至最低。关于对乙酰氨基酚、氯胺酮和奈福泮的使用建议非常少。此外，不建议常规使用非甾体抗炎药和利多卡因，因为它们的有益作用很小，但潜在安全问题严重。

除了上述的非药物疗法外，还建议在 ICU 住院期间和之后进行早期活动和康复，以防止慢性疼痛的发展[1,94,96]。危重症患者早期活动有望改善结局，早期活动已被证明对心血管循环、呼吸和神经系统稳定患者是安全的[1]。ICU 后康复是指普通病房或社区提供的结构化康复锻炼计划或培训，持续时间长达 12 周[110]。然而，支持提高 ICU 后随访和康复服务有效性以改善长期疼痛相关结果的证据仍然不足，迫切需要未来研究支持[111]。

慢性疼痛是 ICU 患者出院后普遍存在的问题，许多不良后果与这种疾病有关。CPIP 的一些风险因素已被确定，这可能有助于指导重症监护临床医生及时实施干预措施，以防止慢性疼痛发展。在过去 10 年中，人们越来越关注这些干预措施的开发和评估。然而，仍需要更多研究来明确预防性药理学、非药理学和康复干预在预防 CPIP 中的作用。

小结

成功的疼痛管理需要根据患者的沟通能力采用适当的方法进行充分的疼痛评估。对于无法自我报告疼痛严重程度的患者，应咨询家属。应向多学科团队所有成员提供疼痛评估方法培训，以优化疼痛管理的沟通和临床决策。评估疼痛管理的方案应包括经循证医学验证的量表工具和多模式镇痛策略，以优化临床实践和患者结局。

应注意疼痛管理可能产生的不良结局，如接受阿片类药物治疗的患者出现 IWS，以及从急性疼痛向慢性疼痛转变。

要点

- 应通过使用适当和有效的评估方法对所有危重症患者的疼痛进行监测。
- 疼痛评估应用于指导疼痛管理的临床决策，治疗后疼痛再评估是确定镇痛效果的关键。
- 必须推广包括药物治疗和非药物治疗在内的多模式镇痛方法，以实现有效镇痛，同时降低不良事件风险。

- 在 ICU 长期接受阿片类药物治疗的患者，或 ICU 入院前对阿片类药物有耐受性或依赖性的患者，可能会出现医源性戒断综合征。
- 有若干原因导致 ICU 患者的急性疼痛转变为慢性疼痛，适当关注他们的疼痛管理可能有助于防止急性疼痛转变为慢性疼痛。

参考文献

［1］ Devlin JW, Skrobik Y, Gélinas C, et al. Clinical practice guidelines for the prevention and management of pain, agitation/sedation, delirium, immobility, and sleep disruption in adult patients in the ICU. *Crit Care Med.* 2018；46：e825 - e873.

［2］ Pun BT, Balas MC, Barnes-Daly MA, et al. Caring for critically ill patients with the ABCDEF bundle：results of the ICU liberation collaborative in over 15,000 adults. *Crit Care Med.* 2019；47：3 - 14.

［3］ Barr J, Fraser GL, Puntillo K, et al. Clinical practice guidelines for the management of pain, agitation, and delirium in adult patients in the intensive care unit. *Crit Care Med.* 2013；41：263 - 306.

［4］ Williams AC, Craig KD. Updating the definition of pain. *Pain.* 2016；157：2420 - 2423.

［5］ Society of Critical Care Medicine（SCCM）. Critical care statistics. https：//www.sccm.org/Communications/ Critical-Care-Statistics. Accessed November 8, 2019.

［6］ International Association for the Study of Pain. IASP terminology. www.iasp-pain.org/Education/Content.aspx? ItemNumber = 51698. Accessed November 8, 2019.

［7］ Herr K, Coyne PJ, Ely E, et al. ASPMN 2019 position statement：pain assessment in the patient unable to self-report. *Pain Manag Nurs.* 2019；20：402 - 403.

［8］ Assessing pain in critically ill adults. *Crit Care Nurs.* 2018；38：e13 - e16.

［9］ Chanques G, Viel E, Constantin JM, et al. The measure-ment of pain in intensive care unit：comparison of 5 self-report intensity scales. *Pain.* 2010；151：711 - 721.

［10］ Gélinas C. Le thermomètre d'intensité de douleur：Un nouvel outil pour les patients adultes en soins critiques［The faces pain thermometer：a new tool for critically ill adults］. *Perspective Infirmière.* 2007；4：12 - 20.

［11］ Herr K. Pain assessment strategies in older patients. *J Pain.* 2011；12（3 suppl 1）：S3 - S13.

［12］ Farrar JT. Cut-points for the measurement of pain：the choice depends on what you want to study. *Pain.* 2010；1：163 - 164.

［13］ Paul SM, Zelman DC, Smith M, et al. Categorizing the severity of cancer pain：further exploration of the establishment of cutpoints. *Pain.* 2005；113：37 - 44.

［14］ Serlin RC, Mendoza TR, Nakamura Y, et al. When is cancer pain mild, moderate or severe? Grading pain severity by its interference with function. *Pain.* 1995；61：277 - 284.

［15］ Woo A, Lechner B, Fu T, et al. Cut points for mild, moderate, and severe pain among cancer and non-cancer patients：a literature review. *Ann.* 2015；4：176 - 183.

［16］ Herr K, Coyne PJ, Ely E, et al. Pain assessment in the patient unable to self-report：Clinical practice recommendations in support of the ASPMN 2019 Position Statement. *Pain Manag Nurs.* 2019；20：404 - 417.

［17］ Gélinas C, Fillion L, Puntillo KA, et al. Validation of the Critical-Care Pain Observation Tool in adult patients. *Am J Crit Care.* 2006；15：420 - 427.

［18］ Payen JF, Bru O, Bosson JL, et al. Assessing pain in critically ill sedated patients by using a behavioral pain scale. *Crit Care Med.* 2001；29：2258 - 2263.

［19］ Chanques G, Payen JF, Mercier G, et al. Assessing pain in non-intubated critically ill patients unable to self report：

an adaptation of the Behavioral Pain Scale. *Intensive Care Med.* 2009；35：2060 – 2067.

［20］Gélinas C，Joffe AM，Szumita PM，et al. A psychometric analysis update of behavioral pain assessment tools for noncommunicative，critically ill adults. *AACN Adv Crit Care.* 2019；30：365 – 387.

［21］Gélinas C，Harel F，Fillion L，et al. Sensitivity and specificity of the Critical-Care Pain Observation Tool for the detection of pain in intubated adults after cardiac surgery. *J Pain Symptom Manage.* 2009；37：58 – 67.

［22］Gélinas C，Arbour C，Michaud C，et al. Implementation of the Critical-Care Pain Observation Tool on pain assessment/management nursing practices in an intensive care unit with nonverbal critically ill adults：a before and after study. *Int J Nurs Stud.* 2011；48：1495 – 1504.

［23］Gosselin E，Richard-Lalonde M. Role of family members in pain management in adult critical care. *AACN Adv Crit Care.* 2019；30：398 – 410.

［24］Richard-Lalonde M，Boitor M，Mohand-Saïd S，et al. Family members' perceptions of pain behaviors and pain management of adult patients unable to self-report in the intensive care unit：a qualitative descriptive study. *Can J Pain.* 2018；2：315 – 323.

［25］Vanderbyl BL，Gélinas C. Family perspectives of traumatically brain-injured patient pain behaviors in the intensive care unit. *Pain Manag Nurs.* 2017；18：202 – 213.

［26］Gélinas C. Pain assessment in the critically ill adult：recent evidence and new trends. *Intensive Crit Care Nurse.* 2016；34：1 – 11.

［27］de Jong A，Molinari N，de Lattre S，et al. Decreasing severe pain and serious adverse events while moving intensive care unit patients：a prospective interventional study（the NURSE-DO project）. *Crit Care.* 2013；17：R74.

［28］Puntillo KA，Max A，Timsit JF，et al. Determinants of procedural pain intensity in the intensive care unit：the Europain study. *Am J Respir Crit Care Med.* 2014；189：39 – 47.

［29］Cepeda MS，Africano JM，Polo R，et al. What decline in pain intensity is meaningful to patients with acute pain？ *Pain.* 2003；105：151 – 157.

［30］Puntillo K，Nelson JE，Weissman D，et al. Palliative care in the ICU：relief of pain，dyspnea，and thirst—a report from the IPAL-ICU Advisory Board. *Intensive Care Med.* 2014；40：235 – 248.

［31］Puntillo KA，Naidu R. Chronic pain disorders after critical illness and ICU-acquired opioid dependence：two clinical conundra. *Curr Opin Crit Care.* 2016；22：506 – 512.

［32］Stamenkovic DM，Laycock H，Karanikolas M，et al. Chronic pain and chronic opioid use after intensive care discharge—is it time to change practice？ *Front Pharmacol.* 2019；10：1 – 13.

［33］Davidson JE，Harvey MA，Bemis-Dougherty A，et al. Implementation of the pain，agitation，and delirium clinical practice guidelines and promoting patient mobility to prevent post-intensive care syndrome. *Crit Care Med.* 2013；41（9 suppl 1）：S136 – S145.

［34］Martorella G. Characteristics of nonpharmacological interventions for pain management in the ICU：a scoping review. *AACN Adv Crit Care.* 2019；30：388 – 397.

［35］Chou R，Gordon DB，de Leon-Casasola OA，et al. Management of postoperative pain：a clinical practice guideline from the American Pain Society，the American Society of Regional Anesthesia and Pain Medicine，and the American Society of Anesthesiologists' Committee on Regional Anesthesia，Executive Committee，and Administrative Council. *J Pain.* 2016；17：131 – 157.

［36］Garpestad E，Devlin JW. Polypharmacy and delirium in critically ill older adults：recognition and prevention. *Clin Geriatr Med.* 2017；33：189 – 203.

［37］Burry LD，Williamson DR，Mehta S，et al. Delirium and exposure to psychoactive medications in critically ill adults：a multi-centre observational study. *J Crit Care.* 2017；42：268 – 274.

［38］ Boitor M, Gélinas C, Richard-Lalonde M, et al. The effect of massage on acute postoperative pain in critically and acutely ill adults post-thoracic surgery：systematic review and meta-analysis of randomized controlled trials. *Heart Lung.* 2017；46：339 – 346.

［39］ Boitor M, Martorella G, Maheu C, et al. Effects of massage in reducing the pain and anxiety of the cardiac surgery critically ill—a randomized controlled trial. *Pain Med.* 2018；19：2556 – 2569.

［40］ Jagan S, Park T, Papathanassoglou E. Effects of massage on outcomes of adult intensive care unit patients：a systematic review. *Nurs Crit Care.* 2019；24：414 – 429.

［41］ Martorella G, Boitor M, Michaud C, et al Feasibility and acceptability of hand massage therapy for pain management of postoperative cardiac surgery patients in the intensive care unit. *Heart Lung.* 2014；43：437 – 444.

［42］ Bion V, Lowe AS, Puthucheary Z, et al. Reducing sound and light exposure to improve sleep on the adult intensive care unit：an inclusive narrative review. *J Intensive Care Soc.* 2018；19：138 – 146.

［43］ Hu RF, Jiang XY, Chen J, et al. Non-pharmacological interventions for sleep promotion in the intensive care unit. *Cochrane Database Syst Rev.* 2015（10）：CD008808.

［44］ Ding Q, Redeker NS, Pisani MA, et al. Factors influencing patients' sleep in the intensive care unit：perceptions of patients and clinical staff. *Am J Crit Care.* 2017；26：278 – 286.

［45］ Meghani N, Tracy MF, Hadidi NN, et al. Part II：The effects of aromatherapy and guided imagery for the symptom management of anxiety, pain, and insomnia in critically ill patients：an integrative review of current literature. *Dimens Crit Care Nurs.* 2017；36：334 – 348.

［46］ National Institutes of Health National Center for Complementary and Integrative Health. Lavender. https：// nccih. nih. gov/health/lavender/ataglance. htm. Accessed October 1, 2019.

［47］ Saadatmand V, Rejeh N, Heravi-Karimooi M, et al. Effects of natural sounds on pain：a randomized controlled trial with patients receiving mechanical ventilation support. *Pain Manag Nurs.* 2015；16：483 – 492.

［48］ Meghani N, Tracy MF, Hadidi NN, et al. Part I：The effects of music for the symptom management of anxiety, pain, and insomnia in critically ill patients：an integrative review of current literature. *Dimens Crit Care Nurs.* 2017；36：234 – 243.

［49］ Yaghoubinia F, Navidian A, Sheikh S, et al. Effect of music therapy and reflexology on pain in unconscious patients：a randomized clinical trial. *International Journal of Medical Research & Health Sciences.* 2016；5：288 – 295.

［50］ Kyavar M, Karkhaneh S, Rohanifar R, et al. Effect of preferred music listening on pain reduction in mechanically ventilated patients after coronary artery bypass graft surgery. *Res Cardiovasc Med.* 2016；5：8.

［51］ Jafari H, Emami Zeydi A, Khani S, et al. The effects of listening to preferred music on pain intensity after open heart surgery. *Iran J Nurs Midwifery Res.* 2012；17：1 – 6.

［52］ Çiftçi H, Öztunç G. The effect of music on comfort, anxiety and pain in the intensive care unit：a case in Turkey. *International Journal of Caring Sciences.* 2015；8：594.

［53］ Chiasson AM, Baldwin LA, McLaughlin C, et al. The effect of live spontaneous harp music on patients in the intensive care unit. *Evid Based Complement Alternat Med.* 2013；2013：428731.

［54］ Golino AJ, Leone R, Gollenberg A, et al. Impact of an active music therapy intervention on intensive care patients. *Am J Crit Care.* 2019；28：48 – 55.

［55］ Salmani F, Abadi A, Taheri SM, et al. Effect of beloved person's voice on chest tube removal pain in patients undergoing open heart surgery：fuzzy logistic regression model. *J Paramed Sci.* 2017；8：46 – 51.

［56］ Faigeles B, Howie-Esquivel J, Miaskowski C, et al. Predictors and use of nonpharmacologic interventions for procedural pain associated with turning among hospitalized adults. *Pain Manag Nurs.* 2013；14：85 – 93.

［57］Ertug N，Ulker S. The effect of cold application on pain due to chest tube removal. *J Clin Nurs.* 2012；21：784 – 790.

［58］Gorji HM，Nesami BM，Ayyasi M，et al. Comparison of ice packs application and relaxation therapy in pain reduction during chest tube removal following cardiac surgery. *N Am J Med Sci.* 2014；6：19 – 24.

［59］Mohammadi N，Pooria A，Yarahmadi S，et al. Effects of cold application on chest tube removal pain in heart surgery patients. *Tanaffos.* 2018；17：29 – 36.

［60］Hasanzadeh F，Kashouk NM，Amini S，et al. The effect of cold application and lavender oil inhalation in cardiac surgery patients undergoing chest tube removal. *EXCLI J.* 2016；15：64 – 74.

［61］Aktas YY，Karabulut N. The use of cold therapy，music therapy and lidocaine spray for reducing pain and anxiety following chest tube removal. *Complement Ther Clin Pract.* 2019；34：179 – 184.

［62］Yarahmadi S，Mohammadi N，Ardalan A，et al. The combined effects of cold therapy and music therapy on pain following chest tube removal among patients with cardiac bypass surgery. *Complement Ther Clin Pract.* 2018；31：71 – 75.

［63］National Institutes of Health National Center for Complementary and Integrative Health. Relaxation Techniques for Health. https：∥nccih. nih. gov/health/stress/relaxation. htm#hed1. Accessed January 29，2020.

［64］Casida J，Lemanski SA. An evidence-based review on guided imagery utilization in adult cardiac surgery. *Clinical Scholars Review.* 2010；3：22 – 30.

［65］Houston S，Jesurum J. The quick relaxation technique：effect on pain associated with chest tube removal. *Appl Nurs Res.* 1999；12：196 – 205.

［66］Friesner SA，Curry DM，Moddeman GR. Comparison of two pain-management strategies during chest tube removal：relaxation exercise with opioids and opioids alone. *Heart Lung.* 2006；35：269 – 276.

［67］Hadjibalassi M，Lambrinou E，Papastavrou E，et al. The effect of guided imagery on physiological and psychological outcomes of adult ICU patients：a systematic literature review and methodological implications. *Aust Crit Care.* 2018；31：73 – 86.

［68］Tusek DL，Cwynar R，Cosgrove DM. Effect of guided imagery on length of stay，pain and anxiety in cardiac surgery patients. *J Cardiovasc Manag.* 1999；10：22 – 28.

［69］Fitzgerald M，Langevin M. Imagery. In：Snyder M，Lindquist R，eds. *Complementary and Alternative Therapies in Nursing.* 6th ed. New York：Springer；2010：63 – 89.

［70］Kshettry VR，Carole LF，Henly SJ，et al. Complementary alternative medical therapies for heart surgery patients：feasibility，safety，and impact. *Ann Thorac Surg.* 2006；81：201 – 205.

［71］Papathanassoglou EDE，Hadjibalassi M，Miltiadous P，et al. Effects of an integrative nursing intervention on pain in critically ill patients：a pilot clinical trial. *Am J Crit Care.* 2018；27：172 – 185.

［72］American Psychiatric Association. *Diagnostic and Statistical Manual of Mental Disorders（DSM-5[®]）.* 5th ed. Washington，DC：American Psychiatric Publishing；2013.

［73］Arroyo-Novoa CM，Figueroa-Ramos MI，Puntillo KA. Opioid and benzodiazepine iatrogenic withdrawal syndrome in patients in the intensive care unit. *AACN Adv Crit Care.* 2019；30：353 – 364.

［74］Cammarano WB，Pittet JF，Weitz S，et al. Acute with-drawal syndrome related to the administration of analgesic and sedative medications in adult intensive care unit patients. *Crit Care Med.* 1998；26：676 – 684.

［75］Brown C，Albrecht R，Pettit H，et al. Opioid and benzodiazepine withdrawal syndrome in adult burn patients. *Am Surg.* 2000；66：367 – 370.

［76］Hyun DG，Lim CM，Huh JW，et al. Iatrogenic opioid withdrawal syndrome in critically ill patients：a retrospective cohort study. *Intensive Care Med Exp.* 2018；6（suppl 2）：1186.

［77］Wang PP，Huang E，Feng X，et al. Opioid-associated iatrogenic withdrawal in critically ill adult patients：a multicenter prospective observational study. *Ann Intensive Care.* 2017；7：88.

［78］ Arroyo-Novoa CM, Figueroa-Ramos MI, Puntillo KA. Factors associated with probable withdrawal syndrome in trauma intensive care unit patients. *Intensive Care Med Exp.* 2018；6（suppl 2）：1184.

［79］ Korak-Leiter M, Likar R, Oher M, et al. Withdrawal following sufentanil/propofol and sufentanil/midazolam：sedation in surgical ICU patients：correlation with central nervous parameters and endogenous opioids. *Intensive Care Med.* 2005；31：380－387.

［80］ Taesotikul S, Tangsujaritvijit V, Trisataya A, et al. With-drawal reactions after discontinuation or rate reduction of fentanyl infusion in ventilated critically ill adults. *Crit Care.* 2019；23（suppl 2）：404.

［81］ Zerrouki K, Li Q, Delucilla L, et al. Symptomatology of opioid-associated withdrawal syndrome in critically ill adults：a descriptive study. *Crit Care.* 2019；23（suppl 2）：88.

［82］ Devlin JW, Mallow-Corbett S, Riker RR. Adverse drug events associated with the use of analgesics, sedatives, and antipsychotics in the intensive care unit. *Crit Care Med.* 2010；38（6 suppl）：S231－S243.

［83］ Wampole CR, Smith KE. Beyond opioids for pain management in adult critically ill patients. *J Pharm Pract.* 2019；32：256－270.

［84］ Huxtable CA, Roberts LJ, Somogyi AA, et al. Acute pain management in opioid-tolerant patients：a growing challenge. *Anaesth Intensive Care.* 2011；39：804－823.

［85］ Stromer W, Michaeli K, Sandner-Kiesling A. Perioperative pain therapy in opioid abuse. *Eur J Anaesthesiol.* 2013；30：55－64.

［86］ Al-Qadheeb NS, Roberts RJ, Griffin R, et al. Impact of enteral methadone on the ability to wean off continuously infused opioids in critically ill, mechanically ventilated adults：a case-control study. *Ann Pharmacother.* 2012；46：1160－1166.

［87］ Wanzuita R, Poli-de-Figueiredo LF, Pfuetzenreiter F, et al. Replacement of fentanyl infusion by enteral metha-done decreases the weaning time from mechanical ventilation：a randomized controlled trial. *Crit Care.* 2012；16：R49.

［88］ Treu CN, Groth CM, Patel JH. The use of continuous ketamine for analgesia and sedation in critically ill patients with opioid abuse：a case series. *J Crit Care Med.* 2017；3：148－152.

［89］ Carullo V, Fitz-James I, Delphin E. Opioid-induced hyperalgesia：a diagnostic dilemma. *J Pain Pall Care Pharmacother.* 2015；29：378－384.

［90］ Elefritz JL, Murphy CV, Papadimos TJ, et al. Metha-done analgesia in the critically ill. *J Crit Care.* 2016；34：84－88.

［91］ Liatsi D, Tsapas B, Pampori S, et al. Respiratory, meta-bolic and hemodynamic effects of clonidine in ventilated patients presenting with withdrawal syndrome. *Intensive Care Med.* 2009；35：275－281.

［92］ Upadhyay SP, Mallick PN, Elmatite WM, et al. Pro-longed dexmedetomidine infusion to facilitate drug detoxification and withdrawal in patients with multiple drugs addiction. *Crit Care Shock.* 2011；14：84－88.

［93］ Boyle M, Murgo M, Adamson H, et al. The effect of chronic pain on health related quality of life amongst intensive care survivors. *Aust Crit Care.* 2004；17：104-106，108－113.

［94］ Battle CE, Lovett S, Hutchings H. Chronic pain in survivors of critical illness：a retrospective analysis of incidence and risk factors. *Crit Care.* 2013；17：R101.

［95］ Baumbach P, Gotz T, Gunther A, et al. Prevalence and characteristics of chronic intensive care-related pain：the role of severe sepsis and septic shock. *Crit Care Med.* 2016；44：1129－1137.

［96］ Langerud AK, Rustoen T, Brunborg C, et al. Prevalence, location, and characteristics of chronic pain in intensive care survivors. *Pain Manag Nurs.* 2018；19：366－376.

［97］ Hayhurst CJ, Jackson JC, Archer KR, et al. Pain and its long-term interference of daily life after critical illness. *Anesth Analg.* 2018；127：690－697.

［98］ Needham DM, Davidson J, Cohen H, et al. Improving long-term outcomes after discharge from intensive care unit: report from a stakeholders' conference. *Crit Care Med.* 2012; 40: 502 – 509.

［99］ Centers for Disease Control and Prevention. Prevalence of chronic pain and high-impact chronic pain among adults— United States 2016. *MMWR Morb Mortal Wkly Rep.* 2018; 67: 1001 – 1006.

［100］ Organisation for Economic Cooperation and Development. Total expenditure on health per capita 2012/1. Health: key tables from OECD. No 2. 2012. https://www.oecd-ilibrary.org/social-issues-migration-health/total-expenditure -on-health-per-capita-2012-1_hlthxp-cap-table-2012-1-en. Accessed August 1, 2019.

［101］ Hogan ME, Taddio A, Katz J, et al. Health utilities in people with chronic pain using a population-level survey and linked health care administrative data. *Pain.* 2017; 158: 408 – 416.

［102］ US Health and Human Services, Interagency Pain Research Coordinating Committee. National pain strategy: a comprehensive population health-level strategy for pain. https://iprcc.nih.gov/sites/default/files/HHSNational_ Pain_Strategy_508C.pdf. Accessed April 20, 2019.

［103］ Von Korff M, Scher AI, Helmick C, et al. United States national pain strategy for population research: concepts, definitions, and pilot data. *J Pain.* 2016; 17: 1068 – 1080.

［104］ Baumbach P, Gotz T, Gunther A, et al. Chronic intensive care-related pain: exploratory analysis on predictors and influence on health-related quality of life. *Eur J Pain.* 2018; 22: 402 – 413.

［105］ Griffiths J, Hatch RA, Bishop J, et al. An exploration of social and economic outcome and associated health- related quality of life after critical illness in general intensive care unit survivors: a 12-month follow-up study. *Crit Care.* 2013; 17: R100.

［106］ Chapman CR, Vierck CJ. The transition of acute postoperative pain to chronic pain: an integrative overview of research on mechanisms. *J Pain.* 2017; 18: 359. e351 – 359, e338.

［107］ Bérubé M, Choinière M, Laflamme YG, et al. Acute to chronic pain transition in extremity trauma: a narrative review for future preventive interventions (part 2). *Int J Orthop Trauma Nurs.* 2017; 24: 59 – 67.

［108］ Joshi GP, Ogunnaike BO. Consequences of inadequate postoperative pain relief and chronic persistent postoperative pain. *Anesthesiol Clin North America.* 2005; 23: 21 – 36.

［109］ Poleshuck EL, Katz J, Andrus CH, et al. Risk factors for chronic pain following breast cancer surgery: a prospective study. *J Pain.* 2006; 7: 626 – 634.

［110］ Connolly B, Salisbury L, O'Neill B, et al. Exercise rehabilitation following intensive care unit discharge for recovery from critical illness. *Cochrane Database Syst Rev.* 2015; (6): CD008632.

［111］ Dworkin RH, Turk DC, Farrar JT, et al. Core outcome measures for chronic pain clinical trials: IMMPACT recommendations. *Pain.* 2005; 113: 9 – 19.

［112］ Clarke H, Katz J, Flor H, Rietschel M, Diehl SR, Seltzer Z. Genetics of chronic pain postsurgical pain: a crucial step toward personal pain medicine. *Can J Anaesth*, 2015; 62: 294 – 303.

［113］ Aasvang EK, Gmaehle E, Hansen JB, et al. Predictive risk factors for persistent postherniotomy pain. *Anesth*, 2010; 112: 957 – 969.

［114］ Katz J, Seltzer Z. Transition from acute to chronic postsurgical pain: risk factors and protective factors. *Expert Rev Neurother*, 2009; 9: 723 – 744.

［115］ Denk F, McMahon SB, Tracey I. Pain vulnerability: a neurobiological perspective. *Nat Neurosci*, 2014; 17: 192 – 200.

［116］ Diatchenko L, Fillingim RB, Smith SB, Maixner W. The phenotypic and genetic signatures of common musculoskeletal pain conditions. *Nat Rev Rheumato*, 2013; 9: 340 – 350.

第3章　自主唤醒试验和自主呼吸试验

Timothy D. Girard，Ken D. Hargett，and Jaspal Singh 著

吴永明 译

【目的】

■ 回顾在 ICU 中进行自主唤醒和自主呼吸试验的基本原理；

■ 描述在 ICU 中实施自主唤醒和自主呼吸试验方法的实际考虑因素；

■ 强调自主唤醒和自主呼吸试验协调中的问题和注意事项。

【关键词】 镇静，机械通气，安全性，方案

唤醒和呼吸试验的协调是脱离机械通气的基石之一。首先，我们将自主唤醒试验（spontaneous awakening trial，SAT）定义为一个时间段，在这段时间内，保留用于治疗 ICU 患者的镇静药物，以确定患者是否需要持续镇静，或者在不久的将来是否可以不用镇静药物进行管理。同样，我们将自主呼吸试验（spontaneous breathing trial，SBT）也定义为一个时间段，在这段时间内，对 ICU 患者进行机械通气治疗（或减弱支持力度至仅提供最低限度的支持），以确定患者是否需要持续机械通气，或在不久的将来是否可能在没有呼吸机协助的情况下成功呼吸。

在过去几十年中，重症医学领域关于 SAT 和 SBT 的使用发生了重大的范式转变。以前的标准是逐渐减少镇静和呼吸机支持（即"逐步撤机"），但随机临床试验的结果对这种方法的合理性发起了挑战。如今，ICU 治疗更侧重于"解放"——在最早的适当时间解除镇静和机械通气支持。这并不是说一些患者没有从"逐步撤机"过程中受益，而是说，大家的共识是"解放"可能会更好地服务于危重症患者群体。事实上，运用 SAT 和 SBT 来检查患者病情的不同方面——前者是神经功能，后者是呼吸功能——这些在 ICU 治疗的范式转变中起着关键作用。

SAT 和 SBT 的共同原则如下：

- 两者都有助于确定患者是否需要（或缺乏）持续的重症监护，包括镇静剂和/或机械通气。
- 两者都依赖于患者的**自主**试验（即"在没有明显外部影响、力量、原因或处理的情况下发生"[1]）。
- 两者都比临床医生的判断更可靠地预测患者的持续需求，临床医生的判断往往过于保守。
- 两者都需要医护团队进行仔细的协调和沟通，特别强调跨专业团队成员在 ICU 患者医护团队中的作用。

多年来，这种范式转变一直受到怀疑，并给安全有效的 SAT 和 SBT 带来了许多操作障碍。几十年来，大量数据表明：①按照本章所述进行这些试验是安全的；②通常会改善临床结果；③可以提高操作效率。

因此，SAT-SBT 组合是 ICU 解放运动集束化管理的核心，这两项试验都是按顺序排列和耦合的。本章详细介绍了 SAT-SBT 的历史、证据和在当今重症监护环境中的实用方法。

自主唤醒试验（SAT）

SAT 旨在评估正在使用镇静剂（无论是持续输注还是频繁使用）的患者是否需要持续使用镇静剂，或者在不久的将来是否可以不使用镇静剂进行管理。多年来，从逐渐减少镇静药物到快速停药已经有了根本性的变化，并将随着实践、评估工具和治疗方法的发展而继续下去。Kress 等[2]在他们的开创性随机试验中使用他们的方法时，将该方法命名为"镇静剂每日中断法"。该试验首次证明了自主唤醒试验的安全性和有效性，但我们现在更喜欢用"自主唤醒试验"[3]一词，因为：①此说法强调从患者（在重症监护期间，理想情况下患者是清醒且舒适的）的角度而不仅是治疗的角度考虑；②此说法提醒我们，这种管理镇静剂的方法与 SBT 有着密切的关系。

SAT 的主要原则是，患者本人是提供持续使用镇静剂治疗的最安全、最准确的信息来源。作为临床医生，我们以为可以预测患者在 ICU 中持续镇静和其他治疗的需求，但研究表明我们经常是错误的，可能归咎于过于谨慎。例如，在一项最早也是最重要的逐步撤机试验中，Esteban 等[4]发现，76% 的机械通气患者在加入研究时已符合脱离呼吸机的客观标准（其中近 90% 的机械通气患者立即拔管了）。管理这些患者的医生可能认为他们仍然需要机械通气，因此没有进行拔管。同样，在唤醒和呼吸控制（awakening and breathing controlled，ABC）试验中，干预组患者成功通过了试验期间进行的 895 次 SAT 中的 94%。相比之下，对照组中负责镇静的临床医生认为，只有 31% 的患者在实施 SBT 前有理由停用镇静药。

多项证据表明，临床医生往往低估了患者安全地脱离镇静剂的能力。然而，这些令人惊讶的结果却遭到了众多关于患者安全、操作和现有实践标准的质疑。尽管如此，证据支持在 ICU 应广泛采用 SAT。下文中，我们将提供一些成功实践 SAT 的建议。

自主呼吸试验（SBT）

尽管机械通气是一项巨大的医学进步和挽救生命的措施，但它也与许多并发症有关。因此，尽早适时地停止机械通气是一个重要目标，通常也是衡量医疗机构执行力的指标。SBT 的设计是为了评估患者的呼吸力学是否有利于使患者脱离呼吸机。"逐步撤机"模式通常被认为需要逐渐减少机械支持，包括降低吸入气氧浓度（FiO_2）和呼吸机参数，如呼气末正压（PEEP）和机械通气频率。"逐步撤机"还可能包括从非常规呼吸支持（如气道压力释放通气）转变为促进患者触发和/或更多自主呼吸的模式。当需要机械通气的潜在条件改善时，通常通过使用压力支持通气模式来评估自主呼吸成分。当患者满足特定的安全参数时，每日实施 SBT 用于确定患者在几乎没有或没有机械通气支持的情况下维持呼吸的能力。

SBT 已被证明是一种安全有效的方法，用于确定患者在没有机械通气支持的情况下维持充足氧合和通气的能力。Esteban 等[4]和 Ely 等[5,6]的早期工作证明了允许患者自主呼吸的好处，并建立了每天评估撤离呼吸机的流程。2001 年，美国胸科医师协会（ACCP）、美国呼吸治疗协会（AARC）和美国重症医学会（ACCM）的一个集体工作组正式建议每天进行 SBT，而不是逐渐减少呼吸机支持，以促进早期停止机械通气[7]。2008 年，Girard 等[3]强调了 SBT 与 SAT 一同进行的好处。

证据

尽管关于支持 SAT 和 SBT 的随机试验的详细讨论超出了本文的范围，并可在其他研究中获得[8,9]，但最近几项记录自主唤醒的实际实施效果的调查值得重点关注。鉴于早期试验[2,3]的有力证据表明 SAT 可改善机械通气 ICU 患者的结局，而且根据权威临床实践指南的建议[8,10,11]，美国和世界各地越来越多的机构在其 ICU 中实施了这些试验。这些试验的报告开始出现在文献中。

在一个单中心项目中，Balas 等[12]在内布拉斯加州医学中心的 5 个 ICU 中实施了 ABCDE 集束化管理，包括唤醒和呼吸试验协调、谵妄监测/管理和早期锻炼/活动。研究人员比较了 93 名在 ABCDE 集束化管理实施前 8 个月接受机械通气治疗的患者与 94 名在 ABCDE 集束化管理实施后 7 个月接受机械通气治疗的患者的管理和结果。尽管 SAT 和 SBT 的合规性没有接近 100%，但接受 ABCDE 集束化管理的患者更有可能进行 SAT（53% vs. 71.2%；$p = 0.04$）和 SBT（70.7% vs. 84%；$p = 0.03$），并且在无机械辅助的情况下自主呼吸天数显著增加［中位数（四分位距）无呼吸机天数，24（7 – 26）vs. 21（0 – 25）；$p = 0.04$］。此外，在整个 ICU 队列研究（187 名通气患者和 113 名非通气患者）中，即使调整了潜在的混杂因素，使用 ABCDE 集束化管理的患者发生谵妄的可能性也较小［谵妄的优势比（OR）为 0.55；95% 可信区间（CI）为 0.33～0.93；$p = 0.03$］。

在疾病控制和预防中心开展的大型、多中心、质量改进合作中，Klompas 等[13]在 12 个 ICU（共 5164 个连续机械通气事件）中使用选择 – 退出模式实施协调的 SAT 和 SBT。在这个过程中，只要符合安全标准，护士和呼吸治疗师就负责进行日常协调唤醒和呼吸试验。该项目导致 SAT 和 SBT 的执行频率大幅增加（表 3 – 1），这意味着多项结局都有了显著改善。在调整病例组合的变化后，实施 SAT 和 SBT 的过程中，每一次机械通气的呼吸机相关事件发生率降低（OR：0.63；95% CI：0.42～0.97），机械通气持续时间缩短了 2.4 天（95% CI：1.7～3.1），ICU 和医院的住院时间分别缩短了 3.0 天（95% CI：1.6～4.3）和 6.3 天（95% CI：4.0～8.6）。

表 3 – 1 　疾病控制和预防中心唤醒与呼吸合作计划前后 SAT 和 SBT 的执行频率

流程	之前①	之后②	p 值
有指征的 SAT 执行率/%	14（7.1～26）	77（61～87）	< 0.0001
有指征的 SBT 执行率/%	49（35～63）	75（64～84）	< 0.0001
执行 SBT 中镇静中断的比例/%	6.1（3.9～9.4）	87（81～92）	< 0.0001

①数据收集的第一个月。

②数据收集的最后一个月。

数据来源：Klompas 等[13]。括号内为数据范围。

最近，Pun 等[14]开展了 SCCM ICU 解放协作计划，这是一项全国性的质量改进计划，在 68 个学院、社区和联邦 ICU 实施了 ICU 解放运动集束化管理。在一个有 15 226 名患者参与的项目中，Pun 等发现，ICU 解放运动集束化管理的完整性能与许多结局的改善有关，包括次日的机械通气［调整后的优势比（aOR）：0.28；95% CI：0.22～0.36］、昏迷（aOR：0.35；95% CI：0.22～0.56）、谵妄（aOR：0.60；95% CI：0.49～0.72）、使用身体约束（aOR：0.37；95% CI：0.30～0.46）、ICU 再入院（AOR：0.54；95% CI：0.37～0.79）和 7 天内住院死亡（调整后的危险比：0.32；

95% CI : 0. 17 ～0. 62）。

最近一项关于 SAT 的阴性随机试验对实施 SAT 的益处机制具有指导意义。SLEAP 研究人员[15]进行了一项多中心随机试验，比较了单用规范化镇静与规范化镇静外加每日 SAT，结果没有发现差异。然而，SLEAP 试验与 Kress 等[2]进行的唤醒试验或 ABC 试验中进行的唤醒试验不同，虽然这两个试验都显著减少了镇静剂的暴露，但 SLEAP 试验中进行的唤醒试验产生了相反的效果：与未中断镇静剂的患者相比，在总剂量（苯二氮䓬等效物 $p = 0.04$，芬太尼等效物 $p < 0.001$）和静脉推注剂量（苯二氮䓬等效物 $p = 0.007$，芬太尼等效物 $p < 0.001$）方面，接受 SAT 治疗的患者接受的苯二氮䓬类和阿片类药物显著增多。这些差异表明，在 SLEAP 试验期间，SAT（在 72% 的有效研究日实施）可能很短暂，通常还伴随着额外剂量的镇静剂。当这些结果被解释为"研究表明，SAT 导致镇静减少和警觉性提高"时，可以得知的是，SAT 的益处主要是避免不必要的镇静。因此，随后（或同时）通过静脉推注进行额外镇静的唤醒试验可能比那些导致停止使用镇静药的试验受益更少。

总的来说，这些研究支持在大多数 ICU 中进行 SAT 和 SBT 是至关重要的。越来越多证据支持在外科、儿科、神经/神经外科和心血管/心胸重症监护病房使用 SAT 和 SBT，并且在重症监护医学学会的资源网站（https：// www. sccm. org/ICULiberation/Resource-Library）上仍在不断更新。

实施自主唤醒试验

SAT 的资格、安全筛查程序

每个 SAT 都应该从一个安全筛查程序开始（图 3 - 1）。这一步至关重要，因为在 ICU 中，每个患者每天的病情都是变化的，与其他患者和他（或她）之前几天的状态相比都是不同的。例如，当患者在 ICU 的第一天持续躁动时，中断患者的镇静可能不安全，但如果患者的躁动已经缓解，在当天进行 SAT 可能是安全的。安全筛查程序为管理镇静的人员（通常是床旁护士）提供客观标准，他们根据这些标准确定是否应在给定的某一天进行 SAT。

在 ABC 试验[3]期间，自发的安全筛查标准得以实施。如果 ICU 团队目前正在使用镇静剂输注来专门治疗癫痫发作或酒精戒断，则应把癫痫发作或酒精戒断视为仍处于"活跃"状态。因此，任何关于镇静剂输注适应证的不确定性都应该通过床旁护士和治疗医生之间的沟通来解决。如果在安全筛查评估前的 6 ～8 小时内，镇静剂量（通过输液或大剂量给药）升高，则认为存在躁动。据床旁护士的观察，如果瘫痪患者仍在接受治疗，或其效果尚未消失，则会导致安全筛查失败。如果在前 24 小时内心肌酶增加，或心电图显示心肌缺血的变化，则认为心肌缺血是存在的。最后，如果 ICU 治疗团队发现颅内压升高，则认为颅内压升高。如表 3 - 2 所示，需要增加镇静药剂量的躁动占 SAT 安全筛查失败的 75%，其他标准则很少见。然而，应注意的是，这些疾病的发生频率将因管理的患者群体而异。

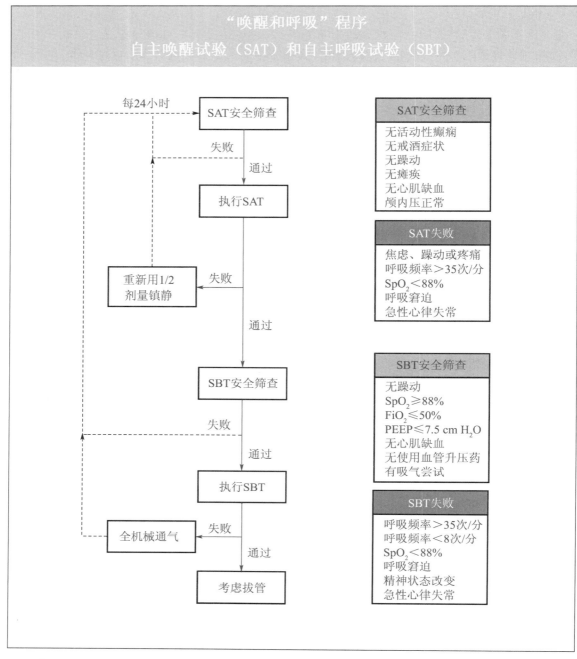

"唤醒和呼吸"程序
自主唤醒试验（SAT）和自主呼吸试验（SBT）

每24小时 → SAT安全筛查

SAT安全筛查
无活动性癫痫
无戒酒症状
无躁动
无瘫痪
无心肌缺血
颅内压正常

失败／通过

执行SAT

SAT失败
焦虑、躁动或疼痛
呼吸频率＞35次/分
SpO_2＜88%
呼吸窘迫
急性心律失常

重新用1/2剂量镇静 ← 失败

通过

SBT安全筛查

SBT安全筛查
无躁动
SpO_2≥88%
FiO_2≤50%
PEEP≤7.5 cm H_2O
无心肌缺血
无使用血管升压药
有吸气尝试

失败／通过

执行SBT

SBT失败
呼吸频率＞35次/分
呼吸频率＜8次/分
SpO_2＜88%
呼吸窘迫
精神状态改变
急性心律失常

全机械通气 ← 失败

通过

考虑拔管

缩写：PEEP，呼气末正压；SpO_2，氧饱和度；FiO_2，吸入气氧浓度。

图 3 - 1 唤醒和呼吸程序流程图

表 3 - 2 唤醒和呼吸控制试验（ABC 试验）期间 SAT 安全筛查失败原因

标准	SAT 安全筛查，$n/\%$ （$N=1140$）
因癫痫发作或酒精戒断而静脉镇静	11（1）
躁动需要逐渐增加镇静剂用量	151（13）

续表

标准	SAT 安全筛查，n/% (N = 1140)
瘫痪	26 (2)
急性心肌梗死	18 (2)
颅内压升高	3 (0.3)

数据来源：之前 ABC 试验的未发表数据。

在设计 ABC 试验方案和图 3 - 1 所示的安全标准时，研究人员以 ICU 患者群体为目标。图中未列出一些可能导致 SAT 不安全的条件或情况，因为它们通常仅在外科患者的护理中遇到。然而，参与 ICU 解放协作计划的许多机构，在外科患者和心血管/心胸、神经/神经外科等专科重症监护病房的患者中拥有成功的 SAT-SBT 经验。ICU 解放网站（https：// sccm. org/Education-Center/Clinical-Resources/ICU-Liberation）为这些专业重症单元提供了许多资源。

在不定期执行 SAT 的 ICU 或机构中实施 SAT 程序之前，当地项目负责人应该考虑患者群体中可能导致 SAT 不安全的条件，并相应地修改安全标准。例如，在范德堡大学医学中心（VUMC）的整个 ICU 实施 SAT 之前，该机构所有 ICU 派出代表共同开发了一个适合 VUMC 患者群体的安全筛查，其中包括医疗、外科、心脏、神经和烧伤 ICU 患者。这一做法导致增加了几个额外的安全筛查标准，包括没有开放的腹部/胸部、不稳定的脑动脉瘤、脊柱不稳定、气道困难、容积扩散通气、需要固定的外科手术或舒适护理医嘱。其他参与 ICU 解放协作计划的机构也有类似的经验，由病房人员及其领导共同确定他们的标准。

每天，任何接受镇静药物治疗且符合条件的 ICU 患者都会采用 SAT 安全筛查进行评估。这适用于通过持续静脉输注镇静和接受间歇推注的患者。一个常见的误解是，SAT 仅在持续输注镇静剂的情况下才适用。对于间歇性给予镇静药物的患者，可以且应该进行 SAT。在这种情况下，试验可能涉及推迟（或不给予）下一次计划的剂量。安全筛查和 SAT 本身的时间安排应由当地负责人决定，他们可以最好地确定对患者最有利、对实施者最实用的时间表。由于许多机构习惯于在查房前的上午进行 SBT，我们建议在上午的 SBT 前安排 SAT。如果当地通过实践发现在这个时间实施唤醒试验是不合适的，可以考虑其他更合适的选择。

通过安全筛查后，患者应接受 SAT，包括停止给予镇静药物。应保持镇静输液，以及任何计划中的静脉注射，以便在试验期间确定患者耐受停止镇静的能力。用于镇静的镇痛药（如芬太尼输注）也应保留。尽管一些常用的镇静剂（如丙泊酚或右美托咪定）的药物半衰期较短，但这些药物的药代动力学在危重疾病期间往往会发生改变，因此在 SAT 期间突然停用并不等于血药浓度突然降低。因此，我们不建议在继续给予镇静剂之前逐渐降低剂量（如降低 50%），这种方法会延迟 SAT。

一旦中断了镇静剂，SAT 将持续进行直到试验失败（患者出现应重新给予镇静剂的症状或体征）（图 3 - 1）或成功（患者受语言刺激可睁开眼睛，或在无失败标准情况下可耐受镇静剂中断≥4 小时）。在 ABC 试验中[3]，895 例 SAT 中有 837 例（94%）通过，这一比例非常高，归因于安全筛查能够识别可以不给予镇静剂的情况。在 58 例（7%）失败的试验中，大多数以患者表现出焦虑、激动或疼痛的迹象而结束，并迅速重启镇静。重要的是，当 SAT 后重新开始使用镇静剂时，最初应使用之前剂量的一半（无论是静脉输注还是推注），因为患者通常不需要之前给予的剂量。

后续步骤：通过、失败或重复

SAT 后采取的下一步措施对改善结局的重要性不亚于试验本身。如前所述，试验失败的患者应重新给予之前剂量一半的镇静剂。然后，应根据需要调整镇静剂量，以达到 ICU 团队要求的镇静水平。正如多项临床实践指南所述[8,17,18]，轻度镇静比中度至深度镇静的结局更好，应使用 Richmond 躁动–镇静量表（RASS）[19,20]或镇静–躁动量表（SAS）[21]监测镇静水平。在使用镇静剂之前，应充分治疗疼痛，并应使用非苯二氮䓬类镇静剂（丙泊酚或右美托咪定）而不是苯二氮䓬类药物进行一般镇静（苯二氮䓬类药物保留用于特定的医学指征，如癫痫发作）。支持这些建议的证据的详细描述可在其他文献中找到[8,17,18]。第一天 SAT 失败的患者第二天不一定需要以前程度的镇静，应使用安全筛查对他们进行重新评估，如果他们通过安全筛查，应每天进行另一次 SAT，直到成功脱离镇静。

当患者通过 SAT 时，应执行两个步骤。首先，应使用 SBT 安全筛查来确定 SBT 是否可以安全进行。其次，不使用镇静剂的患者管理应继续进行，直到负责人注意到提示应重新使用镇静剂的症状或体征。关于 SAT 的一个常见误解是，试验应该有时间限制，也就是说，一旦患者觉醒，就应该重新开始服用镇静剂。相反，目标不是暂时停止使用镇静剂，而是确定患者是否可以在不使用镇静剂的情况下进行管理。如果提供足够的镇痛，大多数机械通气 ICU 患者可以在不使用镇静剂的情况下成功管理，如 Strom 等[22]在一项随机试验中所示，在使用"无镇静剂"方案管理的机械通气患者中，需要持续使用镇静剂的不到 20%（表 3-3）。

表 3-3　一个"无镇静剂"流程随机试验的管理和结果

变量	无镇静① （n=55）	对照② （n=58）	p 值
接受镇静/%	10（18）	58（100）	0.0001
镇静剂量/(mg·kg⁻¹)			
丙泊酚（每小时输注量）	0 [0～0.52]	0.77 [0.15～1.65]	0.0001
咪达唑仑（每小时输注量）	0 [0～0]	0 [0～0.02]	<0.0001
无机械通气天数（插管至第 28 天）/天	18.0 [0～24.1]	6.9 [0～20.5]	0.02
住院时长/天	34 [17～65]	58 [33～85]	0.004

①静脉注射吗啡治疗疼痛，静脉注射氟哌啶醇治疗躁动性谵妄。即使这些药物和非药物努力解决不适感，但不适感持续存在，则持续使用丙泊酚用于镇静。

②除了静脉注射吗啡止痛外，持续使用丙泊酚进行长达 48 小时的镇静，然后持续使用咪达唑仑。每天进行 SAT，但试验成功后，重新使用镇静剂。

数据来源：Strom 等[22]。除非另有说明，均以中位数（四分位距）表示。

实施自主呼吸试验

SBT 的资格、安全筛查程序

任何接受机械通气的患者都可以使用 SBT 安全筛查进行筛查和评估。一般来说，应至少每天对通气超过 24 小时的患者进行评估。SBT 和 SAT 一样有两个阶段。考虑进行 SBT 的患者都应该进行资格筛查。表 3－4 显示了 SBT 安全筛查的内容。筛查这些内容可使患者无法耐受 SBT 的可能性降低。虽然内容是简单的，但操作者可能还需要考虑患者的潜在条件。例如，如果患者患有慢性氧合障碍，如潜在的肺纤维化，则 SBT 可能需要在较高 FiO₂ 的情况下进行。虽然减少镇静是理想的，但患者在接受右美托咪定或抗焦虑药等药物时仍可能考虑进行 SBT。此外，自主呼吸完整的昏迷患者也可以接受 SBT。

表 3－4　SBT 安全筛查标准

合格标准	失败标准
无气道减压通气或高频振荡通气	呼吸频率 >35 次/分（持续 5 分钟）或 <6 次/分
能自主呼吸	潮气量 <325 mL
呼吸状况稳定或改善	SpO₂ <88%（持续 5 分钟）
FiO₂ ≤0.5 cm H₂O	心率 >140 次/分或较基线升高 25%
PEEP ≤8 cm H₂O	心率 <60 次/分
SpO₂ >88%	急性心律失常
无心律失常，无心动过速	收缩压较基线升高 40 mmHg 以上
无躁动	持续焦虑或躁动
呼吸频率 <35 次/分	精神状态改变
分钟通气量 <5 L/min	神经系统患者颅内压改变
不使用或少量使用血管升压药	
平均动脉压 >60 mmHg	
神经系统患者颅内压稳定	

潜在的呼吸问题是否稳定有点难以判断。一般来说，如果患者的生理状况有所改善，可认为患者的病情正在好转。如果患者达到 FiO₂ <60% 且 PEEP <8 cm H₂O 的阈值，则可能需要进行 SBT。

SBT 最初的做法是让患者在脱离呼吸机的情况下使用 T 形管[4]。自 2000 年以来进行的研究一直使用呼吸机进行 SBT。使用呼吸机的优点是增强对参数的监控、可调警报，以及在长时间或频繁呼吸暂停时可用备用模式。2017 年，美国胸科学会（ATS）和美国胸科医师协会在其临床实践指南中提供了指导[17]。指南建议，对于通气超过 24 小时的患者，初始 SBT 应在吸气压力增加 5～8 cm H₂O 的情况下进行，而不是使用 T 形管。

大多数机构在患者目前接受的 FiO₂ 相同或 FiO₂ 稍高的情况下，使用 5 cm H₂O PEEP 和 5 cm H₂O 压力支持。这种做法的基本原理是，气管插管会对气流产生额外阻力，压力支持有助于克服这种阻力。气管插管越小，患者的分钟容积越大，阻力就越大。

1991 年，Brochard 等[23]证明压力支持可以显著降低 T 形管的呼吸功，并提供更舒适的呼吸。增加的舒适感可能有助于减轻焦虑、减少镇静的需要。这是通过允许患者对自己的呼吸（如流速、吸气时间和吸气终点）进行更多控制来实现的。对于 SBT，通常使用 5～8 cm H₂O 的压力。

一些机构使用管道补偿（tubing compensation，TC）来自动降低压力支撑，但关于 TC 整体效用的数据仍在积累中。根据呼吸机制造商的不同，TC 也被称为"自动管道补偿"或"管道阻力补偿"。该功能是一种自动的压力调节，根据预定义的目标和机器算法，在整个呼吸周期中自动调整生理支持量。呼吸机根据患者的力量、内径和管道类型（气管内或气管造口术）来计算在不断变化的流速下克服阻力所需的压力。TC 在强制呼吸、自发呼吸，以及呼气期和吸气期均起作用。在呼气阶段，TC 通过操纵主动呼气阀使压力更快地降至基线。TC 主要用于常规通气和"逐步撤机"模式期间。补偿量可根据对呼吸机的设置进行调整，使呼吸工作更轻松或更困难，这增加了 TC 使用的复杂性。有几项研究认为在 SBT 期间可使用 TC 代替压力支持[24,25]。对于呼吸急促的患者，TC 将产生高于 10 cm H_2O 的吸气压力。Cohen 等[26]比较了 TC 与单用持续气道正压通气的差异，发现有更多患者能通过 SBT 的趋势。有其他研究[27,28]发现，TC 和压力支持的效果相同，换言之，在 SBT 中使用 TC 并不比压力支持更有优势。尽管指南推荐使用带 PEEP 和增压（压力支持或 TC）的 SBT[17]，但这些做法使患者更容易呼吸，并掩盖了少量可能导致患者拔管失败的问题。这些做法并不会模拟患者拔管后的体验。

无论医疗机构对"最低限度支持"的定义和使用的方法如何，对于一些患者来说，SBT 安全筛查可能无法反映其潜在的生理紊乱。

SBT 的逻辑

理想情况下，SBT 与每日 SAT 同时进行，并相互协调。ICU 解放协作计划强调了每日同时进行 SAT 和 SBT（ABCDE 的 B 要素）的好处。这一要素的重点是每天设定一个时间来停止使用镇静药物，使患者保持时间和昼夜的定向力，并进行 SBT 来努力将患者从呼吸机中解放出来。ICU 解放协作期间的一个共同关注点是，进行 SAT-SBT 的责任是否属于白天或夜间的工作人员。每个机构的许多因素自然会影响 SAT-SBT 的时机和表现。工作负荷、护理和呼吸治疗人员、患者可操作性，以及与决策者联系以进行拔管等因素都会影响 SAT-SBT 的最佳时机。

医疗人员之间的沟通和协调至关重要。所有相关医疗人员（护士、呼吸治疗师、药剂师、高级实践提供者和医生）都应该了解患者条件和 SAT-SBT 的时间安排。在轮班开始时，需要在普通护理和呼吸护理之间协调讨论 SAT 和 SBT 的时间安排。在多个患者接受通气的大型 ICU 中，SAT 和 SBT 可能无法同时对所有患者进行。协调对于管理工作量至关重要。拥有临床药剂师的机构已成功地利用药剂师帮助协调 SBT[29]。SBT 通常每天进行一次，但如果临床条件发生变化，可以对同一患者进行多次。因手术不在病房的患者可能会错过 SBT 的标准时间，例如，对于早上接受透析的患者，SBT 可能在当天晚些时候进行。

后续步骤：通过、失败或重复

评估 SBT 是否成功很重要，定义成功或失败的标准（表 3-4）应随时可用，并为员工所理解。SBT 失败的患者通常会恢复 SBT 前的通气设置。一些人认为，应该使用压力支持等替代模式，而不是让患者恢复完全支持，然而，目前的证据并不一致。医疗机构应调查 SBT 失败的原因，并实施治疗以改善患者的状况。

通过 SBT 的患者应尽快拔管。应评估患者充分咳嗽和处理分泌物的能力。需要谨慎评估分泌物过多的患者和每小时都需要吸痰的患者是否能拔管。ATS/ACCP 指南建议仅对高危患者进行气囊渗漏评估，因为假阳性结果很常见，不应因此延迟低风险患者的拔管[17]。无气囊渗漏或气囊渗漏不足（<10% 或 <115 mL）的高危患者可能存在插管后喘鸣和重新插管的风险，ATS/

ACCP 建议对气囊渗漏不足的高危患者使用类固醇治疗。

ATS／ACCP 指南还建议考虑对高危患者进行无创通气。"高危"包括充血性心力衰竭患者、慢性阻塞性肺疾病患者、已确定或以前插管困难患者和高碳酸血症患者。大多数现代呼吸机都配备了无创模式，只需在现有的管道回路上应用面罩，这样就降低了单独使用呼吸机设备的成本。

小结

医疗机构花了一段时间才广泛采纳 ICU 解放运动集束化管理的原则，但这一过程似乎正在加快。每天应首先处理对机械通气患者进行唤醒和呼吸试验的评估。关于 SAT 和 SBT 对机械通气持续时间、ICU 和住院时间以及费用等重要结局的总体影响的证据正在积累。随着我们进一步了解 SAT 和 SBT 如何在全球范围内的专业重症单元、普通重症单元、患者基本信息以及不同的人群和卫生系统中发挥最佳作用，预计相应的证据在未来几年还会不断增加。我们还将通过开发镇静策略和药物，以及替代有创机械通气的呼吸支持方法，继续了解更多信息。

参考文献

［1］ Spontaneous. http：//www. merriam-webster. com/dictionary/spontaneous. Accessed January 20，2015.

［2］ Kress JP, Pohlman AS, O'Connor MF, et al. Daily interruption of sedative infusions in critically ill patients undergoing mechanical ventilation. *N Engl J Med.* 2000；342：1471 – 1477.

［3］ Girard TD, Kress JP, Fuchs BD, et al. Efficacy and safety of a paired sedation and ventilator weaning protocol for mechanically ventilated patients in intensive care（awakening and breathing controlled trial）：a randomised controlled trial. *Lancet.* 2008；371：126 – 134.

［4］ Esteban A, Frutos F, Tobin MJ, et al. A comparison of four methods of weaning patients from mechanical ventilation. Spanish Lung Failure Collaborative Group. *N Engl J Med.* 1995；332：345 – 350.

［5］ Ely EW, Baker AM, Dunagan DP, et al. Effect on the duration of mechanical ventilation on identifying patients capable of breathing spontaneously. *N Engl Med.* 1996；335：1864 – 1869.

［6］ Ely EW, Bennett PA, Bowton DL, et al. Large scale implementation of a respiratory therapist-driven protocol for ventilator weaning. *Am J Respir Crit Care Med.* 1999；159：439 – 446.

［7］ MacIntyre NR, Cook DJ, Ely EW, et al. Evidence-based guidelines for weaning and discontinuing ventilatory support：a collective task force facilitated by the American College of Chest Physicians；the American Association for Respiratory Care；and the American College of Critical Care Medicine. *Chest.* 2001；120：375S – 395S.

［8］ Barr J, Fraser GL, Puntillo K, et al. Clinical practice guidelines for the management of pain, agitation, and delirium in adult patients in the intensive care unit. *Crit Care Med.* 2013；41：263 – 306.

［9］ Hughes CG, Girard TD, Pandharipande PP. Daily sedation interruption versus targeted light sedation strategies in ICU patients. *Crit Care Med.* 2013；41：S39 – S45.

［10］ Schmidt GA, Girard TD, Kress JP, et al. Liberation from mechanical ventilation in critically ill adults：executive summary of an official American College of Chest Physicians/American Thoracic Society clinical practice guideline. *Chest.* 2017；151：160 – 165.

［11］ Ouellette DR, Patel S, Girard TD, et al. Liberation from mechanical ventilation in critically ill adults：an official American College of Chest Physicians/American Thoracic Society clinical practice guideline：inspiratory pressure augmentation during spontaneous breathing trials, protocols minimizing sedation, and noninvasive ventilation immediately after extubation. *Chest*. 2017；151：166－180.

［12］Balas MC, Vasilevskis EE, Olsen KM, et al. Effectiveness and safety of the awakening and breathing coordination, delirium monitoring/management, and early exercise/mobility bundle. *Crit Care Med*. 2014；42：1024－1036.

［13］Klompas M, Anderson D, Trick W, et al. The preventability of ventilator-associated events：the CDC Prevention Epicenters Wake Up and Breathe Collaborative. *Am J Respir Crit Care Med*. 2015；191：292－301.

［14］Pun BT, Balas MC, Barnes-Daly MA, et al. Caring for critically ill patients with the ABCDEF bundle：results of the ICU Liberation Collaborative in over 15,000 adults. *Crit Care Med*. 2019；47：3－14.

［15］Mehta S, Burry L, Cook D, et al. Daily sedation interruption in mechanically ventilated critically ill patients cared for with a sedation protocol：a randomized controlled trial. *JAMA*. 2012；308：1985－1992.

［16］Masica AL, Girard TD, Wilkinson GR, et al. Clinical sedation scores as indicators of sedative and analgesic drug exposure in intensive care unit patients. *Am J Geriatr Pharmacother*. 2007；5：218－231.

［17］Schmidt GA, Girard TD, Kress JP, et al. Official executive summary of an American Thoracic Society/American College of Chest Physicians clinical practice guideline：liberation from mechanical ventilation in critically ill adults. *Am J Respir Crit Care Med*. 2017；195：115－119.

［18］Devlin JW, Skrobik Y, Gelinas C, et al. Clinical practice guidelines for the prevention and management of pain, agitation/sedation, delirium, immobility, and sleep disruption in adult patients in the ICU. *Crit Care Med*. 2018；46：e825－e873.

［19］Ely EW, Truman B, Shintani A, et al. Monitoring sedation status over time in ICU patients：reliability and validity of the Richmond Agitation-Sedation Scale（RASS）. *JAMA*. 2003；289：2983－2991.

［20］Sessler CN, Gosnell MS, Grap MJ, et al. The Richmond Agitation-Sedation Scale：validity and reliability in adult intensive care unit patients. *Am J Respir Crit Care Med*. 2002；166：1338－1344.

［21］Riker RR, Picard JT, Fraser GL. Prospective evaluation of the Sedation-Agitation Scale for adult critically ill patients. *Crit Care Med*. 1999；27：1325－1329.

［22］Strom T, Martinussen T, Toft P. A protocol of no sedation for critically ill patients receiving mechanical ventilation：a randomised trial. *Lancet*. 2010；375：475－480.

［23］Brochard L, Rua F, Lorino H, et al. Inspiratory pressure support compensates for the additional work of breathing caused by the endotracheal tube. *Anesthesiology*, 1991；75：739－745.

［24］Haberthur C, Mols G, Elsasser S, et al. Extubation after breathing trials with automatic tube compensation, T-tube or pressure support ventilation. *Acta Anaesthesiol Scand*. 2002；46：973－979.

［25］Figueroa-Casas JB, Montoya R, Arzabala A, et al. Comparison between automatic tube compensation and continuous positive airway pressure during spontaneous breathing trials. *Respir Care*. 2010；55：549－554.

［26］Cohen JD, Shapiro M, Grozovski E. Extubation outcome following a spontaneous breathing trial with automatic tube compensation versus continuous positive airway pressure. *Crit Care Med*. 2006；34：682－686

［27］Esteban A, Alia I, Tobin M, et al. Effect of spontaneous breathing trial duration on outcome of attempts to discontinue mechanical ventilation. *Am J Resp Crit Care Med*. 1999；159：512－518.

［28］Figueroa-Casas JB, Connery SM, Montoya R. Changes in breathing variables during a 30-minute spontaneous breathing trial. *Respir Care*. 2015；60：155－161.

［29］Stollings JL, Foss JJ, Ely EW, et al. Pharmacist leadership in ICU quality improvement：coordinating spontaneous awakening and breathing trials. *Ann Pharmacother*. 2015；49：883－891.

第 4 章　镇痛与镇静选择

Joanna L. Stollings，Paul M. Szumita，and John W. Devlin 著

聂　垚，陈敏英 译

【目的】

▨ 理解使用疼痛优先及评估导向的管理方法的重要性；

▨ 采用一种多模态镇痛策略来提高疼痛控制并减少阿片类药物的使用，尤其是在外科患者中；

▨ 在 ICU 成人亚群中实施个体化镇痛管理方案；

▨ 持续使用 Richmond 躁动 – 镇静量表（RASS 量表）与镇静 – 躁动量表（SAS 量表）来评估觉醒状态并维持目标镇静水平；

▨ 为机械通气患者构建一个与 2018 年版《PADIS 指南》推荐意见一致的镇痛镇静策略；

▨ 实施相应策略以减少阿片类药物和镇静剂在患者转出 ICU 过渡期间的使用。

【关键词】 疼痛，镇静，评估，阿片类药物，对乙酰氨基酚，氯胺酮，加巴喷丁，普瑞巴林，右美托咪定，劳拉西泮，咪达唑仑，丙泊酚

　　使患者保持安静舒适的状态是 ICU 治疗的一个重要目标，镇静和镇痛通常能够有效达成这一目标。然而这些药物同样引起人们对其安全性的担忧，特别是过度镇静和无法预期的不良反应，尤其当这些药物在临床上不再是必需时。不恰当地使用镇痛剂和镇静剂会妨碍与患者的交流，干扰对其疼痛与谵妄的评估，推迟脱机时机，不利于患者肢体活动。本章聚焦 2018 年 SCCM 发布的《PADIS 指南》推荐意见和最新文献，为 ICU 医生提供相应策略以优化危重症患者镇痛及镇静药物的选择。

镇痛

以评估驱动的方案

　　如第二章所概括，所有危重症患者都应该常规进行疼痛评估；当疼痛出现时，应当考虑给予镇痛措施。2018 年版《PADIS 指南》中特别指出 "ICU 成人患者的疼痛管理应当以常规疼痛评估作为指导，镇静前先镇痛"[1]。同时《PADIS 指南》也推荐在危重症患者中应用以评估驱动的、基于流程的、阶梯式的疼痛管理方法，该指南认为此项措施有利于改善疼痛评分，减少镇静剂的使用，更快达到镇静目标，更快脱机，缩短住院和在 ICU 的时间，并降低死亡率。这一方法更重

视静脉推注，减少持续输注。重要的是，这种方法并不会增加阿片类药物相关的不良反应，也不会增加总的阿片类药物用量[2-6]。与患者活动有关的疼痛以及会引起疼痛的操作同样需要评估，以便制定镇痛目标并预先给予镇痛药物[1,7]。

镇痛性镇静

镇痛性镇静的定义为镇痛优先的镇静（即使用镇静剂前使用镇痛药以达到镇静目标，镇痛药通常为阿片类药物）或基于镇痛的镇静（即使用镇痛药物代替镇静剂以达到镇静目标，通常是阿片类药物)[8-11]。基于镇痛的镇静策略利用了阿片类药物的镇静作用，更有利于优化机械通气。欧洲与美国不同，在 ICU 中更多使用瑞芬太尼（一种超短效阿片类药物），而直到最近，学者们才在欧洲的 ICU 中开展基于镇痛的镇静的对照研究[12]。最近美国的一项随机对照试验发现，与持续使用 GABA 能效应镇静剂（如苯二氮䓬类或丙泊酚）相比，尽管使用芬太尼也能够达到同等的镇痛与镇静目标，但其增加了床旁的护理工作负担，且并没有减少机械通气时间和谵妄时间[12]。尽管尚未在随机对照试验中有效评估，人们仍然担心基于镇痛的镇静会凸显阿片类药物的相关不良反应。也许外科患者比内科患者更适合此策略，当患者需要持续使用 GABA 能效应镇静剂时，可以在严密监测下采用基于镇痛的镇静（例如，合并急性酒精戒断、神经肌肉阻滞、癫痫持续状态或难治性颅内压增高）。

虽然基于镇痛的镇静的作用这一重要问题仍然存疑，但 ICU 医生应该把流程化的、镇痛优先的方法作为常规的治疗基础。在地方层面上（如个体 ICU 或医院），应该尽力确保使用正确有效的工具，对可交流和不可交流的患者的疼痛进行常规评估和记录，并且在使用镇静剂前都应先治疗疼痛，同时应当考虑到实施过程中的潜在阻碍[1]。

阿片类药物的选择、给药途径和剂量

与 2013 年版《PAD 指南》相比，2018 年版《PADIS 指南》中阿片类药物的选择、给药途径和剂量没有变化[1,7]。选择阿片类药物时应考虑众多不同的因素，做到个体化（表 4-1）。在 ICU 使用最多的阿片类药物（如芬太尼、氢吗啡酮、吗啡和瑞芬太尼）具有不同的药代动力学与药效学（PK/PD）特性。芬太尼在脂肪组织中分布很广，因此常常难以测量其血药浓度，当患者合并肝脏疾病或充血性心力衰竭时，其清除率会降低[13,14]。对于肾功能不全的患者，吗啡的活性代谢产物吗啡-6-葡糖苷酸会在其体内蓄积，增加癫痫和肌阵挛的风险[15]。瑞芬太尼的半衰期更短，更易滴定，但长期输注与快速耐药性、痛觉过敏有关，因此仅限在短期镇痛的 ICU 患者中使用[16,17]。

如果 ICU 患者的用药时间较长，为减少药物蓄积与毒性反应，优化药效，医生应考虑交替使用阿片类药物[18]。一项队列研究证实，尽管尚需要前瞻性分析来评估患者结局，但在危重症患者中将持续使用芬太尼转化为持续使用氢吗啡酮能够提高通气顺应性，减少镇静剂使用，具有良好的 PK/PD 特性[19]。在 ICU 中阿片类药物使用时间延长会导致耐药性、依赖性和/或药物戒断[20]。芬太尼透皮贴、患者自控镇痛以及口服美沙酮都可以有效控制疼痛，使危重症患者停用静脉阿片类药物，最大程度减少戒断效应[21-24]。

对有阿片类药物使用障碍的 ICU 患者进行疼痛管理是十分复杂的，包括使用美沙酮和丁丙诺啡的患者，他们更易出现疼痛但也更易产生阿片类耐药[25]。此时的镇痛策略可以采用包括非阿片类镇痛药（如氯胺酮）在内的多模式用药方案。这些策略包括：出现急性疼痛时短期使用阿片类镇痛药；出现 ICU 慢性疼痛时使用美沙酮，并确保停用阿片类药物后重启部分阿片类拮抗剂，如丁丙诺啡[26]。对于那些存在阿片类药物使用障碍及正在戒断的患者，如果在 ICU 住院期间不想使用阿片类药物，则应考虑术后实施少阿片化或无阿片疼痛管理，这也逐渐成为文献关注的焦点[27,28]。

表 4 - 1　阿片类药物的比较

药物	起效时间/分钟	半衰期	静脉输注即时半衰期导致临床效应延长	主要代谢途径	器官衰竭导致临床效应延长	使用时注意事项
芬太尼	1	2～4小时	是：显著	N - 脱烷基化 CYP450 3A4/5	肝脏	▥ 需要 1 相代谢，因此，CYP450 抑制剂会延长临床效应； ▥ 肥胖患者有药物蓄积风险； ▥ 罕见但潜在致命的 5 - 羟色胺综合征和胸壁强直
氢吗啡酮	5～10	2～3小时	不适用	葡萄糖醛酸化	肝脏	▥ 肝肾功能不全患者用芬太尼或吗啡替代
吗啡	5～10	3～4小时	不适用	葡萄糖醛酸化	肾和肝脏	▥ 组胺释放——导致低血压； ▥ 肾功能不全患者代谢产物蓄积会导致中枢神经系统毒性； ▥ 胆囊炎
瑞芬太尼	1～3	3～10分钟	是：较小	由血浆和组织酯酶水解	肾脏：最小	▥ 存在阿片类药物诱导的快速耐药的高风险； ▥ 存在阿片类药物诱导的痛觉过敏的高风险； ▥ 可能增加血氨水平； ▥ 肥胖患者会导致体内代谢产物蓄积，建议使用理想体重来计算给药剂量

多模态镇痛

多模态镇痛的目标即为联合使用的镇痛药物具有不同的作用机制，作用于神经系统的不同位置，以期优于使用单一镇痛药物（通常是阿片类药物）所达到的镇痛水平。因为许多使用镇痛药后的安全问题都与剂量相关，所以减少给药剂量或许能减少镇痛相关的不良反应。多模态镇痛方案正越来越多地运用于围术期［例如，加速康复外科（enhanced recovery after surgery，ERAS）流程的一部分］，并在《PADIS 指南》中进行了严格的评估[1,29-32]。当今，对急性住院期间阿片类药物的过度使用和出院后阿片类药物紊乱的潜在风险增加的担忧越来越多，ICU 的多模态镇痛实践已聚焦于减少阿片类药物的暴露。

《PADIS 指南》中作为阿片类药物辅助的 6 种非阿片类镇痛药中，只有 4 种药物（对乙酰氨基酚、氯胺酮、神经类药物、奈福泮）被推荐使用[1]。作为阿片类药物的辅助用药，《PADIS 指南》对奈福泮作出了有限定条件的推荐。该药在欧洲被广泛使用，但在美国尚未被使用，本章不对其展开进一步讨论。

对乙酰氨基酚的有限定条件推荐基于两项小型外科试验，这两项试验都得出了该药使疼痛减轻、阿片类药物需求量减少的结论[33,34]。最近一项随机对照试验——"静脉注射对乙酰氨基酚对比安慰剂联合丙泊酚或右美托咪定对老年心脏术后患者谵妄的影响"（DEXACET）证实，心脏手术患者定期静脉注射对乙酰氨基酚（与安慰剂比较）与减少谵妄、缩短 ICU 住院时间、减少使用阿片类药物有关[35]。给药途径（如静脉注射、口服液、片剂或直肠给药）应根据患者个体化评估和剂型情况进行选择。对肝功能不全患者则应谨慎使用对乙酰氨基酚，若给药超过推荐剂量，则有可能出现药物相关肝损害。如果患者无法保证口服或经肠内给药，或者存在呕吐，则应通过静脉或直肠给药。静脉给药与低血压有关，若患者血流动力学不稳定，则应谨慎使用[36,37]。部分国家没有静脉注射对乙酰氨基酚，或因购置成本较高，限制了其使用。

基于数项对照试验的结果，氯胺酮在非 ICU 围术期多模态镇痛中被广泛使用[38,39]。尽管如此，只有 1 项小型随机对照试验在 ICU 中进行，因此 2018 年版《PADIS 指南》仅推荐该药在 ICU 术后成人患者中使用[40]。重要的是，此推荐仅限于使用低剂量氯胺酮。虽然越来越多的观察性试验评估了氯胺酮作为 ICU 辅助镇静剂的作用，但它的镇痛作用尚需更多研究证实[41,42]。常见的与氯胺酮剂量相关的安全问题包括幻觉、心动过速和突然出现的谵妄。

《PADIS 指南》对辅助性神经类镇痛药（如加巴喷丁、卡马西平及普瑞巴林）作出两条推荐：①对合并神经痛的危重症患者，与阿片类药物联合使用，强推荐；②仅限在心脏术后 ICU 患者的疼痛管理，与阿片类药物联合使用[1]。这些心脏术后试验证实，使用普瑞巴林后可减少阿片类药物的用量，但没有报道其他方面的差异[43,44]。这类药物的安全性问题包括过度镇静，以及在肝肾功能障碍患者中的应用。

在非 ICU 围术期管理中，已常规开展局部镇痛，如轴索镇痛、神经阻滞、硬膜外阻滞、周围神经阻滞等。尽管这些技术尚未被《PADIS 指南》正式评价，并且它们在 ICU 中运用的证据有限，但在构建多模态镇痛方法的今天，局部镇痛理应在 ICU 实践中占有一席之地。

出于对神经性、出血性、肾毒性及心脏安全方面的担忧，《PADIS 指南》不推荐对危重症患者静脉注射利多卡因。由于有肾毒性与出血风险，也不推荐对成年重症患者常规使用非甾体抗炎药（NSAIDs）。增加用药剂量和频率都会增加安全风险，同时目前缺乏证据支持其临床效应，因此我们不推荐常规使用这些药物[1,45,46]。

操作性疼痛

操作性疼痛在成年重症患者中很常见[47]。表 4-2 强调了《PADIS 指南》涉及的药物干预。由于绝大多数阿片类药物的不良反应与剂量相关，所以用于治疗操作性疼痛时必须使用最低、最有效的剂量。在进行 ICU 操作之前，推荐单一使用静脉、肠内或口服 NSAIDs。阿片类药物或 NSAIDs 给药要及时，以便在操作开始前达到最大血清药物浓度。因目前缺乏有效性的证据，考虑到安全问题，因此不推荐使用局麻药与吸入麻醉药。《PADIS 指南》还推荐在操作前给予非药物干预措施，如按摩、音乐、冷疗、放松等措施（详见第 2 章）。

表 4 - 2　《PADIS 指南》中评估作为阿片类药物治疗疼痛或预防操作性疼痛辅助药物的非阿片类镇痛药

药物/药物种类	2018 年版《PADIS 指南》推荐	来自 ICU 试验的主要疗效	ICU 用药的临床安全性问题	使用时的注意事项
推荐用于疼痛治疗				
对乙酰氨基酚	建议在成年重症患者的疼痛管理中作为阿片类药物的辅助用药以缓解疼痛并减少阿片类药物的使用（有限定条件的推荐，极低质量证据）	▨ 疼痛强度降低 ▨ 阿片类药物用量减少	▨ 肝毒性 ▨ 恶心和呕吐 ▨ 低血压（静脉注射时）	可以通过肠内、直肠或静脉注射给药
氯胺酮	建议在术后成年重症患者中使用低剂量［0.5 mg/kg 静脉推注 1 次，继之 1～2 μg/(kg·min) 静脉输注］氯胺酮作为阿片类药物的辅助用药以减少阿片类药物的使用（有限定条件的推荐，极低质量证据）	▨ 阿片类药物使用减少	▨ 恶心 ▨ 谵妄 ▨ 幻觉 ▨ 瘙痒 ▨ 镇静 ▨ 心动过速 ▨ 高血压 ▨ 低血压 ▨ 呼吸抑制（高剂量时） ▨ 唾液和支气管黏液分泌过多	▨ 高血压患者谨慎使用 ▨ 需监测新出现的谵妄 ▨ 需监测分泌物是否增多 ▨ 有直接负性肌力作用，常被直接刺激中枢神经系统所掩盖 ▨ 危重症患者儿茶酚胺耗尽可能会导致低血压和心输出量减少 ▨ 可能会增加颅内压
卡马西平、加巴喷丁、普瑞巴林	▨ 建议在成年重症患者中使用神经疼痛治疗药物（如加巴喷丁、卡马西平、普瑞巴林）及阿片类药物来治疗神经源性疼痛（强推荐，中等质量证据） ▨ 建议在心血管手术术后危重症患者中使用神经疼痛治疗药物（如加巴喷丁、卡马西平、普瑞巴林）及阿片类药物来治疗疼痛（有限定条件的推荐，低质量证据）	▨ 吉兰 - 巴雷综合征患者疼痛强度降低 ▨ 心血管手术阿片类药物使用减少	▨ 嗜睡 ▨ 头晕 ▨ 房颤 ▨ 水肿 ▨ 肾功能不全患者需调整剂量（加巴喷丁、普瑞巴林）	▨ 卡马西平：有许多药物相互作用 ▨ 肝功能不全患者慎用 ▨ 加巴喷丁和普瑞巴林：在老年患者和肾功能不全患者中慎用，因嗜睡和头晕的风险会增加

药物/药物种类	2018 年版《PADIS 指南》推荐	来自 ICU 试验的主要疗效	ICU 用药的临床安全性问题	使用时的注意事项
不推荐用于疼痛治疗				
静脉输注利多卡因	不建议在危重症患者的疼痛管理中静脉注射利多卡因作为阿片类药物的辅助用药（有限定条件的推荐，低质量证据）	在关键结局上无差异	▓ 低血压 ▓ 心动过缓 ▓ 心律失常 ▓ 中枢神经系统毒性 ▓ 癫痫 ▓ 肝肾功能不全和心血管疾病患者慎用	肝肾功能不全患者及长期输注时（＞24 小时）需监测血清水平
非甾体抗炎药	不建议在成年重症患者的疼痛管理中常规使用选择性环氧合酶－1 抑制剂作为阿片类药物的辅助用药（有限定条件的推荐，低质量证据）	减少阿片类药物用量的作用最小	▓ 胃肠道毒性 ▓ 肾衰竭 ▓ 出血 ▓ 心血管事件 ▓ 恶心、呕吐 ▓ 肝肾功能不全、心衰患者慎用 ▓ 冠状动脉搭桥术后禁用（黑框警告）	有出血风险、心衰、肾功能不全、低体重、老年患者慎用
推荐用于预防操作性疼痛				
非甾体抗炎药	建议在危重症患者进行非常规操作的疼痛管理使用静脉、口服或直肠给药代替阿片类药物（有限定条件的推荐，低质量证据）	结局与阿片类药物相似	同上	同上
不推荐用于预防操作性疼痛				
局麻药/一氧化氮	不推荐在危重症患者拔除胸导管的疼痛管理中使用局麻药/一氧化氮（有限定条件的推荐，低质量证据）	目前数据有限	▓ 全身吸收最少 ▓ 警惕过敏反应	许多因素值得考虑：局麻药的选择、用量、操作者的专业程度
挥发性麻醉药	不推荐在危重症患者的操作性疼痛管理中吸入挥发性麻醉药（强推荐，极低质量证据）	无随机对照试验比较挥发性麻醉药和标准的对照干预措施	▓ 恶心 ▓ 恶性高热 ▓ 警惕心血管疾病	通常在 ICU 中不适用

ICU 特殊患者的疼痛管理

烧伤患者

ICU 中的烧伤患者通常遭受剧烈的疼痛[48-50]。他们常常需要使用大剂量阿片类药物，然而 PK/PD 的变化为这类患者的疼痛管理带来挑战。可选用普瑞巴林与氯胺酮以减少阿片类药物使用量，并优化烧伤患者中常见的神经痛的治疗[51,52]。

急性呼吸窘迫综合征与体外膜肺氧合

尽管阿片类药物具有呼吸抑制性，但在急性呼吸窘迫综合征（ARDS）中为优化通气顺应性，此类药物仍是持续镇静治疗中必需的一部分。为达到无痛目标，阿片类药物所需的剂量越大，相关的不良反应发生率越高。若需使用大剂量或长时间持续使用阿片类药物，应考虑药物交替。进行体外膜肺氧合（ECMO）的患者可能需要更大剂量的阿片类药物，因其可能与 ECMO 管路结合及经 ECMO 清除率增加。在这种情况下，阿片类药物剂量需求的增加并不普遍[53-55]。

神经创伤

神经创伤患者以镇痛为基础的镇静首选瑞芬太尼，因为其半衰期极短，有利于唤醒，进而判断意识状态[56]。阿片类药物对颅内高压患者的颅压影响经常发生变化，必须对使用阿片类药物的患者进行严密监测[57]。

慢性疼痛综合征与痛觉过敏

在这类患者中实施多模态镇痛是十分重要的，以减少阿片类药物的使用[58]。氯胺酮或许能抵消阿片类药物诱导的痛觉过敏[59]。

镇静

ICU 普遍使用镇静剂来改善患者安全，减少患者的焦虑及对 ICU 环境的不良回忆，提高机械通气的耐受性，减少交感反应，并用于治疗戒断反应[7,60,61]，但同时也会发生呼吸抑制、血流动力学不稳定、谵妄加重和机械通气时间增加等情况，这些均会导致 ICU 住院时间延长[62,63]。

镇静监测

2013 年版《PAD 指南》推荐 SAS 量表和 RASS 量表为最有效可靠的用于评估成年重症患者镇静质量和深度的工具（表 4 - 3、表 4 - 4）[7,64,65]。该推荐意见基于现有的心理测量相关文献，对 10 种不同的 ICU 镇静工具进行了深入的评估。当深镇静或使用神经肌肉阻滞剂时，SAS 量表或 RASS 量表便不再适用，客观的镇静监测（如脑电双频指数）更适合镇静的滴定[1]。

表 4 - 3　Riker 镇静 - 躁动量表（SAS）

评分	时期	描述
7	危险躁动	拉拽气管插管，试图拔除导管，翻越床栏，攻击医护人员，在床上辗转挣扎
6	非常躁动	需要保护性束缚，并反复语言提示劝阻，咬气管导管

续表

评分	时期	描述
5	躁动	焦虑或身体躁动，经言语提示劝阻可安静
4	安静合作	安静，易唤醒，遵嘱
3	镇静	嗜睡，语言刺激或轻摇可唤醒，能简单遵嘱但很快睡去
2	非常镇静	对躯体刺激有反应，但无法交流或遵嘱，可有自主运动
1	无法唤醒	对恶性刺激反应轻微或无反应，无法交流或遵嘱

数据来源：Riker RR，Picard JT，Fraser GL. Prospective evaluation of the Sedation-Agitation Scale for adult critically ill patients. *Crit Care Med.* 1999；27：1325 – 1329.

表 4 – 4　　Richmond 躁动 – 镇静量表（RASS）

评分	标签	描述
+4	有攻击性	明显的攻击或暴力，医护人员处于直接危险中
+3	非常躁动	试图拔除插管或导管，具有攻击性
+2	躁动	频繁、无目的地移动或人机对抗
+1	不安	焦虑紧张但身体只有轻微的移动
0	清醒平静	自发地关注照护者
−1	昏昏欲睡	不完全清醒，但对声音能保持持续清醒（睁眼并目光交流 >10 秒）
−2	轻度镇静	声音可唤醒（睁眼但目光交流 <10 秒）
−3	中度镇静	对声音有动作反应或睁眼（但没有目光交流）
−4	重度镇静	对声音没有回应，但对身体刺激有移动或睁眼
−5	昏迷	对声音或身体刺激都没有反应

数据来源：Sessler CN，Gosnell MS，Grap MJ，et al. The Richmond Agitation-Sedation Scale：validity and reliability in adult intensive care unit patients. *Am J Respir Crit Care Med.* 2002；166：1338 – 1344.

在 ICU 应每 2～4 小时评估一次镇静水平，并且是在谵妄评估之前。尽管镇静评估已经相当成熟，但是对镇静评估的教育、抽查临床医生准确使用 RASS 量表或 SAS 量表的可靠度仍然是 ICU 质量改进的重要部分。正如第 5 章所述，应在患者达到最大清醒状态时（如 SAT 后）进行谵妄评估，用来鉴别持续性谵妄及与镇静剂相关的急性可逆性谵妄[66]。如第 8 章所述，若患者已持续达到镇静目标，则无须在夜间进行床旁镇静评估。相反，若重症患者需要深镇静，或需密切进行神经系统评估，或在白天或夜间表现出难以控制的疼痛，则应进行夜间觉醒程度评估[67,68]。

镇静目标

对于需镇静的危重症患者，《PADIS 指南》推荐使用 RASS − 2～0 分、SAS 3～4 分的浅镇静，而非深镇静（除非患者有浅镇静的临床禁忌）。该推荐来自 8 项随机对照试验，这些试验证实了浅镇静与缩短拔管时间及减少气管切开率有关[1]。虽然合并分析并没有证明浅镇静能减少谵妄，但最近的一项队列研究发现镇静强度（RASS 评分为负数的次数除以评估总数）是谵妄发生的一个预测因子[69]，早期深镇静甚至与院内 6 个月死亡率有关[70]。

浅镇静有利于患者与医生及家人互动，使与医疗决策有关的交流更加便捷，疼痛与谵妄评估更有效，也能评估患者的睡眠质量，早期的肢体活动将会更有效。第 3 章阐述了使用 SAT 来促进实施浅镇静。尽管许多重要获益与浅镇静有关，但是许多危重症患者并没有实施每日 SAT[71-74]。镇静方案的使用，尤其是要求每 2～4 小时规律滴定达到既定镇静目标的，以及鼓励使用 SAT，都被证明能够缩短机械通气时间、ICU 住院时间，以及减少气管切开率[3,75-84]。镇静方案应持续执行（24 小时/天，7 天/周），避免晚上过度镇静[85]。若有临床需要，患者的滴定频率应比每 2～4 小时更频繁。

ICU 跨专业团队采用 ICU 解放运动集束化策略将有助于提高患者的清醒度。在此基础上，其他可以有效减少镇静的方法有教育引导、训练视频、在线资源（如 http：∥www. icudelirum. org 或 http：∥www. iculiberation. org）、病例情景、口袋卡片、海报、传单和一对一的镇静评估教学以确保正确操作。镇静最小化策略应在 ICU 跨专业团队每日查房时讨论，并对该策略的执行情况（如 SAT）做电子医疗记录。应仔细分析未执行镇静最小化策略的原因，还应针对 ICU 关键工作人员群体（如夜班护士）给予更多关注[86,87]。

镇静剂的选择

许多机械通气的成人患者，甚至是 ARDS 患者不持续静脉注射镇静剂也能保证安全[88]。即使采用了持续镇静，也没有证据支持在多数患者中达到深镇静的目标[89,90]。如上述镇痛优先的镇静策略，考虑使用镇静剂前应先针对疼痛和可能相关的躁动给予镇痛药物[8,9]。焦虑、躁动的患者，因 ICU 治疗目标（如机械通气）必须镇静的患者，以及处于戒断状态、癫痫持续状态、进行性颅内压升高、使用神经肌肉阻滞剂的患者均应使用镇静剂[60]。理想的镇静药特性应包括起效与代谢迅速、剂量–效应关系可预测、用药简便、无药物蓄积、几乎无副作用、与药物相互作用小、成本效益好，以及可以促进自然睡眠[91-93]。《PADIS 指南》建议无论患者是否行心脏手术，机械通气的危重症患者都应使用丙泊酚或右美托咪定而不是苯二氮䓬类药物（如咪达唑仑或劳拉西泮）进行镇静（有限定条件的推荐，低质量证据）[1]。

丙泊酚与苯二氮䓬类药物

一篇总结了非心脏手术的机械通气患者使用丙泊酚与苯二氮䓬类药物的随机对照试验研究的综述称，丙泊酚达到浅镇静的时间平均比苯二氮䓬类药物短 7.2 小时（7 项随机对照试验），拔管时间提前了 11.6 小时（9 项随机对照试验）。唯一一项比较二者在谵妄发生方面的研究得出的结论是没有差异。尽管丙泊酚与患者自行拔管略多有关，但这一结果的临床意义并不明确，因为没有报道需二次插管的情况。综上，《PADIS 指南》认为与苯二氮䓬类药物相比，使用丙泊酚的获益更大。

右美托咪定与苯二氮䓬类药物

在 5 项已发表的比较非心脏手术的机械通气患者使用右美托咪定与苯二氮䓬类药物的随机对照试验研究中，汇总结果表明，在拔管时间、ICU 住院时长、谵妄风险方面，右美托咪定并不显著优于苯二氮䓬类药物[1]。这些研究在是否使用 SAT 和患者如何脱机方面的结论各不相同。然而，规模最大、偏倚最小的随机对照试验——"右美托咪定与咪达唑仑的安全性和有效性比较"（SEDCOM）研究报道了使用右美托咪定的拔管时间较苯二氮䓬类药物缩短了 1.9 天，谵妄发生率减少了 29%。该研究对《PADIS 指南》推荐在某些情况下使用右美托咪定而非苯二氮䓬类药物产生了重要影响[62]。尽管 SEDCOM 研究与"右美托咪定与劳拉西泮在脑功能障碍的机械通气患者镇静效果的比较"（MENDS）研究[94]均报道了由右美托咪定引发的心动过缓，但是二者均未报道减少或停用右美托咪定后，心动过缓需要额外治疗。

丙泊酚与右美托咪定

3 项已公开发表的随机对照试验研究比较了非心脏手术的机械通气患者使用右美托咪定与丙泊酚在拔管时机方面无差异[1]。在其中最大的一项"丙泊酚对比右美托咪定"（PRODEX）研究中[95]，两组在无须补救治疗的情况下，RASS 达目标值（0，-3）的时间占比相等（均为 65%）。右美托咪定组患者对不适感的表达能力更好。两组的低血压和心动过缓发生率相似。重症多发神经病的发生率在丙泊酚组更高（11 例患者 vs. 2 例患者，$p < 0.02$）。丙泊酚组躁动、焦虑、谵妄的复合结果发生率更高（29% vs. 18%，$p = 0.008$）。MENDS II 试验是最近完成的一项多中心随机对照试验，用于比较脓毒症机械通气患者使用右美托咪定与丙泊酚对随机分组后 14 天内未发生谵妄和昏迷天数的影响。

右美托咪定与安慰剂

3 项随机对照试验研究对成年重症患者使用右美托咪定和安慰剂进行了比较[97-99]。"右美托咪定与减少 ICU 躁动"（DAHLIA）研究探讨了右美托咪定在治疗机械通气合并谵妄的成人患者减少躁动、拔管的作用[97]。这项在 15 个 ICU 中筛选了 21 500 名气管插管患者，最终纳入 71 名患者，但资助方提前终止的研究发现，右美托咪定与随机后 7 天机械通气时间明显缩短有关，尽管实际减少的时间并不长，但是两组的 ICU/住院时间、患者出院去向安置没有差异。《PADIS 指南》根据该研究结果建议，当机械通气的成人患者出现谵妄、影响脱机拔管时，应使用右美托咪定（有限定条件的推荐，低证据质量）[1]。

"右美托咪定与 ICU 脓毒症随机评价"（DESIRE）研究是 2021 年在日本 8 家 ICU 进行的一项非盲、多中心的随机对照试验，对 201 名脓毒症患者随机使用右美托咪定或安慰剂[98]，两组的脱机时长和 28 天死亡率无差异。"重症监护评估中的镇静实践"（SPICE III）研究是一项随机、非盲试验，在近 4000 名危重症患者中比较右美托咪定和常规镇静治疗（丙泊酚和/或咪达唑仑），结果两组的 90 天死亡率完全相同（右美托咪定组 29.1%，常规治疗组 29.1%）。然而，在随机分组后的前两天，有 64% 右美托咪定组患者额外使用了丙泊酚和/或咪达唑仑，两组达到 RASS -2 ~ +1 目标值的比例都较低（右美托咪定组 56.6%，常规治疗组 51.8%）[99]。由于右美托咪定组普遍有心动过缓及低血压症状，因此在需要持续镇静的成年重症患者中，早期使用右美托咪定以维持浅镇静仍需进一步研究才能应用于临床实践。

氯胺酮

对发生非疼痛相关躁动的危重症患者使用氯胺酮的比例越来越高。只有一些小型、异质性高的研究评估了氯胺酮在这类患者中的作用[41]。虽然氯胺酮的使用与丙泊酚的减少（及其潜在的副作用）有关，但氯胺酮对死亡率、血管活性药物的使用、住院时长以及镇静水平的影响仍不清楚。

ICU 特殊人群的镇静管理

需深镇静的患者

深镇静时应选用丙泊酚或苯二氮䓬类药物而非右美托咪定。由于存在高甘油三酯血症和丙泊酚输注综合征的潜在风险，丙泊酚给药速率应为 60 ~ 80 μg/（kg·min），此时可能需要使用苯二氮䓬类药物。苯二氮䓬类药物（如地西泮、劳拉西泮、咪达唑仑）与丙泊酚、右美托咪定的药代动力学、剂量及安全特性的比较见表 4 - 5。

表 4 - 5　几种镇静剂的比较

药物	起效时间/min	半衰期/h	主要代谢途径	活性代谢物	负荷剂量（静脉注射）	维持剂量（静脉注射）	不良反应
丙泊酚	1～2	1.5～12.4	羟基化和葡萄糖醛酸化（CYP2B6 底物）	无	5μg/(kg·min)，大于 5min	5～50 μg/(kg·min)	▨ 低血压 ▨ 高甘油三酯血症 ▨ 胰腺炎 ▨ 丙泊酚输注综合征
右美托咪定	5～10	1.8～3.1	羟基化和葡萄糖醛酸化（CYP2A6 底物）	无	1μg/kg 大于 10min	0.2～0.7 μg/(kg·h)	▨ 心动过缓 ▨ 低血压
劳拉西泮	5～20	10～20	葡萄糖醛酸化	无	0.02～0.04 mg/kg（≤2mg）	每 2～6 小时 0.02～0.06mg/kg，按需使用或 0.01～0.1 mg/(kg·h)（≤10mg/h）	▨ 呼吸抑制 ▨ 丙二醇相关酸中毒 ▨ 肾毒性
咪达唑仑	2～5	3～12	葡萄糖醛酸化（CYP3A4/5 底物）	有	0.01～0.05 mg/kg（数分钟以上）	0.02～0.1 mg/(kg·h)	▨ 呼吸抑制 ▨ 低血压
地西泮	2～5	20～50	N - 去甲基化和葡萄糖醛酸化（CYP3A4 和 2C19 底物）	有	5～10mg	每 0.5～6 小时 0.03～0.1mg/kg	▨ 呼吸抑制 ▨ 低血压 ▨ 静脉炎

持续性肌肉神经阻滞剂治疗

《成年重症患者持续性神经肌肉阻滞临床实践指南》指出，最佳临床实践要求在使用神经肌肉阻滞剂之前和期间给予镇痛和镇静药物，以实现深镇静[99,100]。由于右美托咪定不具备遗忘特性，丙泊酚（或苯二氮䓬类药物）是首选的镇静剂。

神经损伤

神经损伤的成人患者需要经常进行脑功能评估，因此镇静药物的起效和消除时间都必须短暂迅速，右美托咪定与丙泊酚是优选。在难治性癫痫持续状态的情况下，有丙泊酚输注综合征风险的患者可能需要使用大剂量苯二氮䓬类药物（表 4 - 5）。

未插管的患者

当无气道保护的患者出现严重的非疼痛相关的躁动时，使用丙泊酚、苯二氮䓬类和阿片类药物有呼吸抑制的风险。尽管可以小心使用单一剂量的苯二氮䓬类或阿片类药物，但应避免输注这些药物。对一些患者而言，具有镇静作用的抗精神病药物（如氟哌啶醇、喹硫平）可能是更安全的选择。右美托咪定对呼吸驱动的抑制作用较小，在持续性躁动时也可能有益。一项随机对照试验研究比较了在无创机械通气的急性呼吸衰竭患者中使用右美托咪定和安慰剂，发现右美托咪定能提高无创机械通气患者的耐受性，减少躁动并降低插管率[101]。

镇静减少策略

随着患者转出 ICU，适时减少和停止静脉输注镇静剂是十分重要的。若患者肠道吸收充分，时机合适时应重启家庭抗焦虑药、阿片类药物及抗精神病药。若担心使用丙泊酚或静脉输注阿片类药物会在自主呼吸试验时造成呼吸暂停，可以考虑改用右美托咪定。若谵妄患者的躁动不是由疼痛引起的，氟哌啶醇治疗失败后可考虑使用右美托咪定[94,102]。使用任何抗精神病药物都必须每天评估。右美托咪定使用 48 小时后停用时，应序贯口服可乐定。当患者需要持续使用可乐定时，也应定期评估[103,104]。

小结

成年重症患者使用镇痛和镇静药物时有许多重要的考量。总的来说，成年机械通气患者应定期进行 RASS 或 SAS 评分，并且除了临床需要深镇静以外，都应以浅镇静作为目标。当患者转出 ICU 时，应仔细检查所有镇痛和镇静药物，以明确是否继续使用。

要点

- 治疗成年重症患者的疼痛时，需要根据已知的药物性质和患者的具体表现仔细选择镇痛药物。
- 联合非阿片类镇痛药的多模式镇痛可改善疼痛控制，减少阿片类药物暴露，尤其是在外科 ICU 人群中。
- 大多数成年重症患者应该在最早的适当时机过渡到浅镇静，而且可能并不总是需要持续的镇静治疗。
- 对于需要持续镇静的机械通气成年患者，短效药物（如右美托咪定或丙泊酚）通常优于苯二氮䓬类药物。
- 患者在 ICU 内开始持续使用镇痛和镇静药物时，应每天仔细评估，并在其转出 ICU 前重新评估。

参考文献

[1] Devlin JW, Skrobik Y, Gelinas C, et al. Clinical practice guidelines for the prevention and management of pain, agitation/sedation, delirium, immobility, and sleep disruption in adult patients in the ICU. *Crit Care Med*. 2018; 46: 1532 - 1548.

[2] Balas MC, Pun BT, Pasero C, et al. Common challenges to effective ABCDEF bundle implementation: the ICU

liberation campaign experience. *Crit Care Nurse*. 2019；39：46 – 60.

［3］ Brook AD，Ahrens TS，Schaiff R，et al. Effect of a nursing-implemented sedation protocol on the duration of mechanical ventilation. *Crit Care Med*. 1999；27：2609 – 2615.

［4］ Payen JF，Bosson JL，Chanques G，et al. Pain assessment is associated with decreased duration of mechanical ventilation in the intensive care unit：a post hoc analysis of the DOLOREA study. *Anesthesiology*. 2009；111：1308 – 1316.

［5］ Chanques G，Jaber S，Barbotte E，et al. Impact of systematic evaluation of pain and agitation in an intensive care unit. *Crit Care Med*. 2006；34：1691 – 1699.

［6］ Skrobik Y，Ahern S，Leblanc M，et al. Protocolized intensive care unit management of analgesia，sedation，and delirium improves analgesia and subsyndromal delirium rates. *Anesth Analg*. 2010；111：451 – 463.

［7］ Barr J，Fraser GL，Puntillo K，et al. Clinical practice guidelines for the management of pain，agitation，and delirium in adult patients in the intensive care unit. *Crit Care Med*. 2013；41：263 – 306.

［8］ Rozendaal FW，Spronk PE，Snellen FF，et al. Remifentanilpropofol analgo-sedation shortens duration of ventilation and length of ICU stay compared to a conventional regimen：a centre randomised，cross-over，open-label study in the Netherlands. *Intensive Care Med*. 2009；35：291 – 298.

［9］ Strom T，Martinussen T，Toft P. A protocol of no sedation for critically ill patients receiving mechanical ventilation：a randomised trial. *Lancet*. 2010；375：475 – 480.

［10］ Devabhakthuni S，Armahizer MJ，Dasta JF，et al. Analgosedation：a paradigm shift in intensive care unit sedation practice. *Ann Pharmacother*. 2012；46：530 – 540.

［11］ Park G，Lane M，Rogers S，et al. A comparison of hypnotic and analgesic based sedation in a general intensive care unit. *Br J Anaesth*. 2007；98：76 – 82.

［12］ Tanios M，Nguyen HM，Park H，et al. Analgesia-first sedation in critically ill adults：A U. S. pilot，randomized controlled trial. *J Crit Care*. 2019 ；53：107 – 113.

［13］ Choi L，Ferrell BA，Vasilevskis EE，et al. Population pharmacokinetics of fentanyl in the critically ill. *Crit Care Med*. 2016；44：64 – 72.

［14］ Obeng AO，Hamadeh I，Smith M. Review of opioid pharmacogenetics and considerations for pain management. *Pharmacotherapy*. 2017；37：1105 – 1121.

［15］ Lim KH，Nquyen NN，Qian Y，et al. Frequency，outcomes，and associated factors for opioid-induced neurotoxicity in patients with advanced cancer receiving opioids in inpatient palliative care［published online September 27，2018］. *J Palliat Med*. doi：10. 1089/jpm. 2018. 0169.

［16］ Guignard B，Bossard AE，Coste C，et al. Acute opioid tolerance：intraoperative remifentanil increases postoperative pain and morphine requirement. *Anesthesiology*. 2000；93：409 – 417.

［17］ Calderon E，Pernia A，Ysasi A，et al. Acute selective tolerance to remifentanil after prolonged infusion［in Spanish］. *Rev Esp Anestesiol Reanim*. 2002；49：421 – 423.

［18］ Fine PG，Portenoy RK. Establishing "best practices" for opioid rotation：conclusions of an expert panel. *J Pain Symptom Manage*. 2009；38：418 – 425.

［19］ Kovacevic MP，Szumita PM，Dube KM，et al. Transition from continuous infusion fentanyl to hydromorphone in critically ill patients［published online January 1，2018］. *J Pharm Pract*. doi：10. 1177/0897190018786832.

［20］ Chiu AW，Contreras S，Mehta S，et al. Iatrogenic opioid withdrawal in critically ill patients：a review of assessment tools and management. *Ann Pharmacother*. 2017；51：1099 – 1111.

［21］ Samala RV，Bloise R，Davis MP. Effcacy and safety of a six-hour continuous overlap method for converting intravenous to transdermal fentanyl in cancer pain. *J Pain Symptom Manage*. 2014；48：132 – 126.

［22］ Chlan LL，Weinert CR，Skaar DJ，et al. Patient controlled sedation：a novel approach to sedation management for mechanically ventilated patients. *Chest*. 2010；138：1045 – 1053.

［23］ Al-Qadheeb NS，Roberts RJ，Griffn R，et al. Impact of enteral methadone on the ability to wean off continuously infused opioids in critically ill，mechanically ventilated adults：a case-control study. Ann Pharmacother. 2012；46：1160 – 1166.

［24］ Kim K，Kim WJ，Choi DK，et al. The analgesic effcacy and safety of nefopam in patient-controlled analgesia after cardiac surgery：a randomized，double-blind，prospective study. *J Int Med Res*. 2014；42：684 – 692.

［25］ Karamchandani K，Klick JC，Linskey Dougherty M，et al. Pain management in trauma patients affected by the opioid epidemic：a narrative review. *J Trauma Acute Care Surg*. 2019；87：430 – 439.

［26］ Raheemullah A，Lembke A. Initiating opioid agonist treatment for opioid use disorder in the inpatient setting：a teachable moment. *JAMA Intern Med*. 2019；179：427 – 428.

［27］ Gabriel RA，Swisher MW，Sztain JF，et al. State of the art opioid-sparing strategies for postoperative pain in adult surgical patients. *Expert Opin Pharmacother*. 2019；20：949 – 961.

［28］ Ljungqvist O，Scott M，Fearon KC Enhanced recovery after surgery：a review. *JAMA Surg*. 2017；152：292 – 298.

［29］ Buvanendran A，Kroin JS. Multimodal analgesia for controlling acute postoperative pain. *Curr Opin Anaesthesiol*. 2009；22：588 – 593.

［30］ Kehlet H，Dahl JB. The value of "multimodal" or "balanced analgesia" in postoperative pain treatment. *Anesth Analg*. 1993；77：1048 – 1056.

［31］ Young A，Buvanendran A. Recent advances in multimodal analgesia. *Anesthesiol Clin*. 2012；30：91 – 100.

［32］ American Society of Anesthesiologists Task Force on Acute Pain Management. Practice guidelines for acute pain management in the perioperative setting：an updated report by the American Society of Anesthesiologists Task Force on Acute Pain Management. *Anesthesiology*. 2012；116：248 – 273.

［33］ Cattabriga I，Pacini D，Lamazza G，et al. Intravenous paracetamol as adjunctive treatment for postoperative pain after cardiac surgery：a double blind randomized controlled trial. *Eur J Cardiothorac Surg*. 2007；32：527 – 531.

［34］ Memis D，Inal MT，Kavalci G，et al. Intravenous paracetamol reduced the use of opioids，extubation time，and opioid-related adverse effects after major surgery in intensive care unit. *J Crit Care*. 2010；25：458 – 462.

［35］ Subramaniam B，Shankar P，Shaefi S，et al. Effect of intravenous acetaminophen vs placebo combined with propofol or dexmedetomidine on postoperative delirium among older patients following cardiac surgery：the DEXACET randomized clinical trial. *JAMA*. 2019；321：686 – 696.

［36］ Riker RR，Fraser GL. Adverse events associated with sedatives，analgesics，and other drugs that provide patient comfort in the intensive care unit. *Pharmacotherapy*. 2005；25（5 pt 2）：8S – 18S.

［37］ Devlin JW，Mallow-Corbett S，Riker RR. Adverse drug events associated with the use of analgesics，sedatives，and antipsychotics in the intensive care unit. *Crit Care Med*. 2010；38（6 suppl）：S231 – S243.

［38］ Schwenk ES，Dayan AC，Rangavajiula A，et al. Ketamine for refractory headache：a retrospective analysis. *Reg Anesth Pain Med*. 2018；43：875 – 879.

［39］ Zakine J，Samarcq D，Lorne E，et al. Postoperative ketamine administration decreases morphine consumption in major abdominal surgery：a prospective，randomized，double-blind，controlled study. *Anesth Analg*. 2008；106：1856 – 1861.

［40］ Guillou N，Tanguy M，Seguin P，et al. The effects of small-dose ketamine on morphine consumption in surgical intensive care unit patients after major abdominal surgery. *Anesth Analg*. 2003；7：843 – 847.

［41］ Groetzinge，LM，Rivosecchi RM，Bain W，et al. Ketamine infusion for adjunct sedation in mechanically ventilated adults. *Pharmacotherapy*. 2018；38：181 – 188.

［42］ Garber PM, Droege CA, Carter KE, et al. Continuous infusion ketamine for adjunctive analgosedation in mechanically ventilated, critically ill patients. *Pharmacotherapy*. 2019；39：288 – 296.

［43］ Pesonen A, Suojaranta-Ylinen R, Hammarén E, et al. Pregabalin has an opioid-sparing effect in elderly patients after cardiac surgery：a randomized placebo controlled trial. *Br J Anaesth*. 2011；106：873 – 881.

［44］ Joshi SS, Jagadeesh AM. Effcacy of perioperative pregabalin in acute and chronic post-operative pain after off-pump coronary artery bypass surgery：a randomized, double-blind placebo controlled trial. *Ann Cardiol Anaesth*. 2013；16：180 – 185.

［45］ Kranke P, Jokinen J, Pace NL, et al. Continuous intravenous perioperative lidocaine infusion for postoperative pain and recovery. *Cochrane Database Syst Rev*. 2015；（7）：CD009642.

［46］ Insler SR, O'Connor M, Samonte AF, et al. Lidocaine and the inhibition of postoperative pain in coronary artery bypass patients. *J Cardiothorac Vasc Anesth*. 1995；9：541 – 546.

［47］ Puntillo KA, Max A, Timsit JF, et al. Determinants of procedural pain intensity in the intensive care unit. The Europain（R）study. *Am J Respir Crit Care Med*. 2014；189：39 – 47.

［48］ Depetris N, Raineri S, Pantet O, et al. Management of pain, anxiety, agitation and delirium in burn patients：a survey of clinical practice and a review of the current literature. *Ann Burns Fire Disasters*. 2018；31：97 – 108.

［49］ Trupkovic T, Kinn M, Kleinschmidt S. Analgesia and sedation in the intensive care of burn patients：results of a European survey. *J Intensive Care Med*. 2011；26：397 – 407.

［50］ Richardson P, Mustard L. The management of pain in the burns unit. *Burns*. 2009；35：921 – 936.

［51］ Wong L, Turner L. Treatment of post-burn neuropathic pain：evaluation of pregablin. *Burns*. 2010；36：769 – 772.

［52］ Edrich T, Friedrich AD, Eltzschig HK, et al. Ketamine for long-term sedation and analgesia of a burn patient. *Anesth Analg*. 2004；99：893 – 895.

［53］ Nigoghossian CD, Dzierba AL, Etheridge J, et al. Effect of extracorporeal membrane oxygenation use on sedative requirements in patients with severe acute respiratory distress syndrome. *Pharmacotherapy*. 2016；36：607 – 616.

［54］ Verkerk BS, Dzierba AL, Der-Nigoghossian C, et al. Opioid and benzodiazepine requirements in obese adult patients receiving extracorporeal membrane oxygenation. *Ann Pharmacother*. 2020；54：144 – 150.

［55］ Patel M, Altshuler D, Lewis TC, et al. Sedation requirements in patients on venovenous or venoarterial extracorporeal membrane oxygenation. *Ann Pharmacother*. 2020；54：122 – 130.

［56］ Karabinis A, Mandragos K, Stergiopoulos S, et al. Safety and effcacy of analgesia-based sedation with remifentanil versus standard hypnotic-based regimens in intensive care unit patients with brain injuries：a randomised, controlled trial［ISRCTN50308308］. *Crit Care*. 2004；8：R268 – R280.

［57］ Oddo M, Crippa IA, Mehta S, et al. Optimizing sedation in patients with acute brain injury. *Crit Care*. 2016；20：128.

［58］ Huang R, Jiang L, Cao Y, et al. Comparative effcacy of therapeutics for chronic cancer pain：a Bayesian network meta-analysis. *J Clin Oncol*. 2019；37：1742 – 1752.

［59］ Raffa RB, Pergolizzi JV Jr. Opioid-induced hyperalgesia：is it clinically relevant for the treatment of pain patients? *Pain Manag Nurs*. 2013；14：e67 – e83.

［60］ Weinert C, McFarland L. The state of intubated ICU patients：development of a two-dimensional sedation rating scale for critically ill adults. *Chest*. 2004；126：1883 – 1890.

［61］ Rotondi AJ, Chelluri L, Sirio C, et al. Patients' recollections of stressful experiences while receiving prolonged mechanical ventilation in an intensive care unit. *Crit Care Med*. 2002；30：746 – 752.

［62］ Riker RR, Shehabi Y, Bokesch PM, et al. Dexmedetomidine vs midazolam for sedation of critically ill patients：a randomized trial. *JAMA*. 2009；301：489 – 499.

［63］ Jones C，Bäckman C，Capuzzo M，et al. Precipitants of post-traumatic stress disorder following intensive care：a hypothesis generating study of diversity in care. *Intensive Care Med.* 2007；33：978 – 985.

［64］ Riker RR，Picard JT，Fraser GL. Prospective evaluation of the Sedation-Agitation Scale for adult critically ill patients. *Crit Care Med.* 1999；27（7）：1325 – 1329.

［65］ Sessler CN，Gosnell MS，Grap MJ，et al. The Richmond Agitation-Sedation Scale：Validity and reliability in adult intensive care unit patients. *Am J Respir Crit Care Med.* 2002；166：1338 – 1344.

［66］ Patel SB，Poston JT，Pohlman A，et al. Rapidly reversible，sedation-related delirium versus persistent delirium in the intensive care unit. *Am J Respir Crit Care Med.* 2014；189：658 – 665.

［67］ Patel J，Baldwin J，Bunting P，et al. The effect of a multicomponent multidisciplinary bundle of interventions on sleep and delirium in medical and surgical intensive care patients. *Anaesthesia.* 2014；69：540 – 549.

［68］ Hu R-F，Jiang XY，Chen J，et al. Non-pharmacological interventions for sleep promotion in the intensive care unit. *Cochrane Database Syst Rev.* 2015；（10）：CD008808.

［69］ Shehabi Y，Bellomo R，Kadiman S，et al. Sedation intensity in the first 48 hours of mechanical ventilation and 180-day mortality：a multinational prospective longitudinal cohort study. *Crit Care Med.* 2018；46：850 – 859.

［70］ Shehabi Y，Bellomo R，Webb S，et al. Early intensive care sedation predicts long-term mortality in ventilated critically ill patients. *Am J Respir Crit Care Med.* 2012；186：724 – 731.

［71］ Payen JF，Chanques G，Mantz J，et al. Current practices in sedation and analgesia for mechanically ventilated critically ill patients：a prospective multicenter patient based study. *Anesthesiology.* 2007；106：687 – 695.

［72］ O'Connor M，Bucknall T，Manias E. Sedation management in Australian and New Zealand intensive care units：doctors' and nurses' practices and opinions. *Am J Crit Care.* 2010；19：285 – 295.

［73］ Mehta S，Burry L，Fischer S，et al. Canadian survey of the use of sedatives，analgesics，and neuromuscular blocking agents in critically ill patients. *Crit Care Med.* 2006；34：374 – 380.

［74］ Patel RP，Gambrell M，Speroff T，et al. Delirium and sedation in the intensive care unit：survey of behaviors and attitudes of 1384 healthcare professionals. *Crit Care Med.* 2009；37：825 – 832.

［75］ Brattebo G，Hofoss D，Flaatten H，et al. Effect of a scoring system and protocol for sedation on duration of patients' need for ventilator support in a surgical intensive care unit. *Qual Saf Health Care.* 2004；13：203 – 205.

［76］ Sessler CN，Pedram S. Protocolized and target-based sedation and analgesia in the ICU. *Crit Care Clin.* 2009；25：489 – 513.

［77］ Quenot JP，Ladoire S，Devoucoux F，et al. Effect of a nurse-implemented sedation protocol on the incidence of ventilator-associated pneumonia. *Crit Care Med.* 2007；35：2031 – 2036.

［78］ Bugedo G，Tobar E，Aguirre M，et al. The implementation of an analgesia-based sedation protocol reduced deep sedation and proved to be safe and feasible in patients on mechanical ventilation. *Rev Bras Ter Intensiva.* 2013；25：188 – 196.

［79］ Robinson BR，Mueller EW，Henson K，et al. An analgesia-delirium-sedation protocol for critically ill trauma patients reduces ventilator days and hospital length of stay. *J Trauma.* 2008；65：524 – 526.

［80］ Marshall J，Finn CA，Theodore AC. Impact of a clinical pharmacist-enforced intensive care unit sedation protocol on duration of mechanical ventilation and hospital stay. *Crit Care Med.* 2008；36：427 – 433.

［81］ Mehta S，Burry L，Cook D，et al. Daily sedation interruption in mechanically ventilated critically ill patients cared for with a sedation protocol：a randomized controlled trial. *JAMA.* 2012；308：1985 – 1992.

［82］ Porhomayon J，Nader ND，El-Solh AA，et al. Pre-and post-intervention study to assess the impact of a sedation protocol in critically ill surgical patients. *J Surg Res.* 2013；184：966 – 972. e4.

［83］ Robinson BR，Mueller EW，Henson K，et al. An analgesia-delirium-sedation protocol for critically ill trauma patients reduces ventilator days and hospital length of stay. *J Trauma.* 2008；65：517 – 526.

［84］ Skrupky LP, Drewry AM, Wessman B, et al. Clinical effectiveness of a sedation protocol minimizing benzodiazepine infusions and favoring early dexmedetomidine：a before-after study. *Crit Care.* 2015；19：136.

［85］ Seymour CW, Pandharipande PP, Koestner T, et al. Diurnal sedative changes during intensive care：impact on liberation from mechanical ventilation and delirium. *Crit Care Med.* 2012；40：2788 – 2796.

［86］ Brummel NE, Vasilevskis EE, Han JH, et al. Implementing delirium screening in the ICU：secrets to success. *Crit Care Med.* 2013；41：2196 – 2208.

［87］ Pun B, Balas M, Davidson J. Implementing the 2013 PAD guidelines：top ten points to consider. *Semin Respir Crit Care Med.* 2013；34：223 – 235.

［88］ Hager DN, Dinglas VD, Subhas S, et al. Reducing deep sedation and delirium in acute lung injury patients：a quality improvement project. *Crit Care Med.* 2013；41：1435 – 1442.

［89］ Petty TL. Suspended life or extending death? *Chest.* 1998；114：360 – 361.

［90］ Patel SB, Kress JP. Sedation and analgesia in the mechanically ventilated patient. *Am J Respir Crit Care Med.* 2012；185：486 – 497.

［91］ Ostermann ME, Keenan SP, Seiferling RA, et al. Sedation in the intensive care unit：a systematic review. *JAMA.* 2000；283：1451 – 1459.

［92］ Jacobi J, Fraser GL, Coursin DB, et al. Clinical practice guidelines for the sustained use of sedatives and analgesics in the critically ill adult. *Crit Care Med.* 2002；30：119 – 141.

［93］ Dasta JF, Jacobi J, Sesti A-M, et al. Addition of dexmedetomidine to standard sedation regimens after cardiac surgery：an outcomes analysis. *Pharmacotherapy.* 2006；26：798 – 805.

［94］ Nelson LE, Lu J, Guo T, et al. The alpha2-adrenoceptor agonist dexmedetomidine converges on an endogenous sleep-promoting pathway to exert its sedative effects. *Anesthesiology.* 2003；98：428 – 436.

［95］ Pandharipande PP, Pun BT, Herr DL, et al. Effect of sedation with dexmedetomidine vs lorazepam on acute brain dysfunction in mechanically ventilated patients：the MENDS randomized controlled trial. *JAMA.* 2007；298：2644 – 2653.

［96］ Jakob SM, Ruokonen E, Grounds RM, et al. Dexmedetomidine vs midazolam or propofol for sedation during prolonged mechanical ventilation：two randomized controlled trials. *JAMA.* 2012；307：1151 – 1160.

［97］ Reade MC, Eastwood GM, Bellomo R, et al. Effect of dexmedetomidine added to standard care on ventilator free time in patients with agitated delirium：a randomized clinical trial. *JAMA.* 2016；315：1460 – 1468.

［98］ Kawazoe Y, Miyamoto K, Morimoto T, et al. Effect of dexmedetomidine on mortality and ventilator-free days in patients requiring mechanical ventilation with sepsis：a randomized clinical trial. *JAMA.* 2017；317：1321 – 1328.

［99］ Shehabi Y, Howe BD, Bellomo R, et al. Early sedation with dexmedetomidine in critically ill patients. *N Engl J Med.* 2019；380：2506 – 2517.

［100］ Murray MJ, DeBlock H, Erstad B, et al. Clinical practice guidelines for sustained neuromuscular blockade in the adult critically ill patient. *Crit Care Med.* 2016；44：2079 – 2103.

［101］ Devlin JW, Al-Qadheeb NS, Chi A, et al. Effcacy and safety of early dexmedetomidine during noninvasive ventilation for patients with acute respiratory failure：a randomized, double-blind, placebo-controlled pilot study. *Chest.* 2014；145：1204 – 1212.

［102］ Stollings JL, Devlin JW, Pun BT, et al. Implementing the ABCDEF bundle：top 8 questions asked during the ICU Liberation ABCDEF bundle improvement collaborative. *Crit Care Nurse.* 2019；39：36 – 45.

［103］ Gagnon DJ, Riker RR, Glisic EK, et al. Transition from dexmedetomidine to enteral clonidine for ICU sedation：an observational pilot study. *Pharmacotherapy.* 2015；35：251 – 259.

［104］ Terry K, Blum R, Szumita P. Evaluating the transition from dexmedetomidine to clonidine for agitation management in the intensive care unit. *SAGE Open Med.* 2015；3：2050312115621767.

第 5 章 谵妄的评估、预防和管理

Christina J. Hayhurst，and Pratik Pandharipande 著

任乐豪，尚 游 译

【目的】
■ 讨论谵妄的诊断、评估和治疗；
■ 理解谵妄的分型。

【关键词】 谵妄，预防，治疗

长期以来，谵妄被认为是一种病理综合征，但随着我们对谵妄的理解不断发展，我们对它的定义也在不断发展。古希腊文献描述其为"phrenitis"（表现为认知和行为障碍、激动和不安）和"lethargus"（记忆障碍、嗜睡和无精打采）。谵妄一词最早是由罗马医生 Celsus 使用的，他将与发热相关的妄想和知觉障碍描述为谵妄（词根"delirare"的意思是"走出犁沟"）。19 世纪，法国精神病学家 Philippe Chaslin 创造了"原始精神混乱"一词来描述"一种急性脑功能障碍，与器质性重大疾病序贯发生，伴有与妄想、幻觉和精神运动性躁动有关的认知障碍，或者与之相反，伴有精神运动性迟缓和惰性"[1]。谵妄症状的不确定性和多变的临床表现导致了现代社会对其定义的多种尝试。这使得该综合征难以诊断、研究和治疗，甚至术语"谵妄"也代表了一个总括性的概念，用于涵盖在《精神障碍诊断和统计手册》（第三版）[2]出版之前使用的代表急性全身性脑功能障碍的所有术语。这些术语包括急性意识模糊状态、脑病、急性脑衰竭、ICU 精神错乱，甚至亚急性迷惑，是指由急性疾病或中毒引起并发生在不同的治疗环境或患者人群中（例如，ICU 与非 ICU）的谵妄。将所有这些临床概念集合到术语"谵妄"中，推动了临床实践和研究实施更一致的方法，但也导致了关于 ICU 中常见的具体定义和亚型的更多问题。

谵妄流行病学

谵妄见于 20%～50% 的 ICU 患者和高达 60%～80% 的机械通气患者[3,4]。谵妄发生于所有患者群体和年龄组中。直到最近，谵妄仍被认为是危重症中的偶然事件，但越来越多的证据表明，谵妄与机械通气时间、ICU 和住院时间、费用、死亡率和长期认知障碍有关[5-7]。尽管谵妄死亡的归因风险（相对于伴随谵妄的危重症因素）尚不清楚，但有一项研究表明，谵妄 2 天或 2 天以上可能会增加由谵妄所致的死亡率[8]。

谵妄诊断

　　《精神障碍诊断和统计手册》（第五版）将谵妄定义为伴有注意力不集中的急性意识障碍，并伴有随时间波动的认知或知觉改变[9]。阐明谵妄和昏迷有如下 3 个要点：第一，昏迷代表患者无法发声的临床状态（无论这是疾病还是医源性原因，如故意或无意过度使用镇静剂）；第二，幻觉和妄想不是谵妄诊断的关键组成部分，尽管每一种都可能出现在谵妄患者的亚组中；第三，注意力不集中是谵妄最重要的诊断标准（图 5 - 1）[10]。

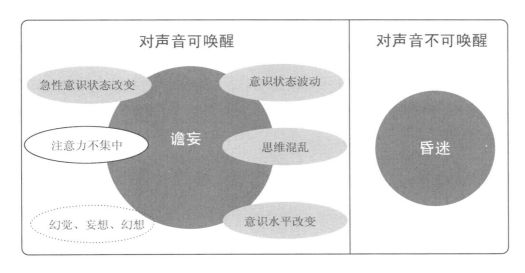

图 5 - 1　在谵妄和昏迷之间的描述，突出了精神错乱的主要症状

　　虚线表示谵妄的非强制性症状（即 DSM - V 定义的谵妄诊断中有时出现但不是强制性的症状）。

　　经许可转载自：Springer Nature，*Intensive Care Medicine.* Understanding international differences in terminology for delirium and other types of acute brain dysfunction in critically ill patients，Morandi A，Pandharipande P，Trabucchi M，et al. ⓒ 2008 年。

　　谵妄很普遍，但对其认识仍然不足；如果不使用谵妄检测工具对患者进行监测，70% 的情况会被漏诊[11,12]。SCCM《PADIS 指南》[13]建议所有 ICU 患者使用 ICU 意识模糊评估法（CAM-ICU）[3,14]（图 5 - 2）或重症监护谵妄筛查清单（ICDSC）[15]（表 5 - 1）定期筛查谵妄。CAM-ICU是一种经过充分验证的谵妄检测工具，可在 1 分钟内快速完成检测，可用于能发声和不能发声的患者。CAM-ICU 对其测量的谵妄的 4 个特征有客观的指标：①精神状态相对于基线的急性变化或波动；②注意力不集中（谵妄的标志性特征）；③意识水平改变；④思维混乱。如果存在特征①和特征②，并且存在特征③或特征④，则谵妄筛查阳性。ICDSC 是一份在 8 ～ 24 小时内完成的 8 项清单，每个清单项目存在则得 1 分。这 8 个项目分别是意识水平改变、注意力不集中、定向障碍、幻觉 - 妄想 - 精神错乱、精神运动性激动或迟缓、不适当的言语或情绪、睡眠 - 觉醒周期紊乱和症状波动。评分 4 分或以上则构成 ICDSC 阳性，并提示谵妄的存在。

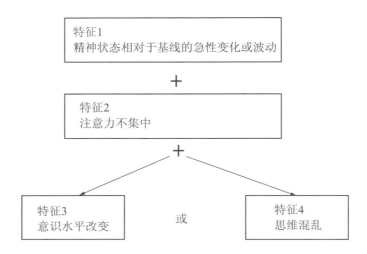

图 5 - 2　ICU 意识模糊评估法（CAM-ICU）

如果患者的 Richmond 躁动－镇静量表（RASS）评分为 3 分或更高，并且 CAM－ICU 阳性（存在特征 1 和特征 2，并且存在特征 3 或特征 4），则认为患者存在谵妄。

ⓒ 2002 E. Wesley Ely，MD and Vanderbilt University。版权所有。

表 5 - 1　重症监护谵妄筛查检查表

患者评估	
意识水平的改变	▓ 整个轮班期间深度镇静/昏迷（SAS = 1、2；RASS = -4、-5）= 不可评估 ▓ 躁动（SAS = 5、6 或 7；RASS = 1～4）在任何时间点 = 1 分 ▓ 正常觉醒（SAS = 4；RASS = 0）在整个轮班期间 = 0 分 ▓ 轻度镇静（SAS = 3；RASS = -1、-2、-3）= 1 分（如果最近没有使用镇静剂）或 0 分（如果最近使用镇静剂）
注意力不集中	▓ 难以跟上谈话或遵嘱；容易被外界刺激分散注意力；转移焦点困难。任何一项得 1 分
定向障碍	▓ 任何明显的时间、地点或人物错误得 1 分
幻觉－妄想－精神错乱	▓ 幻觉明确的临床表现或可能由幻觉或妄想引起的行为；现实测试中的严重损伤。任何一项得 1 分
精神运动性躁动或迟缓	▓ 过度活跃，需要使用额外的镇静药物或约束来控制对自身或他人的潜在危险；活跃度减低或临床上明显的精神运动迟缓。任何一项得 1 分
不恰当的言语或情绪	▓ 不适当的、无组织的或错乱的话语；表现出与事件或情况相关的不恰当的情绪。任何一项得 1 分
睡眠－觉醒周期紊乱	▓ 睡眠不足 4 小时或夜间频繁醒来（不考虑由医护人员或嘈杂环境引起的清醒）；白天大部分时间都在睡觉。任何一项得 1 分
症状波动	▓ 24 小时内有任何项目或症状表现的波动得 1 分
总分（0～8）	

数据来源：Bergeron N，et al. Intensive Care Delirium Screening Checklist：evaluation of a new screen tool. *Intensive Care Med*，2001，27：859 - 864.

谵妄的严重程度

ICU 中谵妄的严重程度可以用 ICDSC 或由 CAM-ICU 衍生并经验证的 CAM-ICU-7 进行评估。ICDSC 评分为 0～8 分，4 分或以上提示临床谵妄；评分为 1～3 分的患者被认为患有亚综合征性谵妄（subsyndromal delirium，SSD）。在一项研究中，ICDSC 评分为 0 的患者的 ICU 死亡率为 2.4%，评分为 1～3 分的患者（SSD）死亡率为 10.6%，评分为 4～8 分的患者（临床谵妄）死亡率为 15.9%[16]；然而，另一项研究表明结果没有差异[17]。最近，CAM-ICU 为每种谵妄特征增加了一个编号量表（0～2 分）。CAM-ICU-7 严重性等级随后在危重症患者中得到验证，并且发现更高的谵妄评分与死亡率的增加相关[18]。

谵妄的亚型

根据运动表现，谵妄又分为高反应性谵妄和低反应性谵妄。在高反应性谵妄和低反应性谵妄之间波动的患者则患有混合性谵妄。高反应性谵妄通常与活动水平增加、行动或言语速度加快、不自主运动、活动失控、坐立不安、言语输出内容异常、过度警觉、易怒和好斗有关[19-22]。由于其破坏性行为，高反应性谵妄患者通常最受 ICU 临床医生的关注。这些患者经常因拉扯静脉注射管、导管和监视器从而对自身造成危险。低反应性谵妄包括诸如活动减少、冷漠、无精打采、言语量减少或语速减慢、警觉性降低、退缩、意识不清或嗜睡等症状[19-22]。除非积极筛查，否则这些患者通常不会被诊断为谵妄，因为他们不会表现出明显的破坏性行为。许多研究已经确定低反应性谵妄是 ICU 中最常见的谵妄形式，相比高反应性谵妄，前者与更差的结局相关[19-22]。

病因学表型

除了根据运动表现进行分型外，谵妄还可以分为不同的病因学表型以描述谵妄的潜在原因，从而指导治疗和预测结果。迄今为止，这些病因学表型包括代谢性、缺氧性、脓毒性谵妄，镇静剂相关谵妄以及未分类表型[23]。尽管有各自的分类，但这些表型经常共存[23]。在最近的一项研究中，谵妄的病因学表型（如缺氧性谵妄和镇静剂相关谵妄）与 3 个月和 12 个月的认知功能恶化相关[23]。相反，在一小部分 ICU 镇静患者中，镇静剂相关谵妄在停用镇静后迅速逆转，这些患者的结局与没有谵妄的患者的没有显著差异[24]。该研究中的大多数患者在镇静中断后继续存在谵妄，这预示着更差的结局[24]。

谵妄的预防和治疗

预防

预防谵妄的非药物疗法和药物疗法研究（表 5-2）中很多是预防试验和治疗试验的结合，因为它们不要求患者在登记和接受干预前有谵妄。这是基于机械通气患者发生谵妄风险的比率很高这一前提，并且不想将干预延迟到谵妄发生后。

预防谵妄的非药物疗法已经在非 ICU 环境中进行了广泛的研究[25]，并且 ICU 团队已经根据这些信息进行推测从而为危重症患者制订方案。这些策略的重点是尽量减少谵妄的已知风险因素。例如，患者可能受益于反复的重新定向、一天多次的认知刺激活动、非药物性睡眠方案和早期活动应用。其他策略包括在安全的前提下尽早拔除导管和解除生理约束、允许患者使用眼镜和放大镜（如果需要）、为有需要的患者提供助听器和去除耳垢、快速纠正脱水、使用计划的疼痛管理方案，并尽量减少不必要的致谵妄药物以及噪音和刺激。当这些策略作为一个综合的非药物疗法捆绑在一起时，有必要在危重症患者中作进一步研究。

如前几章所述，ICU 解放运动集束化管理是一个 ICU 解放和动员策略，主要关注 ABCDEF 集束化管理要素（http：//www.sccm.org/ICULiberation/ABCDEF-Bundles）。第 7 个组成部分——G 表示"良好睡眠"，将被添加到这些旨在改善 ICU 患者结局的集束化管理中。ICU 患者对集束化管理的高依从性已被证明与生存率提高、谵妄和昏迷的发生率降低以及其他的结局改善有关[26,27]。

表 5-2　谵妄预防策略

非药物疗法	药物疗法
（1）经常性地重新定向 （2）非药物性睡眠流程，晚上戴耳塞 （3）昼/夜周期维护 （4）早期活动 （5）及时移除导管和约束 （6）使用自己的眼镜/助听器 （7）使外在噪音最小化	（1）避免使用苯二氮䓬类镇静药物 （2）基于频繁目标监测的适当镇痛 （3）避免使用致谵妄药物，如抗胆碱能药、抗组胺药

药物疗法并未被证明有助于预防谵妄。氟哌啶醇是一种 ICU 中经常研究的与谵妄有关的药物。目前，没有系统的研究[28,29]表明使用氟哌啶醇有利于预防/治疗谵妄。最近在"ICU 谵妄高危患者中预防性使用氟哌啶醇"（REDUCE）的临床试验[30]中，专门设计了用于评估氟哌啶醇对预防 ICU 患者谵妄的作用，结果显示没有任何益处。2018 年《PADIS 指南》[13]不建议常规使用抗精神病药物来降低 ICU 患者谵妄的发生率。因此，氟哌啶醇不应作为谵妄的预防措施。

考虑到苯二氮䓬类药物与谵妄易感性之间的联系，有研究[31,32]表明，与使用苯二氮䓬类药物相比，在 ICU 使用右美托咪定镇静的患者更少出现谵妄状态。"靶向镇静和减少神经功能障碍的最大功效"（MENDS）研究发现，右美托咪定组无谵妄或昏迷的中位存活天数为 7 天，而劳拉西泮组的为 3 天（$p = 0.01$）。此外，随机化分组之后，右美托咪定组存在谵妄的天数少于劳拉西泮组的（$p = 0.004$）[31]。"与咪达唑仑相比，右美托咪定的安全性和有效性"（SEDCOM）研究中，在基线时右美托咪定组 60.3% 的患者 CAM-ICU 阳性，咪达唑仑组 59.3% 的患者 CAM-ICU 阳性。在研究期间，右美托咪定组谵妄的患病率为 54%，而咪达唑仑组的为 76.6%（$p < 0.001$）[32]。尽管这些研究的结果显示右美托咪定优于苯二氮䓬类，但这两项研究都是预防和治疗试验，并不是专门针对谵妄的预防。在一项对 700 名接受非心脏手术患者的研究中，预防性使用右美托咪定显示术后谵妄减少[33]。值得注意的是，该队列的疾病评分准确性较低，因此尽管有这些发现，PADIS 委员会也并未改变其建议。目前，在危重症患者中，《PADIS 指南》[13]不推荐右美托咪定作为谵妄的常规预防药物。

治疗

不管采用什么方法，对于团队来说，有一个标准化的、一致认可的方法来考虑患者谵妄的鉴别诊断原因是非常有利的。例如，如果出现谵妄，临床团队可以使用一种名为 Dr. DRE 的简单助记方法来简要考虑最常见的风险因素（图 5-3）。

在可逆的原因和可改变的危险因素得到解决并实施非药物策略后，应该考虑药物干预。目前尚无公开发表的数据显示氟哌啶醇或非典型抗精神病药物在减少 ICU 成年患者谵妄持续时间方面的积极作用[29,34,35]。最近发表的"改变 ICU 相关神经功能障碍的影响——美国"（MIND—USA）研究[28]，一个针对内科和外科 ICU 中有呼吸衰竭或休克的谵妄患者的多中心、随机、安慰剂对照研究得出结论，无论是典型的还是非典型的抗精神病药物，在减少谵妄的持续时间或影响任何以患者为中心的测量结果方面，都没有具有统计学意义的益处。虽然在研究中没有发现过度活跃性谵妄的持续时间减少，但对躁动症状的控制可能是唯一的使用抗精神病药物的适应证。建议尽可能缩短用药时间，并在躁动消退后停止用药。这与最近的数据形成鲜明对比，数据显示，在 ICU 开始服用抗精神病药物的患者中，高达 50% 的患者在出院时仍服用相同的药物[36]。鉴于这些发现，2018 年《PADIS 指南》[13]不建议常规使用抗精神病药物治疗 ICU 患者的谵妄。

也许 ICU 谵妄管理中最重要的因素是团队间的沟通，以便对谵妄进行评估、识别和可能的管理。为此，许多 ICU 团队现在使用"脑路线图"进行查房，这是一组包含 3 个要素的数据（图 5-4）。在每个床旁，护士（或另一个团队成员，如实习生或药剂师）将呈现患者的目标 Richmond 躁动-镇静量表（RASS）或镇静-躁动量表（SAS）评分，实际的 RASS 或 SAS、CAM-ICU 或 ICDSC 结果，以及使用的镇静剂和麻醉剂。这有助于团队讨论患者的认知状态，将其与患者当天的预期认知状态进行比较，确定所需的调整，然后当天在患者的 CAM-ICU 或 ICDSC 阳性时探索谵妄的原因（例如，使用图 5-3 所示的 Dr. DRE 工具）。

疾病(Diseases)
例如，脓毒症、慢性肝功能衰竭、慢性阻塞性肺疾病

药物撤除(Drug Removal)
例如，自主唤醒试验和停止使用苯二氮䓬类药物/麻醉剂

环境(Environment)
例如，制动、睡眠以及白天/黑夜、助听器、眼镜、噪音

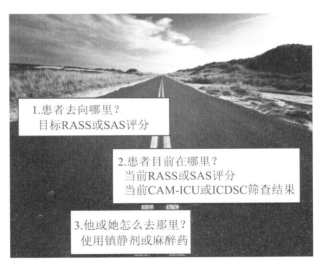

图 5-3 Dr. DRE 谵妄因素　　图 5-4 脑路线图：一个床旁查房的思路框架

小结

谵妄是一种非常普遍的脑器官功能障碍的表现。它与长期发病率有关，并阻碍患者恢复其期望的生活质量。目前，缺乏证据支持以药物方法来预防和治疗谵妄。然而，越来越多的证据表明，日常细致地运用 ICU 解放运动集束化管理可能会减少谵妄及其相关后果的发生，目的是改善 ICU 患者的短期和长期结局。

参考文献

［1］ Camus V. Phenomenology of acute confusional states. *Br J Psychiatry.* 2002；181：256－257.

［2］ American Psychiatric Association, Work Group to Revise DSM-Ⅲ. *Diagnostic and Statistical Manual of Mental Disorders：DSM-Ⅲ-R.* 3rd ed. Washington, DC：American Psychiatric Association, 1987.

［3］ Ely EW, Inouye SK, Bernard GR, et al. Delirium in mechanically ventilated patients：validity and reliability of the confusion assessment method for the intensive care unit（CAM-ICU）. *JAMA.* 2001；286：2703－2710.

［4］ McNicoll L, Pisani MA, Zhang Y, et al. Delirium in the intensive care unit：occurrence and clinical course in older patients. *J Am Geriatr Soc.* 2003；51：591－598.

［5］ Thomason JW, Shintani A, Peterson JF, et al. Intensive care unit delirium is an independent predictor of longer hospital stay：a prospective analysis of 261 non-ventilated patients. *Crit Care.* 2005；9：R375－R381.

［6］ Pandharipande PP, Girard TD, Jackson JC, et al. Long-term cognitive impairment after critical illness. *N Engl J Med.* 2013；369：1306－1316.

［7］ Ely EW, Shintani A, Truman B, et al. Delirium as a predictor of mortality in mechanically ventilated patients in the intensive care unit. *JAMA.* 2004；291：1753－1762.

［8］ Klein Klouwenberg PM, Zaal IJ, Spitoni C, et al. The attributable mortality of delirium in critically ill patients：prospective cohort study. *BMJ.* 2014；349：g6652.

［9］ Meagher D, Trzepacz PT. Phenomenological distinctions needed in DSM-V：delirium, subsyndromal delirium, and dementias. *J Neuropsychiatry Clin Neurosci.* 2007；19：468－470.

［10］ Meagher DJ, Moran M, Raju B, et al. Phenomenology of delirium：assessment of 100 adult cases using standardised measures. *Br J Psychiatry.* 2007；190：135－141.

［11］ Spronk PE, Riekerk B, Hofhuis J, et al. Occurrence of delirium is severely underestimated in the ICU during daily care. *Intensive Care Med.* 2009；35：1276－1280.

［12］ van Eijk MM, van Marum RJ, Klijn IA, et al. Comparison of delirium assessment tools in a mixed intensive care unit. *Crit Care Med.* 2009；37：1881－1885.

［13］ Devlin JW, Skrobik Y, Gelinas C, et al. Clinical practice guidelines for the prevention and management of pain, agitation/sedation, delirium, immobility, and sleep disruption in adult patients in the ICU. *Crit Care Med.* 2018；46：e825－e873.

［14］ Ely EW, Margolin R, Francis J, et al. Evaluation of delirium in critically ill patients：validation of the Confusion Assessment Method for the Intensive Care Unit（CAM-ICU）. *Crit Care Med.* 2001；29：1370－1379.

［15］ Bergeron N, Dubois MJ, Dumont M, et al. Intensive Care Delirium Screening Checklist：evaluation of a new screening tool. *Intensive Care Med.* 2001；27：859－864.

［16］ Ouimet S, Riker R, Bergeron N, et al. Subsyndromal delirium in the ICU：evidence for a disease spectrum. *Intensive Care Med.* 2007；33：1007－1013.

［17］ Breu A, Stransky M, Metterlein T, et al. Subsyndromal delirium after cardiac surgery. *Scand Cardiovasc J.* 2015；49：207－212.

［18］ Khan BA, Perkins AJ, Gao S, et al. The Confusion Assessment Method for the ICU-7 Delirium Severity Scale：a novel delirium severity instrument for use in the ICU. *Crit Care Med.* 2017；45：851－857.

［19］ Lipowski ZJ. Delirium in the elderly patient. *N Engl J Med.* 1989；320：578－582.

［20］ Stagno D, Gibson C, Breitbart W. The delirium subtypes：a review of prevalence, phenomenology, pathophysiology, and treatment response. *Palliat Support Care.* 2004；2：171－179.

［21］ O'Keeffe ST，Lavan JN. Clinical significance of delirium subtypes in older people. *Age Ageing.* 1999；28：115 – 119.

［22］ Meagher DJ，Moran M，Raju B，et al. Motor symptoms in 100 patients with delirium versus control subjects：comparison of subtyping methods. *Psychosomatics.* 2008；49：300 – 308.

［23］ Girard TD，Thompson JL，Pandharipande PP，et al. Clinical phenotypes of delirium during critical illness and severity of subsequent longterm cognitive impairment：a prospective cohort study. *Lancet Respir Med.* 2018；6：213 – 222.

［24］ Patel SB，Poston JT，Pohlman A，et al. Rapidly reversible，sedation-related delirium versus persistent delirium in the intensive care unit. *Am J Respir Crit Care Med.* 2014；189：658 – 665.

［25］ Inouye SK，Bogardus ST Jr，Charpentier PA，et al. A multicomponent intervention to prevent delirium in hospitalized older patients. *N Engl J Med.* 1999；340：669 – 676.

［26］ Barnes-Daly MA，Pun BT，Harmon LA，et al. Improving health care for critically ill patients using an evidence-based collaborative approach to ABCDEF bundle dissemination and implementation. *Worldviews Evid Based Nurs.* 2018；15：206 – 216.

［27］ Pun BT，Balas MC，Barnes-Daly MA，et al. Caring for critically ill patients with the ABCDEF bundle：results of the ICU liberation collaborative in over 15，000 adults. *Crit Care Med.* 2019；47：3 – 14.

［28］ Girard TD，Exline MC，Carson SS，et al. Haloperidol and ziprasidone for treatment of delirium in critical illness. *N Engl J Med.* 2018；379：2506 – 2516.

［29］ Page VJ，Ely EW，Gates S，et al. Effect of intravenous haloperidol on the duration of delirium and coma in critically ill patients（Hope-ICU）：a randomised，double-blind，placebo-controlled trial. *Lancet Respir Med.* 2013；1：515 – 523.

［30］ Van Den Boogaard M，Slooter AJC，Bruggemann RJM，et al. Effect of haloperidol on survival among critically ill adults with a high risk of delirium：the REDUCE randomized clinical trial. *JAMA.* 2018；319：680 – 690.

［31］ Pandharipande PP，Pun BT，Herr DL，et al. Effect of sedation with dexmedetomidine vs lorazepam on acute brain dysfunction in mechanically ventilated patients：the MENDS randomized controlled trial. *JAMA.* 2007；298：2644 – 2653.

［32］ Riker RR，Shehabi Y，Bokesch PM，et al. Dexmedeto-midine vs midazolam for sedation of critically ill patients：a randomized trial. *JAMA.* 2009；301：489 – 499.

［33］ Su X，Meng ZT，Wu XH，et al. Dexmedetomidine for prevention of delirium in elderly patients after noncardiac surgery：a randomised，double-blind，placebocontrolled trial. *Lancet.* 2016；388：1893 – 1902.

［34］ Girard TD，Pandharipande PP，Carson SS，et al. Feasibility，efficacy，and safety of antipsychotics for intensive care unit delirium：the MIND randomized，placebo-controlled trial. *Crit Care Med.* 2010；38：428 – 437.

［35］ Skrobik YK，Bergeron N，Dumont M，et al. Olanzapine vs haloperidol：treating delirium in a critical care setting. *Intensive Care Med.* 2004；30：444 – 449.

［36］ Tomichek JE，Stollings JL，Pandharipande PP，et al. Antipsychotic prescribing patterns during and after critical illness：a prospective cohort study. *Crit Care.* 2016；20：378.

第6章 早期活动

Chris Winkelman，Kathleen Vollman，and Heidi Engel 著

谢秋幼 译

【目的】
■ 鼓励读者采取一个早期包容性的运动计划，并为此提供基本资源和详细的实现元素。
■ 描述促进 ICU 早期活动干预的方法。
■ 确定用于 ICU 活动项目的临床有用工具，包括有助于安全处置患者的工具。

【关键词】 ICU，运动，早期活动，康复，集束化管理，指南，制动，结局

　　卧床休息导致的伤害只需要几天就会发生，尤其是在病情危重的时候[1,2]。当我们照顾的患者缺乏行动能力时，从正常功能到完全无助的转变在 ICU 患者中太常见了。在本章中，我们希望敦促那些对此仍觉勉强的团队行动起来，让他们尽早促使 ICU 的成人患者活动。临床惯性[3]导致没有促使患者活动是有害且不可原谅的。临床实践指南支持 ICU 早期进行性活动干预的重要性和积极结果[4,5]。在 SCCM 制定的《PADIS 指南》中，PADIS 中的"I"表示避免制动[5]。

　　当然，在 ICU 中，患者的早期活动和行走存在障碍，这些障碍可能导致临床惰性。我们认识到，以团队为基础的策略会带来最佳的治疗。许多 ICU 团队将早期活动纳入常规实践[6-8]。本章主要关注已经明确的早期活动促进因素。我们敦促临床医生共同努力，每天为每一位患者提供这种以人为本的干预。

为成功奠定基础

　　"把不伤害患者作为医院的首要要求，这似乎是一个奇怪的原则。"[9]

　　在 ICU 中，建立早期活动习惯的关键因素是什么？为了实施运动干预措施，我们必须改变原有的文化和一线护理人员、床旁护理以及跨专业团队的日常实践[10,11,12]。在我们目前的工作文化中，太多的临床医生将 ICU 的活动视为另一项添加到检查表或轮班工作中的任务。我们应如何重新关注干预的价值，不是作为"附加"，而是作为治疗患者所必需的最佳实践。我们建议将 ICU 活动与护士对患者倡导的"不伤害"联系起来。将活动与避免伤害联系起来是医疗保健的一个基本价值观，我们借此认识并提高了早期活动和其他"常规"干预的重要性[13]。一旦确定了这种价值观，团队就会决定每天为每一位患者实施常规活动实践的步骤[14,15]。氛围很重要！如果活动干预不被认为是预防患者伤害的必要手段，那么就不太可能被常规地采用[16,17]。

在您的单位文化中为成功奠定基础。确定谁将作为领导者，将必要的人聚集在一起，开启这项工作。多学科小组的组成至少包括护士长、一线护理人员（影响者）和物理治疗师[12,18]。医生将贡献专业知识，消除所有医疗障碍，并协助方案的开发[19]。我们建议组建一个包容的跨专业团队[7,20]。

接下来，选择一个知识转化框架，例如，将研究转化为实践"（translating research into practice，TRIP）[21]，"PDSA 循环"（Plan Do Study ACT，PDSA）[22]，或"患者安全系统工程倡议"（systems engineering initiative for patient safety，SEIPS）模型[23]。转换框架提供了方向性步骤，以帮助团队实现实践变化。无论使用哪种模式，ICU 工作系统都包含了包括人、任务、工具和技术、组织和环境因素在内的重要组成部分、治疗的过程，以及要衡量的结果。利用 SEIPS 模型对活动的研究进行系统回顾，列出在这些领域取得成功需要解决的问题[24]。表 6-1 根据文献中的模型和报告详细说明了这些基本组件[11,25,26]。

定期指导和提供积极的强化。当我们了解当前的工作体系时，我们就有能力克服环境中的障碍，使临床医生参与进来，并使每个人都能够轻松地做正确的事情。表 6-1 中，第二列进程项作为路线图，第三列结果项详细说明了团队在患者、单位和组织层面上确定干预影响的措施[24,27]。我们必须从"我们只是没想到这么做"的氛围转变为"认为卧床休息和错失活动是与医院获得性感染一样重要的不良事件"的氛围。

表 6-1　成功活动的因素

ICU 工作系统	进　程	结　果
人员：注册护士、呼吸治疗师、PT、OT、跨学科团队、患者	每个患者每天都要接受安全、活动水平和进行活动的能力评估。 获取进入 ICU 前的功能评估。 获取 ICU 患者的基线功能评估或评分	先按月度，再按季度审核的内容： ▨ 今天是否仅有不符合运动标准的患者没有活动？ ▨ 是否使用了安全的患者处理设备？ ▨ 是否有工作人员报告与活动有关的受伤（员工或患者受伤）？ ▨ 是否使用工具或投影来促进设备的使用？ ▨ 有入院记录或院前功能状态评分的患者的百分比是多少？
任务：确定或者开发一份协议。团队准备实施协议，患者准备接受治疗协议	活动协议是与镇静中断和/或自主呼吸试验相协调的。 在活动中团队考虑将 FiO_2 提高 10%。 管线和管道稳定。 离床后家庭成员参与协助清洁、交谈和鼓励	跨学科轮岗或换班时审核的内容： ▨ 每个患者每天都考虑活动吗？ ▨ 有多少患者有靶向镇静目标？有多少患者达到目标？ ▨ 有多少患者采取了镇静中断或自主呼吸试验来进行主动活动（期望的或实际上的）？ ▨ 家庭成员对于活动相关的治疗的看法是什么？ ▨ 是否有任何与活动有关的不良事件？例如：缺氧发作、管路或连接线脱落、患者报告不适、安全问题（跌倒风险）、设备故障

ICU 工作系统	进　程	结　果
跨学科的活动： 建立周期性活动目标。 对 PT、OT 和 ST 的需求进行评估。 确定是否需要呼吸疗法。 开始活动	采用 ICU 活动量表或活动水平来设定目标和记录完成的活动量。 实施连续的生理监控	每半年及每年审核的内容： ▧ 与医院功能状态相关的目标是否详细或正推动临床决策？ ▧ 收住 ICU 后什么时候进行第一次活动？ ▧ 咨询治疗的趋势或数量如何？ ▧ ICU 或住院时间和/或机械通气天数是多少？ ▧ 与患者的活动剂量之间有什么联系？ ▧ 活动剂量是多少（例如频率、时间和距离）？ ▧ 活动剂量与患者 ICU 收住天数、健康状况和院前功能状况有什么关系？ ▧ 目标或实际的活动与患者及其家庭满意度有什么关系？ ▧ 已行走的患者的百分比是多少？ ▧ 最高水平的活动能力是每天还是每一次行动或活动记录的？
工具和技术： 活动协议嵌入到 EMR。 自动进行 PT 会诊。 容易获取专业和安全的处理和活动设备。 成员接受培训及与活动有关的安全设备更新。 以可行的流程，在白板上记录不同班次上的评估及活动并进行交班	团队和下一班知晓活动目标。 团队接受关于活动协议的培训。 成员判断患者是否需要咨询 PT 或 OT——活动是程序化的。 成员接受安全搬运设备的教育和培训。 内容添加到 EMR 中以减轻文档的负担	每年审核、实施或修订的内容： ▧ 哪些案例可以总结来支持早期活动的价值？ ▧ 完成活动教育模块的成员百分比是多少？ ▧ "适当" 的 PT 或 OT 的百分比是否随时间而变化？ ▧ 使用的吊具数量是多少（假设库存支持设备使用）？ ▧ 是否有安全操作设备的规范记录？ ▧ 年度能力评估是否包括活动干预？ ▧ 自动的 PT 会诊效果如何（如果这是活动项目的一部分）？例如：所有机械通气超过 48 小时的患者、需要 2 名以上工作人员协助坐在床旁的患者、初始 ICU 功能评分低于一定值的患者。
组织和环境： 可用的人力资源。 一个跨学科能够领导变革的团队。 可以通过床旁的交接、病历以及跨学科交流进行沟通。 从事一线工作的成员分享治理、奖励、认可以及各个层面的参与心得。 有利于开展活动的空间	处置后措施。 病历记载了活动和使用的安全转运设备。 跨学科交流包括讨论活动策略和实现水平。 正面强化（例如审核报告）和定期指导	定期或每年讨论、实施和评估的内容： ▧ 是跨学科团队在领导变革或维护活动性项目吗？ ▧ 支持者的参与人数是多少？代表所有学科吗？ ▧ 提供的奖励和激励数量是多少？ ▧ 交班报告是否包括有关安全和早期活动？ ▧ 是否定期就审计数据或趋势进行沟通？ ▧ 是否有一个专门的 PT 或 OT 为重症单元服务，会影响活动实践吗？

缩写：EMR，电子病历；OT，作业治疗师；PT，物理治疗师；ST，语言治疗师。

不要等待。在不同的患者群体和环境中已开展了关于早期活动的研究。在长期机械通气的患者中中位数为 7~8 天开始早期康复的试验显示结果没有差异[28,29]。第一次离床活动发生在 ICU 住院卧床后 48 小时内可以获得最好的结果[30,31]。工作人员应使用患者安全处理和活动指南及设备，以制定最佳做法[32,33]，这样患者在 ICU 治疗中就会尽早开始下地行走。

"我们希望她的家人和朋友在床旁帮助我们照顾她，让她保持清醒，并敦促她与我们的团队合作，尽快下床，开始走路。"[34]

不伤害：五个早期活动的优势

避免反重力水平状态的不适应，保持生理效率

卧床休息对心血管、肺、肌肉骨骼和免疫系统有负面影响[2,35]。人体依靠重力来进行肌肉张力、血管张力、膈呼吸、骨骼完整、胃肠运动、内分泌调节和身心整合[1,35,36]。危重症和卧床休息都会增加骨骼肌分解代谢[37,38]。肌肉是一个重要的器官系统，占身体质量的 40%，具有增强免疫系统的能力，值得保护[39-42]。主动运动带来的肌肉收缩可以延缓肌肉崩解，促使骨骼肌释放肌肉激素（myokines）来平衡炎症反应，帮助恢复[2]。

缓解疼痛

制动会导致皮肤皲裂、关节挛缩、肌肉骨骼和腹部疼痛[5]。制动与谵妄的发作与严重程度有关，而谵妄会造成严重的痛苦[43-45]。下床和互动可使患者与家人进行有益的接触，建立正常的昼夜节律，接触自然光、音乐，以及更容易吞咽并缓解饥渴[46,47]。

减少社交隔离，保持患者的身份认同和融入家庭

在 ICU 患者唤醒和活动的过程中，医护人员与患者形成治疗联盟，减少焦虑，促进心理恢复，最终促进功能恢复[48-50]。临床医生可以通过教育和激励性谈话来鼓励患者在 ICU 后努力恢复生活。为减少家庭焦虑，家庭成员可参与梳头、锉指甲、刷牙、整理卡片和照片等照顾患者的活动，用熟悉和具有重要记忆的谈话引导患者，在日记中记录治疗过程中的时间轴和患者的经历[51-54]。家庭需要参与 ICU 治疗，将家庭加入到行动干预措施中，为每个人提供有意义的参与，能带来积极的结果。

当患者患有慢性危重症时，增加预后信息

在患者病情稳定时，充分发挥患者的潜力开展的活动可评估患者接受治疗的适应能力，或其对撤走维持生命的药物和设备的准备情况[55-57]。对于需要在 ICU 住院 10 天以上的患者，能够参与功能活动并进行强化显示出其对新发感染的恢复能力和离开医院回家的能力[58]。

减少经济负担

在 ICU 增加全职康复人员是具有成本效益的。由于缩短了 ICU 的住院时间、减少了谵妄和医疗并

发症，物理和作业治疗师为医疗机构节省了费用，从而为患者提供更高效和更有效的治疗[59,60]。

对患者进行评估并制订安全计划

当活动性干预作为 ICU 解放运动集束化管理（前身为 ABCDEF 集束化管理）的组成部分时，是最成功的[61]。在集束化管理中，"E"表示"早期活动"，强调**早期**活动是治疗的目标。早期和渐进式运动包括引导患者行走的动作。改变一个人在床上的位置不是主动活动的组成部分。让您、您的团队、您的患者、设备和环境做好安全有效的下床活动准备[62]。

活动需要准备、临床判断和跟进。评估患者的准备情况，并根据评估结果选择活动方式。协调治疗和确定当天活动的目标。例如，活动的目标可以反映维持或提高力量、耐力或有氧的能力，或侧重于完成活动以恢复出院后的日常生活[63]。

从患者评估开始。如果可能的话，在收住 ICU 之前确定患者的功能。然而，确定入院前的功能、强度或能力不应延迟对患者实施的 ICU 活动计划。在理想情况下，入院前功能评估反映了对患者在其住所活动的直接了解。有时，这种评估是一种弱项评估（frailty assessment）[64]。这一基线评估有助于确定个体活动干预的剂量、强度和频率[65,66]。数据表明，监护人的报告是有帮助的，但与自我报告或临床医生在家或住院观察相比，其捕捉患者的能力可能有所不同[67]。目前还没有统一的方法来衡量收住 ICU 前或入院前的功能。然而，可考虑使用一种检查 ICU 预后的功能评估来建立基线功能评估[68]。约翰斯·霍普金斯大学危重疾病和术后结局小组为临床医生创建了工具包，这些工具包包括功能测量[69]。

接下来，评估患者的状态。这些工作包括对患者的几个同时判断：确定生理稳定性和储备，遵从指令的能力，以及执行功能性任务的体力。确定生理稳定性和储备以指导 ICU 成人患者早期活动决策的一个来源是 SCCM 的 ICU 解放运动集束化管理[70]。工具包中的排除标准不是绝对的，相反，早期活动的标准是指导方针性的，不排除早期或进行性活动。安全问题提示团队成员确定是否需要修改参与 ICU 解放运动集束化管理中的活动部分，而不是自动剔除。在 ICU 成人患者的活动中，少于 0.1% 的活动会导致生理状态的改变或损伤，需要进行干预。在床外活动中最常见的不良事件是氧饱和度下降，需要增加氧输送。根据需要，可以在活动之前增加氧气输送。在确定安全生理参数后，应考虑患者当前的认知状态和与功能相关的体力。

在确定患者是否符合安全生理标准进行活动后，评估患者遵从指令的能力。这一过程的常用工具包括 RASS 和 CAM-ICU。一般来说，患者遵循两步指令的能力表明，无论是否出现谵妄，患者都有更强的下床活动能力。对化学镇静无反应的患者则需要进一步评估。如果镇静（例如，RASS 评分为 −4 分或 −5 分）是基于基础条件的治疗目标，那么患者可能不适合活动。如果镇静的目标是 RASS −2 分，而患者的镇静程度超过这个水平，那么下一步应该是讨论减少镇静剂给药量。活动与延迟谵妄的发作及谵妄的严重程度有关。不要让认知能力下降阻止活动干预。相反，可以考虑使用安全处理患者的设备（如吊带、坐立设备或带支架的助行器）。设备可以确保认知受损的患者得到周围的人体工程学或机械支持[33]。

同时检查患者遵循指令的能力，评估患者的体力。衰弱不是延迟或停止活动的原因，相反，这倒引起了采用设备为患者和工作人员提供安全的考虑[71,72]。表 6-2 描述了用于评估患者对活动干预（即床下干预）准备情况的工具[26,57,73-88]。此外，该表列出了一些工具，以帮助确定是否需要辅助的、安全的患者处理设备（如 Banner 活动评估工具，医疗保健研究和优质护理驱动的机械通气患者活动协议）。该表还列出了一些工具，将评估与建议的活动水平相结合，尽管这些工具没有经过心理测量学评估。

表 6-2　评估患者活动准备的工具

工具名称	来　源	优　点	缺　点	评　价
评估患者准备工具				
Richmond 躁动-镇静量表（RASS）	SCCM ICU 解放运动网站：https://www.sccm.org/getat-tachment/41451def-b9f8-404a-8a55-a9aea19c1911/Richmond-Agitation-Sedation-Scale-(RASS)	躁动、镇静可影响活动水平	制动的绝对值因团队专业知识及为患者提供安全保障的设备而变化，这些微妙的决策很难协议化	检查警觉性
ICU 意识模糊评估法（CAM-ICU）	培训模块在 SCCM ICU 解放运动网站：https://www.sccm.org/ICULiberation/Resources/CAM-ICU-Training-Manual	训练的鲁棒可靠性；有效性的建立。谵妄可以影响高水平活动的获得；阳性谵妄可提醒员工必须使用安全装置或在活动时增加额外的工作人员或专家	阳性谵妄和阴性谵妄都可能需要调整活动，但目前没有数据协议化这些调整	检查注意力
Hodgson 安全交通灯系统	Hodgson 等[26]	专家共识。有关肺、心血管、神经系统疾病是否引起关注活动性的细节问题。视觉线索（绿色、黄色和红色"光"）在临床上是有帮助的	细节水平决定了它很难在不同班次或 EMR 之间合作。在建立一个该重症单元特有的协议前作为培训或讨论可能更有用	由专家、跨学科共识小组开发，已在心胸外科 ICU 环境中进行评估[57]
SCCM 启动/终止康复/活动（床上或离床）安全标准	SCCM ICU 解放运动网站：https://www.sccm.org/ICULiberation/ABCDEF-Bundles/Early-Mobility	简述：列出 9 个建议患者当日不要活动的生理条件	没有就设备或多重并发症而针对不同专业重症单元提出的指南	针对活动的排除标准不是绝对的，但是需要提供机会让多学科团队就确保安全问题进行交流
ICU 患者功能评定推荐工具[1,73]				
ICU 活动量表	Tipping 等[74,75]、Hodgson 等[76]	记录 ICU 成人患者的最高活动水平。良好的内部信度和效度的确定。在这个 11 分的量表中，平均差异 0.89～1.40 是一个临床显著的活动变化。似乎很容易适应 EMR 环境	并不专门针对肌肉力量。重点强调步行（7～10 分）	由澳大利亚的跨学科团队开发

工具名称	来源	优点	缺点	评价
ICU 功能状态评分（FSS-ICU）	指导和培训视频：https：//www.hopkinsmedicine.org/pulmonary/research/outcomes_after_critical_illness_surgery/oacis_instruments.html	鲁棒效度和既定信度[77]。数据支持 2～5 分的变化在临床上是重要的[78]	5 个功能性任务中的 2 个无法评估时不能计分。激动、昏迷、意识模糊可能做不到遵循指示完成 5 个任务而导致没有得分	包括 5 个 ICU 特征性的功能性任务（翻身、从仰卧转移到坐位、坐在床旁、从坐转为站，然后走）。对每个任务进行评估，使用 8 级序数量表：0 分（不能执行）～7 分（独立完成）
ICU 躯体功能测试（评分）（PFIT-s）	Denehy 等[79]	具有鲁棒可靠性、有效性和 ICU 成人患者响应性	因为需要患者遵循指令（意志能力）而导致地板效应发生	在一项小型研究中，该工具用于指导有关活动干预水平[80]
切尔西重症躯体评估工具（CPAx）	Corner 等[81-83]	鲁棒可靠性、有效性和 ICU 成人患者响应性	有报道小的天花板和地板效应（20/499）	有已经包装好的电子教学单元，对新开设的准备启动活动计划的重症单元有帮助[84]
决定级别或进程的工具				
Banner 活动评估工具（BMAT）	Boynton 等[85]	由专家确定的有效性。在急性期治疗单位可接受的评分者间信度	专注于开始行走训练的准备工作，没有考虑 ICU 安全注意事项（如管线的整理）	ICU 的使用报告提示良好的结果。似乎是易于与 EMR 集成
De Morton 活动指数（DEMMI）	De Morton 和 Lane[86]	平衡是唯一需要考虑的。在这个 100 分的量表中，最低限度的重要变化是 6 分[87]	专为老年病人群和慢性病患者开发	大多数报告来自居住在社区的成年人

续表

工具名称	来　源	优　点	缺　点	评　价
医疗保健研究与质量局（AHRQ）护理驱动的机械通气患者活动协议	AHRQ 网址：https：//www.ahrq. gov/Professionals/quality-patient-safety/hais/tools/mvp/technical-bundles-earlymobility.html	专业的筛选、算法、数据收集工具和筛选工具。协助开发早期活动的结构程序	2017 年 3 月最后更新。无信度或效度报告	包括用于教学的 PowerPoint 幻灯片
徒手肌力测试/医疗研究委员会（MMT/MRC）12 组肌肉总分	https：//www.jove.com/video/2632/manual-muscle-testing-method-measurement-extremity-muscle-strength	经过培训具有良好的评定者间可靠性。被广泛认为是 ICU 获得性衰弱的衡量标准	患者必须能够遵循两步命令。动机、注意或认知功能会影响分数。与活动能力之间的联系尚不清楚	这是一种标准的识别 ICU 获得性衰弱的方法。它量化了 6 组肌肉运动（0～5分）：肩外展、肘屈曲、伸腕、曲髋、伸膝，以及踝关节背屈。每组肌肉进行双侧测试
患者报告的 ICU 功能量表	Reid 等[88]	具有明确的可靠性和有效性	患者须具备自我报告能力	独特的患者认知功能评估和测量。设计为随着时间的推移捕捉感知的变化
将评估和活动水平选择相结合的工具				
让我们活动它（北卡罗来纳大学；由 AACN CSI 学院开发）	AACN 网址：https：//www.aacn. org/clinical-resources/csi-projects/lets-move-it-implementing-an-early-mobility-protocol	没有信度和效度测试报告。容易理解和采用	不清楚是否转介给其他 ICU；专为一个重症单元开发	没有提及患者的安全处理
走这条路（杜克罗利医院；由 AACN CSI 学院开发）	AACN 网站：https：//www.aacn. org/clinical-resources/csi-projects/walk-this-way	无信度或效度报告	不清楚是否转介给其他 ICU；专为一个重症单元开发	没有提及患者的安全处理

缩写：AACN，美国重症监护护士协会；CSI，临床现场调查员；EMR，电子病历或任何临床记录。

选择活动。虽然早期的研究认为床上运动是活动的一个组成部分，但 ICU 中活动干预的科学已经发展到支持直立姿势和承重是最有效的[89,90]。虚弱或意识模糊都不能决定是否需要卧床休息。相反，要考虑如何帮助患者坐在床旁，并逐步学会站立和行走。当患者无法完成坐在床旁的动作时，图 6 - 1 和图 6 - 2 中所示的起吊和吊索装置为患者和医护人员提供了额外的安全。有几个已发表的方案建议进行一项基于稳定性、认知和力量评估的活动[91-93]。表 6 - 2 描述了一些已发布协议的特征。

将安全的患者处理、活动设备和实践纳入所有活动和任何协议[33,72]。让员工定期对为工作人员和患者提供安全活动的设备负责。一些证据表明，设备的可及性、培训与实践可使 ICU 中设备的使用更加频繁[32]。财务模型表明，相比人工处理患者的过程中造成的员工伤害，设备的成本更低[33]。

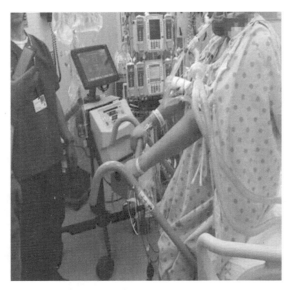

图 6 - 1　为虚弱的患者使用坐立装置

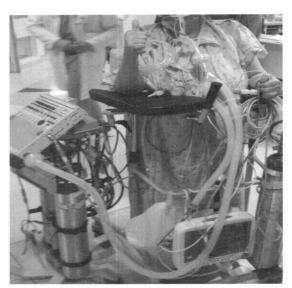

图 6 - 2　使用助行器来支持患者的努力和随行医疗设备

（图片均由海蒂·恩格尔提供）

现在，在 ICU 实现持续的活动。团队合作、沟通和协作确保了每一位患者的日常护理计划中都包含了活动[11,12]。过于谨慎的排除标准将导致活动干预的延迟或缺失。卧床休息对我们的 ICU 患者造成伤害，而且这种伤害在患者离开 ICU 后仍会长期存在。经过专家共识，ICU 中胜任的物理治疗师临床推理的培训和知识指南已经发布[94,95]，这些指南可以指导实施活动项目的跨专业团队对自己的角色作出抉择。

ICU 早期活动示例

思考以下 ICU 中的 4 名机械通气患者的情况：

1. 一名 47 岁男性患者，因新发延髓麻痹导致呼吸和吞咽肌力减弱而给予气管插管，在 8/5 的压力和 FiO_2 40% 下机械支持通气，主要是为了气道保护。他意识模糊，时而躁动不安。团队正在考虑今天晚些时候给他拔管，认为他应该等到拔管后才能下床活动。

2. 47 岁晚期肺癌男性患者，因肺内积液导致肺塌陷和低氧性呼吸衰竭而插管。患者最初需要辅助控制通气，但在插管的同一天，置入胸腔引流管并持续吸引。患者可耐受压力支持通气 10/8 和 FiO_2 40%。患者保持警觉而安静，在床上用白板给他的孩子写笔记。

3. 一名 47 岁男性患者，终末期肝肾疾病，目前正等待肝肾同时移植。他现在住在 ICU，需要持续性肾脏替代治疗，并因吸入性肺炎接受机械通气，设置包括压力支持 12，呼气末正压 7cm H_2O，FiO_2 40%。他患有脑病，RASS 评分为 -2 分，正在接受低剂量血管活性药物的持续输注。

4. 一名 47 岁的男性患者在收住 ICU 的头 5 天进展为严重急性呼吸窘迫综合征，需要肌松剂。今天，在收住 ICU 7 天后，他休息时需要 FiO_2 75%。当他的呼吸机设置从辅助控制改为压力支持时，他会出现呼吸急促和心动过速。当镇静减轻到 RASS -1 分时，他会出现不同步的、窘迫的呼吸模式。

当临床医生推迟活动时，每个患者都有可能遭受伤害。可能的伤害包括谵妄发作，谵妄的严重程度增加，延长呼吸机支持伴膈肌无力、肌力下降和功能下降，有可能导致出院后不能直接回家。根据共识及指南，前 3 例患者可以（也应该）被动员到床下活动。拔管计划或近期的手术并不是避免在床侧直立或站立的强制性原因。前 3 名患者都可以（也应该）在床旁原地行走或行走。第 4 例患者被诊断为急性呼吸窘迫综合征，不符合开始主动活动的标准，将留在床上接受护士的被动关节活动（维持关节而不是肌肉的完整性）和改变体位（提供舒适和防止压疮形成）。

小结

成年重症患者早期活动和行走与 ICU 住院的不良反应减少相关，特别是当 ICU 住院时间延长时。一个健全的早期活动计划提供了机构需要的、临床医生和患者想要的良好结果。渐进式活动在早期的文献中被广泛认为是既安全又有效的[5]。实施早期活动的挑战包括将其从单个临床医生的任务转移到每天都要实施活动的治疗文化中。患者和临床医生都不应该被制动或惰性所扰。活动，行走，努力实现。

参考文献

[1] Warburton DE, Nicol CW, Bredin SS. Health benefits of physical activity: the evidence. *CMAJ*. 2006; 174: 801 – 809.

[2] Parry SM, Puthucheary ZA. The impact of extended bed rest on the musculoskeletal system in the critical care environment. *Extrem Physiol Med*. 2015; 4: 16.

[3] Phillips LS, Branch WT, Cook CB, et al. Clinical inertia. *Ann Intern Med*. 2001; 135: 825 – 834.

[4] Girard TD, Alhazzani W, Kress JP, et al. An official American Thoracic Society/American College of Chest Physicians clinical practice guideline: liberation from mechanical ventilation in critically ill adults: rehabilitation protocols, ventilator liberation protocols, and cuff leak tests. *Am J Respir Crit Care Med*. 2017; 195: 120 – 133.

[5] Devlin JW, Skrobik Y, Gelinas C, et al. Clinical practice guidelines for the prevention and management of pain, agitation/sedation, delirium, immobility, and sleep disruption in adult patients in the ICU. *Crit Care Med*. 2018; 46: e825 – e873.

[6] Balas MC, Pun BT, Pasero C, et al. Common challenges to effective ABCDEF bundle implementation: the ICU liberation campaign experience. *Crit Care Nurse*. 2019; 39: 46 – 60.

[7] Engel HJ, Needham DM, Morris PE, et al. ICU early mobilization: from recommendation to implementation at three medical centers. *Crit Care Med*. 2013; 41 (9 suppl 1): S69 – S80.

［8］ Morris PE, Griffin L, Berry M, et al. Receiving early mobility during an intensive care unit admission is a predictor of improved outcomes in acute respiratory failure. *Am J Med Sci.* 2011；341：373 – 377.

［9］ Nightingale F. *Notes on Nursing：What It Is and What It Is Not.* New York，NY：Appleton and Company；1860.

［10］ Andre B, Sjovold E. What characterizes the work culture at a hospital unit that successfully implements change—a correlation study. *BMC Health Serv Res.* 2017；17：486.

［11］ Dubb R, Nydahl P, Hermes C, et al. Barriers and strategies for early mobilization of patients in intensive care units. *Ann Am Thorac Soc.* 2016；13：724 – 730.

［12］ Donovan AL, Aldrich JM, Gross AK, et al. Interprofessional care and teamwork in the ICU. *Crit Care Med.* 2018；46：980 – 990.

［13］ Vollman KM. Interventional patient hygiene：discussion of the issues and a proposed model for implementation of the nursing care basics. *Intensive Crit Care Nurs.* 2013；29：250 – 255.

［14］ Flannery M, Rotondo L. Changing practice：frameworks from implementation science. *Oncol Nurs Forum.* 2016；43：385 – 388.

［15］ Rapport F, Clay-Williams R, Churruca K, et al. The struggle of translating science into action：foundational concepts of implementation science. *J Eval Clin Pract.* 2018；24：117 – 126.

［16］ Nilsen P, Bernhardsson S. Context matters in implementation science：a scoping review of determinant frame works that describe contextual determinants for implementation outcomes. *BMC Health Serv Res.* 2019；19：189.

［17］ Li SA, Jeffs L, Barwick M, et al. Organizational contextual features that influence the implementation of evidence-based practices across healthcare settings：a systematic integrative review. *Syst Rev.* 2018；7：72.

［18］ Fong A, Clark L, Cheng T, et al. Identifying influential individuals on intensive care units：using cluster analysis to explore culture. *J Nurs Manag.* 2017；25：384 – 391.

［19］ Bassett RD, Vollman KM, Brandwene L, et al. Integrating a multidisciplinary mobility programme into intensive care practice（IMMPTP）：a multicentre collaborative. *Intensive Crit Care Nurs.* 2012；28：88 – 97.

［20］ Corcoran JR, Herbsman JM, Bushnik T, et al. Early rehabilitation in the medical and surgical intensive care units for patients with and without mechanical ventilation：an interprofessional performance improvement project. *PM R.* 2017；9：113 – 119.

［21］ Pronovost PJ, Berenholtz SM, Needham DM. Translating evidence into practice：a model for large scale knowledge translation. *BMJ.* 2008；337：a1714.

［22］ Taylor MJ, McNicholas C, Nicolay C, et al. Systematic review of the application of the plan-do-study-act method to improve quality in healthcare. *BMJ Qual Saf.* 2014；23：290 – 298.

［23］ Carayon P, Schoofs Hundt A, Karsh BT, et al. Work system design for patient safety：the SEIPS model. *Qual Saf Health Care.* 2006；15（suppl 1）：i50 – i58.

［24］ Krupp A, Steege L, King B. A systematic review evaluating the role of nurses and processes for delivering early mobility interventions in the intensive care unit. *Intensive Crit Care Nurs.* 2018；47：30 – 38.

［25］ Goodson CM, Friedman LA, Mantheiy E, et al. Perceived barriers to mobility in a medical ICU：the Patient Mobilization Attitudes & Beliefs Survey for the ICU［published online October 18, 2018］. *J Intensive Care Med.* doi：10. 1177/885066618807120.

［26］ Hodgson CL, Stiller K, Needham DM, et al. Expert consensus and recommendations on safety criteria for active mobilization of mechanically ventilated critically ill adults. *Crit Care.* 2014；18：658.

［27］ Krupp AE, Ehlenbach WJ, King B. Factors nurses in the intensive care unit consider when making decisions about patient mobility. *Am J Crit Care.* 2019；28：281 – 289.

［28］ Moss M, Nordon-Craft A, Malone D, et al. A randomized trial of an intensive physical therapy program for acute respiratory failure patients. *Am J Respir Crit Care Med.* 2016；193：1101 – 1110.

［29］ Hodgson CL，Bailey M，Bellomo R，et al. A binational multicenter pilot feasibility randomized controlled trial of early goal-directed mobilization in the ICU. *Crit Care Med.* 2016；44：1145 – 1152.

［30］ Schaller SJ，Anstey M，Blobner M，et al. Early，goal directed mobilisation in the surgical intensive care unit：a randomised controlled trial. *Lancet.* 2016；388：1377 – 1388.

［31］ Schweickert WD，Pohlman MC，Pohlman AS，et al. Early physical and occupational therapy in mechanically ventilated，critically ill patients：a randomised controlled trial. *Lancet.* 2009；373：1874 – 1882.

［32］ Adamczyk A. Reducing intensive care unit staff musculoskeletal injuries with implementation of a safe patient handling and mobility program. *Crit Care Nurs Q.* 2018；41：264 – 271.

［33］ Nelson AL，Motacki K，Menzel N. *Safe Patient Handling and Movement.* New York，NY：Springer；2009.

［34］ Ely EW. The ABCDEF bundle：science and philosophy of how ICU liberation serves patients and families. *Crit Care Med.* 2017；45：321 – 330.（Page 323）

［35］ Winkelman C. Bed rest in health and critical illness：a body systems approach. *AACN Adv Crit Care.* 2009；20：254 – 266.

［36］ Schneider SM，Lee SM，Feiveson AH，et al. Treadmill exercise within lower body negative pressure protects leg lean tissue mass and extensor strength and endurance during bed rest. *Physiol Rep.* 2016；4（15）.

［37］ Loftus TJ，Moore FA，Moldawer LL. ICU-acquired weakness，chronic critical illness，and the persistent inflammation-immunosuppression and catabolism syndrome. *Crit Care Med.* 2017；45：e1184.

［38］ Latronico N，Herridge M，Hopkins RO，et al. The ICM research agenda on intensive care unit-acquired weakness. *Intensive Care Med.* 2017；43：1270 – 1281.

［39］ Pillon NJ，Bilan PJ，Fink LN，et al. Cross-talk between skeletal muscle and immune cells：muscle-derived mediators and metabolic implications. *Am J Physiol Endocrinol Metab.* 2013；304：E453 – E465.

［40］ Olfert IM，Baum O，Hellsten Y，et al. Advances and challenges in skeletal muscle angiogenesis. *Am J Physiol Heart Circ Physiol.* 2016；310：H326 – H336.

［41］ Dos Santos C，Hussain SN，Mathur S，et al. Mechanisms of chronic muscle wasting and dysfunction after an intensive care unit stay：a pilot study. *Am J Respir Crit Care Med.* 2016；194：821-830.

［42］ Hermans G，Van den Berghe G. Clinical review：intensive care unit acquired weakness. *Crit Care.* 2015；19：274.

［43］ Ortega DG，Papathanassoglou E，Norris CM. The lived experience of delirium in intensive care unit patients：a meta-ethnography［published online March 11，2019］. *Aust Crit Care.* doi：10. 1016/j. aucc. 2019. 01. 003.

［44］ Awdish RL. Creating a culture of caring：an ICU patient profile. https：// www. sccm. org/Communications/ Critical-Connections/Archives/2019/Creating-a Culture-of-Caring-An-ICU-Patient-Profi. Accessed October 1，2019.

［45］ Garrett RM. Reflections on delirium—a patient's perspective. *J Intensive Care Soc.* 2019；20：258 – 262.

［46］ Spruit MA，Rochester CL，Pitta F，et al. Pulmonary rehabilitation，physical activity，respiratory failure and palliative respiratory care. *Thorax.* 2019；74：693 – 699.

［47］ Vincent JL，Shehabi Y，Walsh TS，et al. Comfort and patient-centered care without excessive sedation：the eCASH concept. *Intensive Care Med.* 2016；42：962 – 971.

［48］ Kalocsai C，Amaral A，Piquette D，et al. "It's better to have three brains working instead of one"：a qualitative study of building therapeutic alliance with family members of critically ill patients. *BMC Health Serv Res.* 2018；18：533.

［49］ Huff NG，Nadig N，Ford DW，et al. Therapeutic alliance between the caregivers of critical illness survivors and intensive care unit clinicians. *Ann Am Thorac Soc.* 2015；12：1646 – 1653.

［50］ Babatunde F，MacDermid J，MacIntyre N. Characteristics of therapeutic alliance in musculoskeletal physiotherapy and occupational therapy practice：a scoping review of the literature. *BMC Health Serv Res.* 2017；17：375.

［51］ Davidson JE，Zisook S. Implementing family-centered care through facilitated sensemaking. *AACN Adv Crit Care.* 2017；28：200 – 209.

［52］ Davidson JE，Aslakson RA，Long AC，et al. Guidelines for family-centered care in the neonatal，pediatric，and adult ICU. *Crit Care Med.* 2017；45：103 – 128.

［53］ Davidson JE. Family-centered care：meeting the needs of patients'families and helping families adapt to critical illness. *Crit Care Nurse.* 2009；29：28 – 34.

［54］ Backman CG，Orwelius L，Sjoberg F，et al. Long-term effect of the ICU-diary concept on quality of life after critical illness. *Acta Anaesthesiol Scand.* 2010；54：736 – 743.

［55］ Bailey PP，Miller RR，Clemmer TP. Culture of early mobility in mechanically ventilated patients. *Crit Care Med.* 2009；37（10 suppl）：S429 – S435.

［56］ Bailey P，Thomsen GE，Spuhler VJ，et al. Early activity is feasible and safe in respiratory failure patients. *Crit Care Med.* 2007；35：139 – 145.

［57］ Boyd J，Paratz J，Tronstad O，et al. When is it safe to exercise mechanically ventilated patients in the intensive care unit？ An evaluation of consensus recommendations in a cardiothoracic setting. *Heart Lung.* 2018；47：81 – 86.

［58］ Darvall JN，Boonstra T，Norman J，et al. Persistent critical illness：baseline characteristics，intensive care course，and cause of death. *Crit Care Resusc.* 2019；21：110 – 118.

［59］ Schweickert WD，Kress JP. Implementing early mobilization interventions in mechanically ventilated patients in the ICU. *Chest.* 2011；140：1612 – 1617.

［60］ Lord RK，Mayhew CR，Korupolu R，et al. ICU early physical rehabilitation programs：financial modeling of cost savings. *Crit Care Med.* 2013；41：717 – 724.

［61］ Society of Critical Care Medicine. ICU Liberation Bundle（A-F）. https：// www. sccm. org/ICULiberation/ ABCDEF-Bundles. Accessed October 8，2019.

［62］ Hashem MD，Nelliot A，Needham DM. Early mobilization and rehabilitation in the ICU：moving back to the future. *Respir Care.* 2016；61：971 – 979.

［63］ Parry SM，Nydahl P，Needham DM. Implementing early physical rehabilitation and mobilisation in the ICU：institutional，clinician，and patient considerations. *Intensive Care Med.* 2018；44：470 – 473.

［64］ Haas B，Wunsch H. How does prior health status（age，comorbidities and frailty）determine critical illness and outcome？ *Curr Opin Crit Care.* 2016；22：500 – 505.

［65］ Hope AA，Hsieh SJ，Petti A，et al. Assessing the usefulness and validity of frailty markers in critically ill adults. *Ann Am Thorac Soc.* 2017；14：952 – 959.

［66］ Singer JP，Lederer DJ，Baldwin MR. Frailty in pulmonary and critical care medicine. *Ann Am Thorac Soc.* 2016；13：1394 – 1404.

［67］ Li M，Harris I，Lu ZK. Differences in proxy-reported and patient-reported outcomes：assessing health and functional status among Medicare beneficiaries. *BMC Med Res Methodol.* 2015；15：62.

［68］ Parry SM，Huang M，Needham DM. Evaluating physical functioning in critical care：considerations for clinical practice and research. *Crit Care.* 2017；21：249.

［69］ Outcomes after critical illness and surgery. Adult activity and mobility program. https：// www. johnshopkinssolutions. com/solution/amp/activity-mobility-promotion-ampicu/. Accessed October 2，2019.

［70］ Society of Critical Care Medicine. Early mobility and exercise. https：// www. sccm. org/ICULiberation/ ABCDEF-Bundles/Early-Mobility. Accessed October 2，2019.

［71］Totzkay DL. Multifactorial strategies for sustaining safe patient handling and mobility. *Crit Care Nurs Q*. 2018；41：340 – 344.

［72］Schoenfisch AL, Kucera KL, Lipscomb HJ, et al. Use of assistive devices to lift, transfer, and reposition hospital patients. *Nurs Res*. 2019；68：3 – 12.

［73］Parry SM, Granger CL, Berney S, et al. Assessment of impairment and activity limitations in the critically ill：a systematic review of measurement instruments and their clinimetric properties. *Intensive Care Med*. 2015；41：744 – 762.

［74］Tipping CJ, Bailey MJ, Bellomo R, et al. The ICU mobility scale has construct and predictive validity and is responsive. a multicenter observational study. *Ann Am Thorac Soc*. 2016；13：887 – 893.

［75］Tipping CJ, Holland AE, Harrold M, et al. The minimal important difference of the ICU mobility scale. *Heart Lung*. 2018；47：497 – 501.

［76］Hodgson C, Needham D, Haines K, et al. Feasibility and inter-rater reliability of the ICU mobility scale. *Heart Lung*. 2014；43：19 – 24.

［77］Hiser S, Toonstra A, Friedman LA, et al. Interrater reliability of the functional status score for the intensive care unit. *J Acute Care Phys Ther*. 2018；9：186 – 192.

［78］Huang M, Chan KS, Zanni JM, et al. Functional status score for the ICU：an international clinimetric analysis of validity, responsiveness, and minimal important difference. *Crit Care Med*. 2016；44：e1155 – e1164.

［79］Denehy L, de Morton NA, Skinner EH, et al. A physical function test for use in the intensive care unit：validity, responsiveness, and predictive utility of the physical function ICU test（scored）. *Phys Ther*. 2013；93：1636 – 1645.

［80］Tadyanemhandu C, Manie S. Implementation of the physical function ICU test tool in a resource constrained intensive care unit to promote early mobilisation of critically ill patients—a feasibility study. *Arch Physiother*. 2016；6：12.

［81］Corner EJ, Hichens LV, Attrill KM, et al. The responsiveness of the Chelsea critical care physical assessment tool in measuring functional recovery in the burns critical care population：an observational study. *Burns*. 2015；41：241 – 247.

［82］Corner EJ, Soni N, Handy JM, et al. Construct validity of the Chelsea critical care physical assessment tool：an observational study of recovery from critical illness. *Crit Care*. 2014；18：R55.

［83］Corner EJ, Wood H, Englebretsen C, et al. The Chelsea critical care physical assessment tool（CPAx）：validation of an innovative new tool to measure physical morbidity in the general adult critical care population：an observational proof-of-concept pilot study. *Physiotherapy*. 2013；99：33 – 41.

［84］Corner EJ, Handy JM, Brett SJ. eLearning to facilitate the education and implementation of the Chelsea critical care physical assessment：a novel measure of function in critical illness. *BMJ Open*. 2016；6：e010614.

［85］Boynton T, Kelly L, Perez A, et al. Banner mobility assessment tool for nurses：instrument validation. *Am J SPHM*. 2014；4：86 – 92.

［86］de Morton NA, Lane K. Validity and reliability of the de Morton mobility index in the subacute hospital setting in a geriatric evaluation and management population. *J Rehabil Med*. 2010；42：956 – 961.

［87］Braun T, Gruneberg C, Coppers A, et al. Comparison of the de Morton mobility index and hierarchical assessment of balance and mobility in older acute medical patients. *J Rehabil Med*. 2018；50：292 – 301.

［88］Reid JC, Clarke F, Cook DJ, et al. Feasibility, reliability, responsiveness, and validity of the patient-reported functional scale for the intensive care unit：a pilot study ［published online January 22, 2019］. *J Intensive Care Med*. doi：10. 1177/0885066618824534.

［89］Schujmann DS, Lunardi AC, Fu C. Progressive mobility program and technology to increase the level of physical activity and its benefits in respiratory，muscular system，and functionality of ICU patients：study protocol for a randomized controlled trial. *Trials.* 2018；19：274.

［90］Zang K，Chen B，Wang M，et al. The effect of early mobilization in critically ill patients：a meta-analysis. *Nurs Crit Care.* 2019. doi：10. 1111/nicc. 12455. ［Epub ahead of print］

［91］Nydahl P，Gunther U，Diers A，et al. PROtocol-based MObilizaTION on intensive care units：stepped-wedge，cluster-randomized pilot study（Pro-Motion）. *Nurs Crit Care.* 2019. doi：10. 1111/nicc. 12438. ［Epub ahead of print］

［92］Morris PE，Griffin L，Berry M，et al. Receiving early mobility during an intensive care unit admission is a predictor of improved outcomes in acute respiratory failure. *Am J Med Sci.* 2011；341：373 – 377.

［93］Boynton T，Kelly L，Perez A，et al. Banner Mobility Assessment Tool for Nurses：Instrument Validation. *Am J SPHM.* 2014；4：86 – 92.

［94］van Aswegen H，Patman S，Plani N，et al. Developing minimum clinical standards for physiotherapy in South African ICUs：a qualitative study. *J Eval Clin Pract.* 2017；23：1258 – 1265.

［95］Skinner EH，Thomas P，Reeve JC，et al. Minimum standards of clinical practice for physiotherapists working in critical care settings in Australia and New Zealand：a modified Delphi technique. *Physiother Theory Pract.* 2016；32：468 – 482.

第 7 章　家庭参与和授权

Giora Netzer，and Judy E. Davidson 著

王　斌，安友仲 译

【目的】

■ 确定与家庭合作的策略，最大限度提高 ICU 解放运动集束化管理的有效性。

■ 描述如何运用促进意义建构来组织以家庭为中心的治疗模式。

■ 讨论哪些家庭应该得到更多的支持，从而降低潜在的 ICU 后综合征 – 家庭反应（PICS-F）的可能性。

【关键词】 家庭，ICU 后综合征，家庭参与，以家庭为中心的治疗模式，重症监护

家庭是社会最基本的单位，也是绝大多数人最重要的人际关系的内涵。不出所料，当一个人病重时，其家人往往会感到痛苦。其中，焦虑、抑郁和应激是很常见的[1]。强烈的情绪会导致适应不良和问题解决能力受损[2]。从概念上讲，这种心理疾病和其对认知的挑战以及出现的躯体问题，可以被认为是一种家庭 ICU 综合征[3]。亲人从 ICU 出院或死亡后，这些症状可在相当一部分家庭成员中持续数月或更长时间[4]，被称为"ICU 后综合征 – 家庭反应"（PICS-F）[5]。

随着我们越来越认识到家庭对于提高护理质量的重要性，以家庭为中心的治疗当前在国际上被推荐为所有学科、所有年龄组的危重病治疗实践的基本要素[6,7]。我们进一步提出，努力为我们的患者及其家庭提供最佳治疗并努力形成一种参与的范式[8]。这种方法使家庭能够积极参与，从而改善结局（图 7 – 1）。

家庭的力量和 ICU 解放运动集束化管理

ABCDE 集束化管理逐渐发展为一种优化 ICU 治疗、减少患者使用呼吸机时间、最大限度减少不良结果并缩短危重疾病恢复时间的策略[9]。该集束化管理在 2011 年得到了美国重症监护护士协会（AACN）的采纳[10]。在 SCCM 重症长期结局任务组[5]的支持下，F 被新增到该集束化管理（ABCDEF）中。"F"即"family engagement and empowerment"，旨在突出家庭在治疗中的重要性，并通过 SCCM ICU 解放运动任务组得到进一步加强[11]。这个集束化策略现在被称为"ICU 解放运动集束化管理"。在本章中，我们将倒序地逐个研究此策略（即 FEDCBA），探讨 ICU 中以家庭为中心的治疗模式。

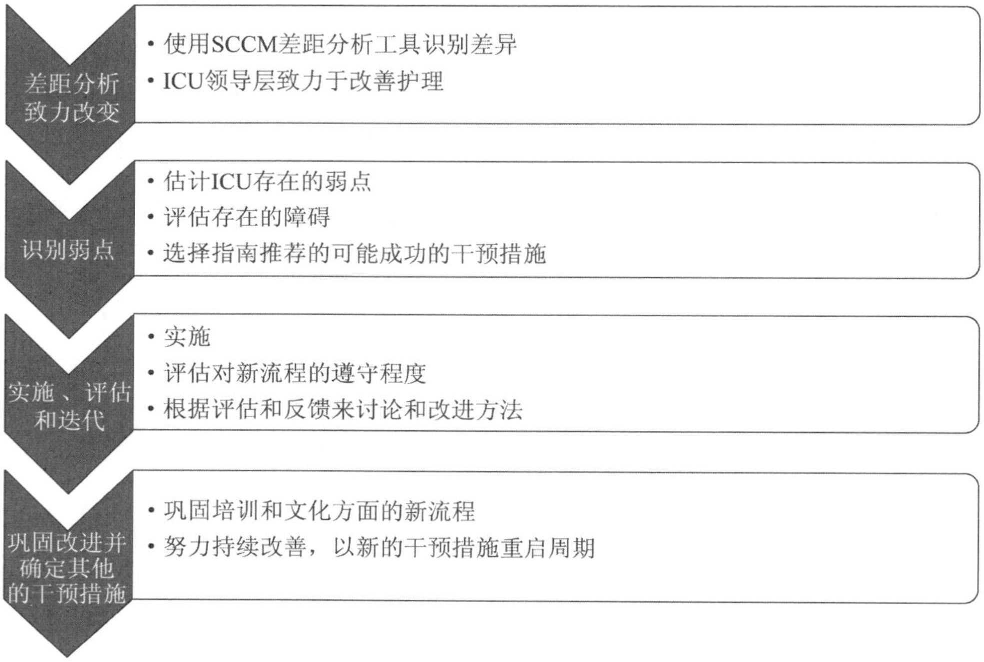

差距分析致力改变	• 使用SCCM差距分析工具识别差异 • ICU领导层致力于改善护理
识别弱点	• 估计ICU存在的弱点 • 评估存在的障碍 • 选择指南推荐的可能成功的干预措施
实施、评估和迭代	• 实施 • 评估对新流程的遵守程度 • 根据评估和反馈来讨论和改进方法
巩固改进并确定其他的干预措施	• 巩固培训和文化方面的新流程 • 努力持续改善，以新的干预措施重启周期

图 7 - 1　以家庭为中心的治疗实施框架

F：家庭参与和授权

概念化方法：促进意义建构

促进意义建构（facilitated sensemaking）作为一种中程理论（midrange theory），被危重病学会所认可，可被用于帮助组织以家庭为中心的治疗模式。促进意义建构的意思是：帮助家属意识到发生了什么，并且使他们认识到自己的新角色是一个照护者。促进意义建构模式和首个以家庭为中心的治疗指南同时期制订，使用了支持建议的相同证据。危重症患者的家属需要通过逐渐适应的过程来度过危机。而对环境的适应可以是积极的、不完全积极的或负面的，这基于整个危机期间其所获得的支持。由于临床医生常处在危机现场，他们可通过建立关系、沟通、做决策和参与这个过程来调节这些危重疾病带来的影响。如果提供照护的人员和家属之间已经建立了紧密的关系，那么建立信任的时间就会减少，其中的焦虑也会减少。建立关系从欢迎家属的到来开始，并在床旁开展示范的护理行为。该理论认为，当人们获得足够、适当和及时的信息时，就会减少对未知的恐惧。家属在危机中的记忆力可能会不如平时，而医生反复且耐心的介绍可使这些家属逐渐熟悉和适应 ICU 的环境。

每个家属都希望在病床旁参与不同程度的照护。不断评估家属的表现，因为他们在 ICU 待的时间越长，就会越适应 ICU 的环境，其表现也会逐渐变化。有些家属不愿意参与查房和护理，有些家属需要一些使命感、归属感和成就感从而加入其中。有些家属会觉得有必要在患者身边保护他们，直到与医护建立起相互信任的关系。

人们通常是在危机发生之后才会通过评估自身对危机的反应进而评估危机。当家属们被允许按照自己的意愿"做"的时候，他们会反思过去，不管结果如何，他们知道已尽自己所能支持患者，也会释然。当家属被给予一定的目标并被允许按照自己的意愿参与决策时，这种归属感会减少恐惧。因为做决定往往会给至亲带来极大的压力，临床团队有时需要对家属进行一定的引导，包括帮助他们理解他们的决定代表的不是家庭的意愿而是患者所需的。这就可以将他们决策时的思想包袱转移。家属需要考虑患者的想法、信仰来综合决策。

此外，当获得参与的机会时，家属会因使命感而感到受到欢迎。教会家属如何在床旁扮演好一个照护者的角色，有助于他们在患者转出 ICU 后的长期家庭生活中顺利过渡（表 7 - 1）。在这些方法和临床医生的帮助下，家属能了解发生了什么，并了解他们作为照护者的新角色。这些干预措施共同减弱了大脑边缘系统对应激的反应，并有可能预防或减少应激障碍、抑郁、创伤后应激，以及（患者发生死亡情况下的）复杂性哀伤[12,13]。促进意义建构的目标是优化家庭健康，保护他们的身心健康状态。我们相信，这种意义建构可能会降低家庭 ICU 综合征（FICUS）和 PICS-F[12,14,15]。更多关于意义建构的信息可在 https：//nursology. net/nurse-theories/facilitated-sensemaking/ 获取。人们发现，当家属有机会到场参加活动时，家庭焦虑感就会减少[16-18]。

表 7 - 1　家属可以参与床旁护理的一些方式

手部按摩
被动关节运动
涂唇膏
口腔护理
和亲人一起看电视
听音乐
向亲人解释当天发生的事情
请医务人员介绍房间里的机器
请医务人员解释治疗和化验检查
维护 ICU 日记
活动教练
报告患者精神状态、意识模糊和疼痛方面的变化

对家属的物质支持

睡眠剥夺在 ICU 患者的家属中是常见的，对其身体和精神带来显著影响[19]。基于此，目前的指南建议提供一个平整的位置供家属睡觉[20]。家属对营养和休息的需求以及其整体的健康是至关重要的。因此，一直以来都建议在每个房间设置家属支持区[21]。

引导小组

引导小组常用于肿瘤科，在那里治疗是多学科提供的，服务和治疗协调是复杂的。对 ICU 幸存者和家属进行的研究强烈推荐引入一名具有良好沟通技巧的引导员，帮助家属度过危重病治疗阶段[22]。将一些源自肿瘤学的概念用于危重病治疗对增加家庭满意度和减少抑郁具有积极的效果[23]，同时减少了患者的 ICU 住院时间和总住院时间[24,25]。目前尚未确立引入引导员队伍的最佳方法，虽然引导小组可能有一定益处，但高昂的人力成本使机构望而却步。

交流策略

团队中所有成员的交流都是以迭代和经常重复的形式进行的。与家属沟通的第一个策略是解读环境：解释房间里的一切，每一个声音，每一个正在进行的治疗，并口头解释患者对治疗的反应。不要认为家属会理解一天中发生的所有事情。在每次患者评估结束时，医务人员可以为家属概括评估结果。随着时间的推移，他们会开始像医生那样理解这里的环境，这将有助于减少对未知的焦虑和恐惧。在对患者进行护理时，医务人员可以像教导新护士或住院医生一样和家属交谈，这有助于使家属感到受欢迎，理解当下的情况并知晓医务人员对患者的关心。当家属获得尊重和通畅的沟通时，信任就会建立。

交流的机会也存在于每次查房之前、之中和之后。护士可以在查房前询问家属有什么想问的问题。部分问题护士可以当下立即处理，另一些问题则确保在查房期间得到反馈和处理。护士可能会询问家属希望在查房时与医生分享哪些信息，这些信息可以被收集到与查房相关的简短报告中，也可能在别的时间单独处理。研究显示，85%～100%的家属喜欢查房时在场。查房时家属的参与可以建立信任，使他们对团队改观，甚至可以提供关于患者病史或对药物或治疗反应的有用信息，以进一步完善治疗计划[7,16,26]。这些信息可以总结起来在家庭例会中进行更细致的讨论。在家庭会议之前，意见会被收集和整理，这样团队中不同成员收集的信息就不会发生冲突。包括正式和非正式会议的综合方法可能是一种选择[27]。标准化的家庭会议可以改善家庭结局，如满意度、焦虑和抑郁[28]。建议在提出治疗方案之前，允许家属表达他们的担忧并回答他们的问题。家庭会议使用的标准化结构——VALUE方案（V：重视家属的意见；A：认可家属情绪；L：强调倾听；U：试图理解患者是一个个体；E：引出家庭的问题），可以减少患者临终时家属的创伤后应激障碍、焦虑和抑郁[29]。

提供一份信息手册可以提高家属对结局的了解，并减少创伤后应激障碍的症状[30]，书面材料如"工具包"，可能有助于减轻焦虑症状[17,31]。基于视频的方法可以提高家属对治疗的理解[32]。

E：早期活动和锻炼

让家庭成员担任活动教练是一个有意义的参与策略[33]。一直以来，康复治疗模式将家庭视为康复过程的重要组成部分。该方法是每天24小时康复的亚急性康复模式的一部分。我们可以运用这种理念来改变ICU的治疗模式[34]。邀请家属参与早期动员可以改善治疗[33]和临床结果。正式将家属作为实施早期活动的参与者减少了机械通气的持续时间和ICU住院时间[35]。

引导家属了解患者活动的流程以及相应阶段可达成的目标，介绍患者目前所处阶段以及随着时间推移患者可以取得的进步，介绍如何为患者开展被动活动，以便家属在患者进行活动锻炼的时候提供额外的被动锻炼。床上的锻炼如足泵和仰卧脚踏车也可以指定家属作为教练来监督和鼓励患者。告知家属，活动是目前不多的已知可以减少谵妄的干预措施之一，让患者保持活动可以锻炼并保护其大脑。家属可以根据患者的条件和需求决定锻炼强度，避免患者独自活动或者进行超出能力范围的活动。

D：谵妄的评估、预防和管理

可想而知，目睹患者谵妄的家属会被那种无助和焦虑的感觉所压倒[36,37]。应当事先告诉家属，患者发生谵妄的可能，以及谵妄本身是急性的、可逆的一种状态，常常由一些缩血管药物、苯二氮䓬类药物或一些病理状态如缺氧所诱发。

既往发现，家人的存在可以减少危重症患者谵妄的发生[38]。最近的一项群随机试验（cluster-randomized trial）发现，随着家人陪伴时间的增加，谵妄的发生率没有变化，反驳了家属在床旁可能引发谵妄的言论。此外，这项研究还发现家属也能从中受益，减少焦虑和抑郁的发生[39]。有学者提出，家属可以帮助谵妄后患者参与强化认知的活动。可以鼓励全家人一起讨论时事、阅读报纸、观看喜欢的体育节目或新闻频道，并讨论家庭活动。一些娱乐活动，如玩简单的纸牌游戏或字谜游戏，也能让患者的大脑保持活跃[40]。

家属可以帮助临床工作人员筛查谵妄[41]。实际上我们可以推断，由于家属更加了解患者的原始状态，他们会比医务人员更早发现患者的一些正常或者不正常的精神和认知变化。家属参与谵妄筛查具有一定前景[42]。鼓励家属报告患者认知的变化可以更早地减少不利药物的使用。

家属可以扮演认知教练的角色。阐明这一作用的重要性可为家属提供具体和有意义的目标。由于目前并无治疗谵妄的特效方法，应当告知家属谵妄的暂时和不可预测的特点。需要向家属解释：在消除了潜在的诱因、纠正了低氧等问题之后，患者可以从活动中获益，但谵妄要直到彻底度过疾病的重症期才会消失。家庭教育相关资料可在 https://www.icudelirium.org/ 获取。

当患者失去意识或神志不清时，家属可以考虑将事件记录在家庭日记中。临床医生可以通过加入相关信息参与日记的制作。临床医生也可主动描述谵妄可能会引发患者产生幻觉的事件和医疗行为，如进入计算机体层摄影扫描仪、留置导尿管、制动和气管内吸痰。有时，这样的事件会被谵妄的大脑误解为进入烤箱、被强奸、被监禁或被折磨[43]。虽然日记中的数据会产生不同程度的影响，但目前还没有患者或家属感到伤害的报告。日记已被证明会改善患者和家属的长期心理状态。日记可以帮助家属不断优化对日常事件的处理。谵妄症状缓解后，日记可以帮助患者拼凑出他或她错过的时间的真实记忆，开启关于谵妄状态下噩梦、幻想或幻觉的对话[7,44]。

日记的重点是提供一个关于可能不被记住的叙事情境、日常事件，以及希望和关怀的笔记。日记不包含实验室检查和通常在医疗记录中可以找到的数据。基于此，医务工作者关于隐私的担忧微乎其微，但有时大家确实也会有一些并无根据的隐私担忧。

众所周知，知情和关爱会降低诉讼的风险[45]。日记的目的是用一种关爱的方式来关心和告知，因此效果也是积极的。目前为止尚无关于日记的诉讼记录。关于如何处理这些风险管理问题或获取有关日记的家庭教育材料的说明可在 http://www.icu-diary.org/diary/start.html 获取。

C：镇痛与镇静的选择

越来越多的证据支持浅镇静。Vincent 提出了 eCASH 理念[46]，包括使用镇痛药物使早期舒适化、最小化镇静以及最大化人文关怀。人文关怀需要以个人和家庭为中心。在 eCASH 中，鼓励患者家属在场以增加患者的舒适感，并帮助家属适应和安慰他们的亲人。临床团队可以考虑这种方法。

一项对 373 名机械通气患者进行的随机临床试验发现，按患者要求播放音乐可以减少焦虑，也可以减少所需的镇静药物总剂量[47]。虽然本研究的干预是由音乐治疗师进行的，但可以合理地推断，家属可以帮助寻找和播放对患者有益的音乐。

B：自主唤醒试验和自主呼吸试验

在自主呼吸试验（SBT）中，家属是一种重要而未得到充分利用的资源。家属可以进行呼吸护理，特别是在这些试验期间提供帮助[48]。家属可以在 SBT 期间使用分散注意力的方法来解决患者的焦虑。在这种情况下，音乐可能也有好处：一项在 SBT 中使用音乐的研究发现，音乐可以减少焦虑，降低脉率和呼吸频率[49]。

A：疼痛的评估、预防和管理

一项儿科的大规模系统综述发现，可以利用分散注意力、催眠和预先准备来减轻操作性疼痛[50]。ICU 儿科患者和成人患者的家属都可以接受培训，为他们的亲人提供以上帮助。在操作过程中，家属在场可使患者舒适和安心，并可能帮助临床医生安全地完成床旁操作。虽然目前支持证据尚少，但同时也基本没有反对的证据，所以这种方法可以在 ICU 儿科患者和成人患者中实施[51]。

家属和 ICU 出院患者的康复轨迹

家属是患者危重病前后的照护者，并通过持续的护理发挥作用[34]。家属在决定患者肢体功能限制是否进一步发展为残疾方面发挥了关键作用[52]。在关于卒中的文献中可以找到相关案例，更强的家庭支持与患者全身功能改善的结果相关[53]。同样，在 ICU 之外，家庭支持是防止痴呆患者长期住院的关键因素[54]。

很大一部分甚至可能是绝大多数危重症幸存者需要家属成员的照料帮助[55]。家庭在长期结局中起着至关重要的作用，因此我们对他们在 ICU 出院后所面临的挑战进行预测尤为重要。如上所述，家属遭受的一系列心理疾病，称为 PICS-F。家庭会因照顾尚在人世的亲属而遭受经济上的影响。为了满足一些需求，家属常需离职、换工作或减少工作时间[55,56]。我们需要预测这种压力，以便最大限度地扩展患者的康复轨迹。

小结

要使 ICU 解放运动集束化管理的获益最大化，需要对家属的参与进行周全的考虑。家庭参与本身不只是一个目标，它旨在改善每个环节的结局以及长期结局。

参考文献

［1］ Johnson CC，Suchyta MR，Darowski ES，et al. Psychological sequelae in family caregivers of critically-Ⅲ intensive care unit patients：a systematic review. *Annals of the American Thoracic Society.* 2019；16：894 – 909.

[2] Glick DR, Motta M, Wiegand DL, et al. Anticipatory grief and impaired problem solving among surrogate decision makers of critically ill patients：a cross-sectional study. *Intensive and Critical Care Nursing.* 2018；49：1 – 5.

[3] Netzer G, Sullivan DR. Recognizing, naming, and measuring a family intensive care unit syndrome. *Annals of the American Thoracic Society.* 2014；11：435 – 441.

[4] Davidson JE, G N. Family response to critical illness. In：Bienvenu OJ, Jones C, RO H, eds. *Psychological and Cognitive Impact of Critical Illness.* New York, NY：Oxford University Press；2017：191 – 209.

[5] Needham DM, Davidson J, Cohen H, et al. Improving long-term outcomes after discharge from intensive care unit：report from a stakeholders' conference. *Crit Care Med.* 2012；40：502 – 509.

[6] Davidson JE, McDuffie M, Campbell K. Family Centered Care. In：Goldsworthy S, Kleinpell R, Speed GE, eds. *International Best Practices in Critical Care.* Dayboro, Queensland：World Federation of Critical Care Nursing；2017：311 – 368.

[7] Davidson JE, Aslakson RA, Long AC, et al. Guidelines for Family-Centered Care in the Neonatal, Pediatric, and Adult ICU. *Crit Care Med.* 2017；45：103 – 128.

[8] Boissy AR. Patient engagement vs. patient experience. 2017；https：// catalyst. nejm. org/patient-engagement-vspatient-experience/. Accessed December 9, 2019.

[9] Morandi A, Brummel NE, Ely EW. Sedation, delirium and mechanical ventilation：the "ABCDE" approach. *Curr Opin Crit Care.* 2011；17：43 – 49.

[10] AACN. PEARL：Implementing the ABCDE Bundle at the Bedside. AACN PEARL 2010；http：// www. aacn. org/pearl. Accessed July 16, 2013.

[11] ICU Liberation. 2015；http：// www. sccm. org/Research/Quality/Pages/ICU-Liberation. aspx. Accessed October 9, 2015.

[12] Davidson JE. Facilitated sensemaking a strategy and new middle-range theory to support families of intensive care unit patients. *Crit Care Nurse.* 2010；30：28 – 39.

[13] Davidson JE, Daly BJ, Agan D, et al. Facilitated sensemaking：testing of a mid-range theory of family support. *Communicating Nursing Research.* 2009；42：353 – 353.

[14] Davidson JE, Zisook S. Implementing family-centered care through facilitated sensemaking. *AACN Adv Crit Care.* 2017；28：200 – 209.

[15] Davidson JE, Daly BJ, Agan D, et al. Facilitated sensemaking：a feasibility study for the provision of a family support program in the intensive care unit. *Critical Care Nursing Quarterly.* 2010；33：177 – 189.

[16] Strathdee SA, Hellyar M, Montesa C, JE. D. The power of family engagement in rounds：an exemplar with global outcomes. *Crit Care Nurse.* 2019；39：14 – 20.

[17] Skoog M, Milner KA, Gatti-Petito J, Dintyala K. The impact of family engagement on anxiety levels in a cardiothoracic intensive care unit. *Crit Care Nurse.* 2016；36：84 – 89.

[18] Rosa RG, Tonietto TF, da Silva DB, et al. Effectiveness and safety of an extended ICU visitation model for delirium prevention：a before and after study. *Criti Care Med.* 2017；45：1660 – 1667.

[19] Verceles AC, Corwin DS, Afshar M, et al. Half of the family members of critically ill patients experience excessive daytime sleepiness. *Intensive Care Med.* 2014；40：1124 – 1131.

[20] Davidson J, Graham P, Montross-Thomas L, et al. Code lavender：cultivating intentional acts of kindness in response to stressful work situations. *EXPLORE (NY).* 2017；13：181 – 185.

[21] Thompson DR, Hamilton DK, Cadenhead CD, et al. Guidelines for intensive care unit design. *Crit Care Med.* 2012；40：1586 – 1600.

［22］Gill M, Bagshaw SM, McKenzie E, et al. Patient and Family Member-Led Research in the Intensive Care Unit：A Novel Approach to Patient-Centered Research. *PloS One.* 2016；11：e0160947.

［23］Torke AM, Wocial LD, Johns SA, et al. The family navigator：a pilot intervention to support intensive care unit family surrogates. *Am J Crit Care.* 2016；25：498－507.

［24］Curtis JR, Treece PD, Nielsen EL, et al. Randomized trial of communication facilitators to reduce family distress and intensity of end-of-life care. *Am J Respir Crit Care Med.* 2016；193：154－162.

［25］White DB, Angus DC, Shields A-M, et al. A randomized trial of a family-support intervention in intensive care units. *N Engl J Med.* 2018；378：2365－2375.

［26］Davidson JE. Family presence on rounds in neonatal, pediatric, and adult intensive care units. *Ann Am Thorac Soc.* 2013；10：152－156.

［27］Seaman JB, Arnold RM, Scheunemann LP, et al. An integrated framework for effective and efficient communication with families in the adult intensive care unit. *Ann Am Thorac Soc.* 2017；14：1015－1020.

［28］Curtis JR, White DB. Practical guidance for evidencebased ICU family conferences. *Chest.* 2008；134：835－843.

［29］Lautrette A, Darmon M, Megarbane B, et al. A communication strategy and brochure for relatives of patients dying in the ICU. *N Engl J Med.* 2007；356：469－478.

［30］Mistraletti G, Umbrello M, Mantovani ES, et al. A family information brochure and dedicated website to improve the ICU experience for patients' relatives：an Italian multicenter before-and-after study. *Intensive Care Med.* 2017；43：69－79.

［31］Breisinger L, Macci Bires A, Cline TW. Stress reduction in postcardiac surgery family members. *Crit Care Nurs Q.* 2018；41：186－196.

［32］Wilson ME, Krupa A, Hinds RF, et al. A video to improve patient and surrogate understanding of cardiopulmonary resuscitation choices in the ICU：a randomized controlled trial. *Crit Care Med.* 2015；43：621－629.

［33］Rukstele CD, Gagnon MM. Making strides in preventing ICU-acquired weakness：involving family in early progressive mobility. *Crit Care Nurs Q.* 2013；36：141－147.

［34］Haines K. Rehabilitation. In：Netzer G, ed. *Families in the ICU：A Guide to Understanding, Engaging, and Supporting at the Bedside.* New York, NY：Springer Press；2018：343－356.

［35］Lai C-C, Chou W, Chan K-S, et al. Early mobilization reduces duration of mechanical ventilation and intensive care unit stay in patients with acute respiratory failure. *Arch Phys Med Rehabil.* 2017；98：931－939.

［36］Bull MJ. Delirium in older adults attending adult day care and family caregiver distress. *Int J Older People Nurs.* 2011；6：85－92.

［37］Schmitt EM, Gallagher J, Albuquerque A, et al. Perspectives on the delirium experience and its burden：common themes among older patients, their family caregivers, and nurses. *Gerontologist.* 2019；59：327－337.

［38］Rosa RG, Tonietto TF, da Silva DB, et al. Effectiveness and safety of an extended ICU visitation model for delirium prevention：a before and after study. *Criti Care Med.* 2017；45：1660－1667.

［39］Rosa RG, Falavigna M, da Silva DB, et al. Effect of flexible family visitation on delirium among patients in the intensive care unit：the ICU visits randomized clinical trial. *JAMA.* 2019；322：216－228.

［40］Pun BT, Balas MC, Davidson J. Implementing the 2013 PAD guidelines：top ten points to consider. *Semin Respir Crit Care Med.* 2013；34：223－235.

［41］Rosgen B, Krewulak K, Demiantschuk D, et al. Validation of caregiver-centered delirium detection tools：a systematic review. *J Am Geriatr Soc.* 2018；66：1218－1225.

［42］Krewulak KD, Sept BG, Stelfox HT, et al. Feasibility and acceptability of family administration of delirium detection tools in the intensive care unit：a patient-oriented pilot study. *CMAJ Open.* 2019；7：E294－E299.

［43］ Black G. *Gyroscope：A Survival of Sepsis.* Infinity Publishing；2011.

［44］ McIlroy PA，King RS，Garrouste-Orgeas M，Tabah A，M. R. The effect of ICU diaries on psychological outcomes and quality of life of survivors of critical illness and their relatives：a systematic review and meta-analysis. *Crit Care Med.* 2019；47：273－279.

［45］ Lambert BL，Centomani NM，Smith KM，et al. The "Seven Pillars" response to patient safety incidents：effects on medical liability processes and outcomes. *Health Services Research.* 2016；51：2491－2515.

［46］ Vincent J-L. Optimizing sedation in the ICU：the eCASH concept. *Signa Vitae.* 2017；13（suppl 3）：10－13.

［47］ Chlan LL，Weinert CR，Heiderscheit A，et al. Effects of patient-directed music intervention on anxiety and sedative exposure in critically ill patients receiving mechanical ventilatory support：a randomized clinical trial. *JAMA.* 2013；309：2335－2344.

［48］ Linehan DL，Netzer G. Respiratory therapy and family engagement in the intensive care unit. In：Netzer G，ed. *Families in the ICU：A Guide to Understanding，Engaging，and Supporting at the Bedside.* New York，NY：Springer Press；2018：315－326.

［49］ Hunter BC，Oliva R，Sahler OJZ，et al. Music therapy as an adjunctive treatment in the management of stress for patients being weaned from mechanical ventilation. *J Music Ther.* 2010；47：198－219.

［50］ Uman LS，Chambers CT，McGrath PJ，et al. Psychological interventions for needle-related procedural pain and distress in children and adolescents. *Cochrane Database Syst Rev.* 2006；（4）：CD005179.

［51］ Beesley SJ，Hopkins RO，Francis L，et al. Let them in：family presence during intensive care unit procedures. *Ann Am Thorac Soc.* 2016；13：1155－1159.

［52］ Iwashyna TJ，Netzer G. The burdens of survivorship：an approach to thinking about long-term outcomes after critical illness. *Semin Respir Crit Care Med.* 2012；33：327－338.

［53］ Tsouna-Hadjis E，Vemmos KN，Zakopoulos N，et al. First-stroke recovery process：the role of family social support. *Arch Phys Med Rehabil.* 2000；81：881－887.

［54］ Hebert R，Dubois M-F，Wolfson C，et al. Factors associated with long-term institutionalization of older people with dementia：data from the Canadian study of health and aging. *J Gerontol A Biol Sci Med Sci.* 2001；56：M693－M699.

［55］ Chelluri L，Im KA，Belle SH，et al. Long-term mortality and quality of life after prolonged mechanical ventilation. *Crit Care Med.* 2004；32：61－69.

［56］ Griffiths J，Hatch RA，Bishop J，et al. An exploration of social and economic outcome and associated healthrelated quality of life after critical illness in general intensive care unit survivors：a 12-month follow-up study. *Crit Care.* 2013；17：R100.

第 8 章　良好睡眠对危重症患者恢复的重要性

Gerald Weinhouse，and Yoanna Skrobik 著

朱　俊，高国一 译

【目的】

■ 阐述良好睡眠对于危重症患者恢复的重要性；

■ 综述危重症和 ICU 环境对患者睡眠的影响；

■ 描述评估和记录患者睡眠的方法；

■ 总结《PADIS 指南》以改善 ICU 中的睡眠。

【关键词】 快速眼动（REM）睡眠，非快速眼动（NREM）睡眠，谵妄，昼夜节律，炎症，免疫，睡眠时相延迟

危重症患者正在为生存而战。众所周知，优化患者的生理参数（就像我们在休克状态下稳定血压一样）可以改善患者的结局，是助力患者战胜疾病的重要保证。

睡眠对人类至关重要，事实上，对生活本身也很重要，但我们对睡眠作用的理解仍然有限。睡眠是一种生物学功能，在所有生物的进化过程中都存在。除了作为一种生理需求外，睡眠还是表现力、集中力、注意力和认知能力的重要决定因素。

近年来，我们对一些生理系统对于睡眠的依赖程度以及睡眠不足对大脑健康、心理健康和其他器官系统正常功能的短期和长期影响有了更深入的了解。本章旨在总结这些发现，讨论睡眠对于危重症患者的重要性，并总结 SCCM 新版《PADIS 指南》关于 ICU 患者睡眠的相关内容。

正常睡眠

正常睡眠包括 2 个不同的阶段：快速眼动（rapid eye movement，REM）睡眠和非快速眼动（non-rapid eye movement，NREM）睡眠。NREM 睡眠可进一步分为浅睡眠和深睡眠；它们的"正常"比例在人的一生中会有所不同，随着年龄的增长，深度 NREM 睡眠会减少。然而，REM 睡眠在整个成年期都保持不变，占睡眠时间的 20%～25%。REM 睡眠大约每 90 分钟重复一次，并且在睡眠期间持续增加。

我们的睡眠 - 觉醒周期主要由两个生理系统控制[1]。其一，昼夜节律，即生物钟，是我们在睡眠时适应外部环境的机制，主要受光的影响。这种节律使得我们在傍晚和深夜产生睡意，在上午和清晨保持清醒。松果体褪黑激素的分泌和抑制在这个过程中是不可或缺的。其二，体内平衡机制也是影响睡眠的主要决定因素，即我们清醒的时间越长，睡眠的压力就越大。在一段时间的

睡眠不足后，睡眠倾向可能是压倒性的。腺苷在这项平衡机制中起主要作用[2]。

生活中人们睡眠不足的情况十分普遍。10%～20%的成年人受失眠症的困扰，而造成失眠症的原因也各有不同[3]。阻塞性睡眠呼吸暂停则是其中之一，其发生的概率随着年龄的增长而增加，成年男性和成年女性的概率分别为3%～7%和2%～5%[4]。失眠或有其他睡眠障碍的患者很难获得良好的睡眠，因而他们处于危重症状态时患睡眠障碍的风险更大[5,6]。

ICU 患者的睡眠

危重症患者往往睡眠不佳，很多从 ICU 康复后的患者反映 ICU 内的睡眠状况很差[7,8]。有些患者认为这和疼痛以及无法交流一样难以忍受。

在 ICU 中，即使患者的睡眠时间在 24 小时周期内与平时一样多，睡眠碎片化（中断）和睡眠阶段（REM 睡眠和深度 NREM 睡眠）剥夺也很常见[9]。

ICU 环境、药物（许多会抑制 REM 睡眠和深度 NREM 睡眠）和危重症本身都会导致睡眠中断（表 8 - 1）。此外，ICU 环境中的光线、环境因素和治疗相关因素会破坏昼夜节律。例如开灯采血这类看似无害的事件可能会影响昼夜节律和睡眠质量[10,11]。

睡眠时相延迟是危重症患者昼夜节律和稳态系统失调的典型表现形式[12]，这意味着睡眠开始时间延后，并且睡眠持续时间延长。而与昼夜节律和稳态触发因素失调相关的睡眠时相紊乱，如轮班工作，则会对健康产生不利影响，包括葡萄糖耐量降低和胰岛素抵抗[13,14]。

表 8 - 1　常用药物对睡眠的影响

药物类	对 REM 的影响	对 NREM 的影响	其他
抗抑郁药	减少	增加 N2，对 N3 产生可变影响	曲唑酮可能会增加 N3
苯二氮䓬类	减少	增加 N2	
α - 受体激动剂	减少	增加 N3	危重症患者中未显示 N3 增加
阿片类药物	减少	减少 N3	
典型抗精神病药	轻度下降	轻度增加	
非典型抗精神病药	减少（奥氮平除外）	增加 N3 （喹硫平除外）	
皮质类固醇	减少	减少 N3	
β - 受体阻滞剂	减少		
升压药	减少	减少	
褪黑激素	没有效果	对 N2 或 N3 没有影响	

除非另有说明，上述均是对健康志愿者睡眠结构的影响。大多数药物尚未在危重症患者中进行研究。

缩写：N2，轻度睡眠；N3，深度睡眠，"慢波"睡眠；NREM，非快速眼动睡眠；REM，快速眼动睡眠。

更复杂的是，睡眠和清醒的行为表现可能与危重症患者的电生理数据不一致[15,16]。常用特定脑电图（EEG）信号来判断患者的清醒和睡眠阶段。在 ICU 中，看起来清醒的患者可能符合 EEG 睡眠标准（病理性清醒）。相反，那些看起来睡着的人可能有清醒的脑电图表现（非典型睡眠）。一些患者还缺乏第 2 阶段睡眠的特征性脑电图征象，比如睡眠纺锤波和 K - 复合波。这些信号对于判断患者的意识很重要，因为睡眠纺锤波和脑电波的正常电信号是信息处理的关键组成部分[17]。

患者出院后，在 ICU 经历的睡眠不佳通常会持续很长时间[18]。有些患者可能至少有几个月甚至几年仍难以入睡，从而影响他们的生活质量，并可能影响他们的恢复。慢性睡眠剥夺是一种压力源，会对情绪、认知以及自主神经和代谢调节产生影响[19]。

睡眠的作用和睡眠缺失的后果

1924 年脑电图技术的发现使得建立睡眠和睡眠阶段的生理定义成为可能。经过 70 年的研究，人们对睡眠的作用以及睡眠不足对健康的影响有了更深入的了解。

睡眠、记忆和认知

众所周知，睡眠会影响记忆。健康的睡眠可以实现选择性记忆和选择性遗忘，两者相结合就是人的学习能力[20]。NREM 睡眠对于处理基于事实的记忆是最重要的，REM 睡眠对于情绪记忆的形成和为这些记忆提供背景是不可或缺的[21]。

由于危重症患者的睡眠改变和 ICU 谵妄具有共同的临床表现，包括认知、记忆和情绪的改变，因此难免会认为异常睡眠可能导致谵妄。深度 NREM 睡眠和 REM 睡眠的缺失已在睡眠紊乱与认知和心理健康异常之间的双向关系的研究中得到描述[22]。这种关联使人们猜测，在危重症患者中观察到的 NREM 睡眠和 REM 睡眠异常可能会使 ICU 患者更容易出现谵妄的临床表现。这种关联尚未得到证实，因为在 ICU 环境中准确捕捉谵妄和睡眠信息都具有挑战性[23,24]。尽管一些研究将睡眠中断与特定人群的谵妄相关联，但其相关性并未得到广泛证实。也有观察性研究表明，通过控制睡眠干扰因素促进睡眠似乎与谵妄的发生率较低有关，但干预后睡眠效率的提高仅在一项研究中是很明显的[25-27]。此外，临床所认为的最常见的睡眠干扰因素（如疼痛、不适、焦虑、恐惧、噪音、护理活动）仅在患者所述导致睡眠质量差的因素中占 33%～43%。这表明，尽管集束化管理措施可能有帮助，但 ICU 环境改造之外的其他因素也可能起作用。谵妄预防和睡眠促进措施应根据患者偏好和家庭睡眠模式个体化地执行。

睡眠和大脑健康

在小鼠中，中枢神经系统代谢废物的清除会在睡眠期间增强[28]，这是一种类似于淋巴系统的途径，即类淋巴系统（胶质淋巴系统），通过神经胶质细胞收缩，细胞外空间扩大以促进睡眠期间的废物清除。该系统已证实对清除潜在毒性蛋白（如淀粉样蛋白）是很重要的。这些机制是否存在于人类中，以及"清理垃圾"与短期或长期认知能力之间是否存在任何关系，目前尚不清楚。

睡眠、炎症和免疫

体内依赖睡眠和昼夜节律的过程都会调节炎症[29]。此外，睡眠调节适应性免疫，后者利用免疫记忆并应对微生物挑战。睡眠还调节固有免疫，即对微生物上发现的原始抗原作出反应[30]。即使是一个晚上或晚上部分时间的睡眠不足或睡眠碎片化，也会加剧炎症反应，并降低固有免疫和适应性免疫反应。目前还没有研究证实 ICU 患者睡眠缺失的程度是否与脓毒症患者的生存率或二次感染的发生率相关。

相反，炎症介质会影响血脑屏障的通透性。值得注意的是，中枢神经系统在危重症期间是否会增加暴露于炎症介质的概率以及药物作用是否会改变睡眠质量或认知，目前正在引发猜测和科学研究[31]。

睡眠与新陈代谢

我们的基础代谢率在正常睡眠期间下降约 15%，到早晨达到最低水平，睡眠期间的蛋白质合成相对于清醒时有所提高[32,33]。这就是睡眠为什么被认为具有恢复功能的原因之一。

新陈代谢调节激素（如胰岛素）的反应在一晚的睡眠不足后就会变得迟钝[34,35]。危重症患者经历的睡眠不足是否与临床高血糖有关[36]，目前尚不清楚。

如何在 ICU 中改善睡眠?

临床医生必须尊重患者对舒适睡眠的看法和需求。我们有责任在患者病情允许的范围内尽量减少医源性睡眠干扰。

睡眠评估和记录

帮助危重症患者入睡首先需要询问他们在健康时的睡眠情况。我们建议评估患者的正常睡眠时间、助眠剂使用，以及之前对睡眠障碍的诊断情况（表 8 - 2）。ICU 内的一些干预措施可能会加重基础疾病（例如，在未治疗的阻塞性睡眠呼吸暂停中，阿片类药物和苯二氮䓬类药物会加重气道阻塞），这体现了记录睡眠相关疾病的重要性。

每日重新评估患者睡眠对于评估睡眠护理计划的效果并确定是否需要重新调整是必要的（表 8 - 2）。工作人员应询问患者有关睡眠干扰因素的情况，并确定是否可以将其减少到最低限度。睡眠时间和质量可以通过诸如 Richards - Campbell 睡眠问卷等工具进行评估。然而，评估者对患者睡眠 - 觉醒时间的观察可能不准确[37,38]。

表 8 - 2　睡眠评估的建议要素

1. ICU 患者入院时的睡眠评估
▢ 正常睡眠时间（就寝时间/起床时间、睡眠小时数、醒来次数）
▢ 睡眠综合征，即失眠、睡眠呼吸暂停、不宁腿综合征等。
▢ 使用助眠剂：非药物（音乐、风扇、持续气道正压通气、眼罩、白噪声等）、药物（非处方药，如褪黑激素或处方药）
2. ICU 患者每日睡眠评估
a.　　　0　　　2　　　4　　　6　　　8　　　10 夜间睡眠质量最差　　　　　　　　　　　　　　　　　夜间睡眠质量最佳 以下什么因素吵醒了你? 疼痛 焦虑 噪音 灯光 工作人员 其他

续表

b. Richards – Campbell 睡眠问卷

在每个问题的答案行上打一个"×"。把你的"×"放在答案行中你觉得最能描述你昨晚睡眠情况的任何地方。

1. 我昨晚的睡眠是：

深睡眠＿＿＿＿＿＿＿＿＿＿＿＿＿＿＿＿＿＿＿＿＿＿＿＿＿＿浅睡眠

2. 昨晚，第一次入睡时，我：

几乎立刻入睡＿＿＿＿＿＿＿＿＿＿＿＿＿＿＿＿＿＿＿＿＿一直无法入睡

3. 昨晚我：

很少醒来＿＿＿＿＿＿＿＿＿＿＿＿＿＿＿＿＿＿＿＿＿＿＿＿彻夜未眠

4. 昨晚，当我醒来或被吵醒时，我：

立刻又睡着了＿＿＿＿＿＿＿＿＿＿＿＿＿＿＿＿＿＿＿＿＿无法再次入睡

5. 我将昨晚的睡眠描述为：

睡得很好＿＿＿＿＿＿＿＿＿＿＿＿＿＿＿＿＿＿＿＿＿＿＿＿睡得不好

非药物干预

人类在压力环境中往往会保持警惕。在与压力相关的神经生物学变化如何影响睡眠的研究中，提出了识别可逆压力源和安抚患者的原则。了解患者的正常睡眠模式可以帮助制订个性化的护理计划以促进睡眠。例如，在评估患者偏好的研究中，一些患者因听到附近有声音而感到放心，而其他患者则更喜欢安静，这体现了个人偏好的多样性。大量研究表明非药物干预有助于改善 ICU 患者的睡眠[24]。

提供一个安全、舒适的睡眠环境，最大限度地减少噪音、光线和与护理相关的干扰，是现在 ICU 护理的标准。通过提供耳塞和眼罩来减轻噪音或开放式环境的影响。在没有诊断检测和护理干预的情况下允许不间断的休息应该是常规的，除非患者的情况不允许。必须优化疼痛评估和有效镇痛。促进患者身心放松的策略应是个性化的，包括护士或家属提供的前臂压力放松技术、按摩治疗、意象导引或虚拟现实、温暖或加厚的毯子、音乐或白噪音[39-43]。由于在 ICU 患者描述的睡眠干扰因素中，制动或活动受限、担心、焦虑和恐惧的比例很高，因此解决这些因素也可能有利于睡眠。

药物干预

使用药物干预来促进睡眠的要求通常是由床旁工作人员提出的，患者及其家属也可能会提出使用促进睡眠的药物的要求。诱导或保持睡眠的药物干预尚未在危重症患者中得到充分研究。ICU 患者是使用药物最多的住院患者之一，许多干预措施（如强心剂、糖皮质激素）会间接干扰睡眠或昼夜节律（表 8–1）。在这种情况下使用药物可能会产生意想不到的后果而无法达到预期目标，如下所述。

有三项试验评估了褪黑素对危重症患者睡眠的改善作用[44-46]。这些研究受限于规模小和睡眠评估方法，没有使用多导睡眠图。因为这些研究存在偏倚，所指出的褪黑素的睡眠改善作用也会相应地打折扣。虽然褪黑素的成本很低，但其不受管制的生产意味着其质量控制无法确定。最近一项研究表明，北美的商业产品中褪黑素含量是其标记的 $-83\%\sim+478\%$ [47]。因此，《PADIS 指南》没有提出赞成或反对使用褪黑素的建议。然而，由于它的副作用比其他药理学睡眠辅助药物所描述的要小，褪黑素在临床上也得到了部分使用。

雷美替胺（Ramelteon）是一种 FDA 批准的褪黑素受体激动剂，与褪黑激素相似，很少报道有不良事件发生。但最近有研究提出了与其改善睡眠和减少谵妄的功效相互矛盾的结果[48,49]。

镇静剂改善睡眠的理念与在非 ICU 和 ICU 环境中的大量证据相左，这些证据表明，所有 γ-氨基丁酸（GABA）激动剂类药物（即苯二氮䓬类药物、丙泊酚）都抑制深度 NREM 睡眠和 REM 睡眠[50-52]。因此，对于危重症患者，不推荐或不考虑为了改善睡眠质量而特别使用镇静剂。

然而，如果夜间需要药物镇静来控制躁动或焦虑，那么右美托咪定（一种 α_2-受体激动剂）可能是危害最小的镇静剂选择。在健康志愿者中，右美托咪定可能会增加"仿生"深度 NREM 睡眠，从而导致 REM 睡眠的代偿性减少[53,54]。在对危重症患者的少量研究中，基线睡眠结构几乎是异常的，没有观察到这种深度 NREM 睡眠的增加[55-57]。然而，夜间注射右美托咪定（晚上 10 点至早上 6 点）可增加第二阶段 NREM 睡眠，并可能降低谵妄的发生率[58]。其余睡眠辅助药物，包括典型和非典型抗精神病药、抗组胺药和抗抑郁药，还没有在危重症患者中开展研究，它们的使用必须与其许多潜在的不利影响相权衡。

《PADIS 指南》：促进重症成年患者睡眠建议的总结

2018 年版《PADIS 指南》[24]是第一个包含睡眠部分的指南。该指南对现有文献进行了严格的审查，并以此编纂基于证据的建议。建议摘要如下：

1. 建议使用降噪和减光策略来改善危重症患者的睡眠（有条件的推荐）。

2. 建议在夜间使用辅助控制通气（相对于压力支持通气）来改善危重症患者的睡眠（有条件的推荐）。

评论：虽然在几项小型研究中辅助控制可能是一种更好的睡眠通气模式，但不建议增加镇静以实现辅助控制通气。

3. 不建议使用褪黑素来改善危重症患者的睡眠（有条件的推荐）。

4. 不建议在夜间使用右美托咪定来改善睡眠。

评论：如果一个血流动力学稳定的重症患者需要夜间注射镇静剂，右美托咪定可能是一个合理的选择，因为它对睡眠结构的干扰较小。

5. 建议不要使用丙泊酚来改善危重症患者的睡眠（有条件的推荐）。

6. 建议在危重症患者中使用促进睡眠的多因素协同方案（有条件的推荐）。

小结

* 睡眠对健康和生理系统的最佳功能是至关重要的。
* 病情和 ICU 环境导致危重症患者睡眠不佳。
* 睡眠不足可能是导致一些 ICU 不良事件发生的可改变的风险因素。
* 改善 ICU 患者的睡眠，需要了解患者的正常睡眠情况，营造有利于睡眠的环境，保证足够的

不间断睡眠时间，尽可能避免医源性睡眠干扰因素（如某些药物），并每天评估患者睡眠。

- 对我们而言，睡觉是为了更好地学习、记忆、恢复，在身体和心理上得到治愈，并保护自己免受大大小小的侵害。对于脆弱的危重症患者而言，保证良好的睡眠至少应该成为以患者为中心的医护工作的必要组成部分。

参考文献

［1］ Borbely AA, Daan S, Wirz-Justice A, et al. The two process model of sleep regulation：a reappraisal. *J Sleep Res.* 2016；25：131 – 143.

［2］ Holst SC, Landolt HP. Sleep homeostasis, metabolism, and adenosine. *Curr Sleep Med Rep.* 2015；1：27 – 37.

［3］ Ohayon MM, Reynolds CF III. Epidemiological and clinical relevance of insomnia diagnosis algorithms according to the DSM-IV and the International Classification of Sleep Disorders（ICSD）. *Sleep Med.* 2009；10：952 – 960.

［4］ Garvey JF, Pengo MF, Drakotos P, et al. Epidemiological aspects of obstructive sleep apnea. *J Thorac Dis.* 2015；7Z：Z920 – 929.

［5］ Bihari S, McEvoy RD, Woodman RJ, et al. Factors affecting sleep quality of patients in intensive care unit. *J Clin Sleep Med.* 2012；8：301 – 307.

［6］ Kamdar BB, Needham DM, Collop NA. Sleep deprivation in critical illness. *J Intensive Care Med.* 2012；27：97 – 111.

［7］ Rotondi A, Lakshmipathi C, Sirio C, et al. Patients' recollections of stressful experiences while receiving prolonged mechanical ventilation in an intensive care unit. *Crit Care Med.* 2002；30：746 – 752.

［8］ Novaes MA, Knobel E, Bork AM, et al. Stressors in ICU：perception of the patient, relatives and health care team. *Intensive Care Med.* 1999；25：1421 – 1426.

［9］ Pisani MA, Friese RS, Gehlbach BK, et al. Sleep in the intensive care unit. *Am J Respir Crit Care Med.* 2015；191：731 – 738.

［10］ Jaiswal SJ, Garcia S, Owens RL. Sound and light levels are similarly disruptive in ICU and non-ICU wards. *J Hosp Med.* 2017；12：798 – 804.

［11］ Altman MT, Pulaski C, Mburu F, et al. Non-circadian signals in the intensive care unit：point prevalence morning, noon and night. *Heart Lung.* 2018；47：610 – 615.

［12］ Gehlbach BK, Chapotot F, Leproult R, et al. Temporal disorganization of circadian rhythmicity and sleep-wake regulation in mechanically ventilated patients receiving continuous intravenous sedation. *Sleep.* 2012；35：1105 – 1114.

［13］ Evans JA, Davidson AJ. Health consequences of circadian disruption in humans and animal models. *Prog Mol Biol Transl Sci.* 2013；119：283 – 323.

［14］ Depner CM, Stothard ER, Wright KP Jr. Metabolic consequences of sleep and circadian disorders. *Curr Diab Rep.* 2014；14：507.

［15］ Drouot X, Roche-Campo F, Thille AW, et al. A new classification for sleep analysis in critically ill patients. *Sleep Med.* 2012；13：7 – 14.

［16］ Watson PL, Pandharipande P, Gehlbach BK, et al. Atypical sleep in ventilated patients：empirical electroencephalography findings and the path toward revised ICU sleep scoring criteria. *Crit Care Med.* 2013；41：1958 – 1967.

［17］ Cairney SA, Guttensen AV, El Marj N, et al. Memory consolidation is linked to spindle-mediated information processing during sleep. *Curr Biol.* 2018；28：948 – 954.

［18］ Altman MT, Knauert MP, Pisani MA. Sleep disturbance after hospitalization and critical illness：a systematic review. *Ann Am Thorac Soc.* 2017；14：1457－1468.

［19］ Medic G，Wille M，Hemels MEH. Short-and long-term consequences of sleep disruption. *Nat Sci Sleep.* 2017；9：151－161.

［20］ Poe GR. Sleep is for forgetting. *J Neurosci.* 2017；37：464－473.

［21］ Murkar ALA，De Koninc J. Consolidative mechanisms of emotional processing in REM sleep and PTSD. *Sleep Med Rev.* 2018；41：173－184.

［22］ Anderson KN，Bradley AJ. Sleep disturbance in mental health problems and neurodegenerative disease. *Nat Sci Sleep.* 2013；5：61－75.

［23］ Devlin JW，Fraser GL，Joffe AM，et al. The accurate recognition of delirium in the ICU：the emperor's new clothes？ *Intensive Care Med.* 2013；39：2196－2199.

［24］ Devlin JW，Skrobik Y，Gelinas C，et al. Clinical practice guidelines for the prevention and management of pain，agitation/sedation，delirium，immobility，and sleep disruption in adult patients in the ICU. *Crit Care Med.* 2018；46：e825－e873.

［25］ Kamdar BB，King LM，Collop NA，et al. The effect of a quality improvement intervention on perceived sleep quality and cognition in a medical ICU. *Crit Care Med.* 2013；41：800－809.

［26］ Patel J，Baldwin M，Bunting P，et al. The effect of a multicomponent multidisciplinary bundle of interventions on sleep and delirium in medical and surgical intensive care patients. *Anaesthesia.* 2014；69：540－549.

［27］ Flannery AH，Oyler DR，Weinhouse GL. The impact of interventions to improve sleep on delirium in the ICU：a systematic review and research framework. *Crit Care Med.* 2016；44：2231－2240.

［28］ Xie L，Kang H，Xu Q，et al. Sleep drives metabolite clearance from the adult brain. *Science.* 2013；342：373－377.

［29］ Irwin MR. Why sleep is important for health：a psychoneuroimmunology perspective. *Annu Rev Psychol.* 2015；66：143－172.

［30］ Irwin MR，Opp MR. Sleep health：reciprocal regulation of sleep and innate immunity. *Neuropsychopharmacol Rev.* 2017；42：129－155.

［31］ Roberts DJ，Hall RI. Drug absorption，distribution，metabolism and excretion considerations in critically ill adults. *Expt Opin Drug Metab Toxicol.* 2013；9：1067－1084.

［32］ Brebbia DR，Altshuler KZ. Oxygen consumption rate and electroencephalographic stage of sleep. *Science.* 1965；150：1621－1623.

［33］ Goldberg GR，Prentice AM，Davies HL，et al. Overnight and basal metabolic rates in men and women. *Eur J Clin Nutr.* 1988；42：137－144.

［34］ Sharma S，Kavuru M. Sleep and metabolism：an overview. *Int J Endocrinol.* 2010；2010：270832.

［35］ VanHelder T，Symons JD，Radomski MW. Effects of sleep deprivation and exercise on glucose tolerance. *Aviat Space Environ Med.* 1993；64：487－492.

［36］ Falciglia M，Freyberg RW，Almenoff PL，et al. Hyperglycemia-related mortality in critically ill patients varies with admission diagnosis. *Crit Care Med.* 2009；37：3001.

［37］ Kamdar BB，Shah PA，King LM，et al. Patient-nurse interrater reliability and agreement of the Richards Campbell sleep questionnaire. *Am J Crit Care.* 2012；21：261－269.

［38］ Richardson A，Crow W，Coghill E，et al. A comparison of sleep assessment tools by nurses and patients in critical care. *J Clin Nurs.* 2007；16：1660－1668.

［39］ Harris SJ，Papathanassoglou EDE，Gee M，et al. Interpersonal touch interventions for patients in intensive care. *Nurs Open.* 2018；6：216－235.

［40］ Jagan S，Park T，Papathanassoglou EDE. Effects of massage on outcomes of adult intensive care unit patients：a systematic review. *Nurs Crit Care*. 2019；24：414－419.

［41］ Hadjibalassi M，Lambrinou E，Papastavrou E，et al. The effect of guided imagery on physiological and psychological outcomes of adult ICU patients：a systematic literature review and methodological implications. *Aust Crit Care*. 2018；31：73－86.

［42］ Richards KC. Effect of back massage and relaxation intervention on sleep in critically ill patients. *Am J Crit Care*. 1998；7：288－299.

［43］ Hansen IP，Langhorn L，Dreyer P. Effects of music during daytime rest in the intensive care unit. *Nurs Crit Care*. 2018；23：207－213.

［44］ Bourne RS，Mills GH，Minelli C. Melatonin therapy to improve nocturnal sleep in critically ill patients：encouraging results from a small randomized controlled trial. *Crit Care*. 2008；12：R52.

［45］ Shilo L，Dagan Y，Smorjik Y，et al. Effect of melatonin on sleep quality of COPD intensive care patients：a pilot study. *Chronobiol Int*. 2000；17：71－76.

［46］ Ibrahim MG，Bellomo R，Hart GK，et al. A double blind placebo-controlled randomized pilot study of nocturnal melatonin in tracheostomized patients. *Crit Care Resusc*. 2006；8：187－191.

［47］ Erland LA，Saxena PK. Melatonin natural health products and supplements：presence of serotonin and significant variability of melatonin content. *J Clin Sleep Med*. 2017；13：275－281.

［48］ Nishikimi M，Numaguchi A，Takahashi K，et al. Effect of administration of ramelteon，a melatonin receptor agonist，on the duration of stay in the ICU：a single center randomized placebo-controlled trial. *Crit Care Med*. 2018；46：1099－1105.

［49］ Jaiswal SJ，Vyas AD，Heisel AJ，et al. Ramelteon for prevention of postoperative delirium：a randomized controlled trial in patients undergoing elective pulmonary thromboendarterectomy. *Crit Care Med*. 2019；47：1751－1758.

［50］ Kondili E，Alexopoulou C，Xirouchaki N，et al. Effects of propofol on sleep quality in mechanically ventilated critically ill patients：a physiological study. *Intensive Care Med*. 2012；38：1640－1646.

［51］ Treggiari-Venzi M，Borgeat A，Fuchs-Buder T，et al. Overnight sedation with midazolam or propofol in the ICU：effects on sleep quality，anxiety and depression. *Intensive Care Med*. 1996；22：1186－1190.

［52］ Engelmann C，Wallenborn J，Olthoff D，et al. Propofol versus flunitrazepam for inducing and maintaining sleep in postoperative ICU patients. *Ind J Crit Care Med*. 2014；18：212－219.

［53］ Akeju O，Hobbs LE，Gao L，et al. Dexmedetomidine promotes biomimetic non-rapid eye movement stage 3 sleep in humans：a pilot study. *Clin Neurophysiol*. 2018；129：69－78.

［54］ Akeju O，Kim SE，Vazquez R，et al. Spatiotemporal dynamics of dexmedetomidine-induced electroencephalogram oscillations. *PLoS ONE*. 2016；11：e0163431.

［55］ Alexopoulou C，Kondili E，Diamantaki E，et al. Effects of dexmedetomidine on sleep quality in critically ill patients：a pilot study. *Anesthesiology*. 2014；121：801－807.

［56］ Wu XH，Cui F，Zhang C，et al. Low-dose dexmedetomidine improves sleep quality pattern in elderly patients after noncardiac surgery in the intensive care unit：a pilot randomized controlled trial. *Anesthesiology*. 2016；125：979－991.

［57］ Oto J，Yamamoto K，Koike S，et al. Sleep quality of mechanically ventilated patients sedated with dexmedetomidine. *Intensive Care Med*. 2012；38：1982－1989.

［58］ Skrobik Y，Duprey MS，Hill NS，et al. Low-dose nocturnal dexmedetomidine prevents ICU delirium：a randomized，placebo-controlled trial. *Am J Respir Crit Care Med*. 2018；197：1147－1156.

第 9 章　促进有效采纳 ICU 解放运动集束化管理、评估结局并融入临床实践的策略

Michele C. Balas，Paige Donahue，and Nathan E. Brummel 著

张　征译

【目的】

▨ 提出并评估相应的策略以提升 ICU 解放运动集束化管理的实施；

▨ 明确临床医生在实施 ICU 解放运动集束化管理策略中遇到的常见障碍和促成因素；

▨ 就实践中如何实现充分而可持续性地运用 ICU 解放运动集束化管理策略提供实用的建议。

【关键词】ICU 解放运动集束化管理，实施，促成因素，障碍

仅有知晓是不够的，我们需要付诸实践；单纯空想是不够的，我们必须实干。

——约翰·沃尔夫冈·冯·歌德

这句话对于在 ICU 内努力实施 ICU 解放运动集束化管理的众多积极、明智而富有同情心的临床医生来说是非常正确的（表 9 – 1）。因为该集束化管理首次以循证概念模型提出，旨在减少重症治疗过程中医疗实施的相关危害[1-4]，其安全性和有效性已经被众多研究、质量改进（QI）工作和病案报道所证实[5-12]。遗憾的是，目前调查数据表明集束化管理仍未被广泛接纳。这种跨专业干预措施的运用和维持仍有很大的改进空间[11,13]。知道该做什么和实际做什么之间往往会有脱节，其部分原因可能是临床工作者虽然努力地将集束化管理运用到日常工作中，但总是遇到非常多现实的困难。本章呈现并评估旨在普及 ICU 解放运动集束化管理方案实施的各种策略，明确实施该集束化管理方案的常见障碍和易化因素，并为临床医生提供实用的建议，从而帮助他们在实践中充分、可持续地运用该集束化管理方案。下文以问答的形式讨论与本章主题相关的已知信息，以及仍然面临的重要问题。

努力将 ICU 解放运动集束化管理运用于日常临床工作中，值得吗?

任何质量改进的努力都应该从回答这样一个非常简单而直接的问题开始，即正在实施的干预措施是否有证据支持，最终结果是否使重点病患及其家庭、医疗服务者或卫生健康系统得益。正如本书所强调的，数百项研究和质量改进措施均印证了 ICU 解放运动集束化管理中的各项单独干预措施可以使患者获益。最近公布的数据显示将这些单项干预措施组合成一种"集束化"形式的好处[5-12]。该集束化管理方案在日常治疗中运用后，可提高患者住院疗效和 28 天生存率[5,6,10-12]，改善血流动力学指标[12]，使 ICU 患者的活动和康复训练效果更好[5,7,8]，使更多患者能够顺利出

院[11]。另外，可使患者机械通气时间明显减少[8,10-12]，出现谵妄和昏迷的情况更少[5-8,11,12]，压疮发生率降低，其在 ICU 住院期间被迫制动的概率也明显降低[8,11]，在 ICU 的治疗天数和住院天数更少[8,10-12]。出院后，ICU 再入院率也更低[11]。这些研究还表明，集束化管理方案每日的实施表现和临床结果之间存在明确的"剂量－效应"关系[11]。这意味着，即使不能圆满或不能尽数采用该循证干预措施，患者也都能或多或少从中获益。值得关注的是，现已发表的报告表明，伴随形成以上众多重要益处的同时，该集束化管理方案几乎甚至完全没有不良事件的风险[5-12]。

表 9 - 1　ICU 解放运动集束化管理组成要素

A：疼痛的评估、预防和管理
B：自主唤醒试验和自主呼吸试验
C：镇痛与镇静的选择
D：谵妄的评估、预防和管理
E：早期活动
F：家庭参与和授权

迄今为止，很少有研究对实施集束化管理的成本效益进行审查。然而，初步证据表明，这种干预措施可以节省大量成本[8-10]。一项单中心研究比较了两个 ICU 的成本花费，其中第一个 ICU 实施了这个集束化管理方案的 ABCDE 策略，而第二个 ICU 只实施了 A、B 和 D 策略，虽然这两个 ICU 的日常开销没有差异，但第一个 ICU 的总 ICU 费用较后者低 24.2%（95% CI：-41.4%～-2.0%；$p = 0.034$），住院总费用也低 30.2%（95% CI：-46.1%～-9.5%；$p = 0.007$）。究其原因可能是前者住院时间较短。在一项研究中，药剂师与跨学科团队合作，运用集束化管理方案共同管理 ICU 患者的疼痛、躁动和谵妄，报告的结果更令人印象深刻[10]，该团队估计，2014 年该项目对医院费用的净效益总共节省 720 万美元（应计费用仅为预算年度支出的 37%，产生 73.3% 的预计年度节余总额，投资回报率为 13.9%）。他们进一步预测 2015 年将节省 1230 万美元（预计收益为预算年度支出的 93.2%，产生 129.2% 的预计年度节余总额，投资回报率为 9.4%）。尽管不同医院的开支节省量肯定会有差异，但这些数据还是可以帮助临床医生通过创造"商业案例"向医院管理人员争取实施集束化管理方案。

哪些策略和方法已经运用于加强集束化管理的实施？

我们回顾了一些已发表的文献，它们描述了旨在实施集束化管理方案所进行的研究或质量改进计划[5-10,12,14-19]。因为诸如集束化管理方案的多元干预方法存在其自身特定的挑战，所以我们需要独特的方法来克服这些挑战。值得注意的是，迄今为止还没有研究探讨实施集束化管理方案所采用的干预措施的有效性。相反，大多数报告只是介绍了其已使用的干预措施。据质量改进项目的报告，具体实施工作中，平均使用 6 个（范围 1～12 个）独立执行方法。以下为一些最常用方法的回顾。

教育

教育是一项可以提高集束化管理接受度的普适手段[5-10,12,14-19]。许多组织报告了为 ICU 跨学科团队成员（如护士、高级医疗助理、内科医生、呼吸治疗师、物理治疗师、作业治疗师和药剂师）提供某种形式的集束化管理相关的教育。教学方式多种多样，包括亲自到场参加单位会议、电子邮件和录播的在线培训、特定主题的网络研讨会、点对点电话、全员专家病例研讨、模拟培训、测验和病例研究，以及参与协作性学习。传授的教育材料涵盖了以下主要研究内容：单个元素治疗与整体集束化管理的安全性和有效性；《PAD 指南》和《PADIS 指南》；每个机构选择用于评估疼痛、觉醒水平和谵妄的工具；医院有关集束化管理方案的新政策；团队中不同成员在查房和集束化管理方案执行时的不同职责；介绍集束化管理方案各组成要素的海报、传单和电子公告栏。集束化管理方案相关的教育干预，其类型和深度因学科而异。最密集的教育资源投入（无论是数量还是种类）是面向护士的，它们紧扣床旁护士的主要职责，评估和处理每一个集束化管理方案的组成要素。

　　同任何一个含多组分的干预措施一样，促进有效集束化管理方案实施所需要的教育强度不容轻视。被动和/或单轮教育极有可能无法保证最优集束化管理的实施。以提供给近期参与学习协作实施集束化管理方案的团队成员培训数量举例[15,20]，其教育活动包括 4 个或 5 个全天的现场培训、10 个或以上的在线研讨会，1～2 月一次的同行电话学习、现场教师答疑、教育资料和集束化管理方案相关政策的分发、团队建设、质量改进和人力表现研讨会、循证实施策略相关的教育、数字社区的组建、改进的顾问，以及可持续性的培训。在协作中已接受过培训的健康服务提供者将被安排在其所在机构促进 ICU 团队成员的学习。尽管这种“培训培训师”的方法在实施集束化管理方案以及改善结局方面均证实非常有效，但还是有协作的组员报告说，他们非常惊讶于在各自机构进行集束化管理方案相关教学所花费的时长。

　　其中一个课题是需要较多训练的，即对疼痛、觉醒水平和谵妄的评估。因为有协作培训者报告说，临床医生的评估和评估的记录往往不准确。为了克服这一特殊的挑战，可以采用多模态疼痛、觉醒水平和谵妄评估的培训方法，比如可以考虑 Reimers 和 Miller[18] 所主张的方法。在这种方法中，谵妄评估是通过以下各项来完成的：超级用户的培训、返回演示、提示语、能力技能清单、观察、审核和反馈[18]。在集束化管理方案依从性方面，健康服务提供者接受的评估工具培训类型差异很大，有深度和广度的教育以及在职培训可以较快地达到更高层次的集束化管理方案依从性，而且效果比被动方法的更好[20]。任用临床护理专家和护理教育者，让他们作为教育导师和变革的推动者，也会有明显助力[18]。

跨学科执行团队的成立与计划

　　集束化管理方案的有效实施需要得到跨学科 ICU 团队的支持。多项研究报告称，在启动任何教育、政策或更改工作流程之前，应该创建一个跨专业的实施团队[6,7,10,14,18,20]。一般由护士、医生、药剂师、呼吸治疗师、物理治疗师和作业治疗师组成。另外，将护士助理和信息技术专家也纳入团队被证实是非常有帮助的。这个团队应该一起琢磨关键的利益相关者是如何理解集束化策略的，从而商量出促使其采纳的教育策略、如何评估结果的重要性以及如何具备相应的沟通技巧[14]。跨学科团队非常适合于确定集束化管理方案的牵头人，审查现有集束化管理方案的相关政策，分析差距，协调必要的文书修改，提出优化查房程序的建议，评估隐性成本，并设法解决实施集束化管理方案过程中的其他障碍[6,14,20]。

牵头人的确定和准备

　　牵头人或担任同行专家的团队组员，是很多集束化策略实施团队的重要成员[8,14,15,18-20]。牵头人是拥有合法组织变革权力人员与床旁执行变革实践人员的关键纽带，他们承担着重要的联络工作。牵头人在场通常会让工作人员更安心地提出问题和询问他们关注的事情。通过适当的培训和激励，理论上牵头人通常非常适合去领导集束化管理方案具体元素的教育工作、执行技能评估，并监测对政策改变的依从性。由于这些牵头人经常同时参与发起多个质量改进项目，因此支持他们和正式或非正式地认可他们的付出是很重要的[21]。

领导参与

领导人主动且持续地参与、支持和认同是集束化管理方案得以顺利实施的另一个重要因素[8-10,14,15,20]。主要领导人包括该组织中的总护士长、医疗和行政官员、重症医学科主任、质量和安全经理、部门主管（如呼吸科、物理和作业治疗科、药剂科）、ICU 护理长以及主治医生。只有这些关键领导人在早期实施过程中参与进来，集束化管理方案实施的有效性和持续性所需的必要资源（如信息技术支持、移动设备和其他人员）才能确保到位。在类似的实施项目中，关键领导人的专业知识以及他们在集束化管理方案实施业务中的技能，都是非常有帮助的。

审核和反馈

集束化管理方案实施中的一项关键元素是就相关的过程措施和临床结果，为临床医生提供客观数据和反馈[9,14,15,20,22]。由于临床医生可能会高估实际的集束化管理方案实施成效，所以为其提供反馈是很重要的。审核可以通过多种方式进行，包括手动图表审核、在多学科查房期间进行观察，以及从电子健康记录中自动提取数据。以患者为中心的结局（如住院时间、机械通气时间和 ICU 出院后即可回家的能力）可以为团队提供集束化管理方案相关的重要反馈措施。

集束化管理方案中的一些元素可能超出团队的可控范围。因此，汇报集束化管理方案相关的绩效评估（同时兼顾依从率和执行率）就显得很重要。作为流程评估指标的依从性和执行表现之间的区别虽然很微妙，但非常重要。当需要决定某患者是否可施行集束化管理方案的一个组成要素时，依从性需要考虑的是安全性筛查的结果，而执行表现考虑的是某个具体元素是否被执行。例如，正处于癫痫发作状态而接受持续镇静治疗输液的患者，符合机构安全筛查列表中的标准之一（即活动性癫痫发作），理应不给予 SAT。在这个案例中，由于该小组实施了安全筛查，应该被视为对这一部分集束化管理方案的依从。然而，实际上 SAT 治疗策略并没有被执行，因此该小组将被视为没有完成这一元素。

业绩评估在不同机构或 ICU 之间比较集束化管理方案相关流程时就会显得重要，因为此时安全筛查评估可能会存在差异。在质量和改进项目中则需要更频繁地抓取依从性指标。当集束化管理方案实施时，应该同时考核业绩和依从性两项指标，以了解集束化管理方案实施情况的全貌。缘于一些机构的特点，比如过于严格的安全筛查标准，使得集束化管理方案的依从率看似显得很高，即使很少有患者真正接受了预期的循证干预。当然，患者总会出现各种正当理由使得集束化管理方案相关的干预无法实施，因此任何 ICU 都不太可能实现 100% 完成整个集束化方案或某个具体要素。所以，如果是因为患者相关因素导致集束化管理方案要素的实施被阻止，从而抹去对治疗小组工作的肯定，这也是不公平的。最佳的集束化管理方案实施表现率（获得最大临床收益的实施表现率）仍有待确定。尽管如此，数据表明，集束化管理策略的高依从率还是可以实现的。

提示

临床提示可以用来强化上述正式和非正式的教育工作。部分项目已经运用这种实施干预来促进集束化管理方案的使用[14,15,17-19,23]。这种提示的例子还有：在床旁查房时使用的检查清单、电子医疗记录或文档的提示、仪表板、红黄绿灯警示，以及休息室或洗手间的海报。尽管提示在医院中是一种简单且几乎无所不在的存在，但努力实施集束化管理方案的团队领导者应该牢记"提示"疲劳的风险，以及可能带来的相关内在排斥性。

授权变更

一些团队使用"选项剔除"方法来优化集束化管理方案的实施[9,14,18]。这意味着每一位接受ICU 级别治疗的成人患者的默认选项都是集束化管理方案。换句话说，所有患者每天都可获得其所符合的集束化管理方案的所有部分，而不需要特定的医嘱。如果医疗服务提供者认为某个患者接受集束化管理方案中特定的治疗元素是不安全或者不合适的，那么这位医疗服务提供者将需要提供一个书面嘱托，注明该患者不得接受那个集束化管理的特定元素。这一特殊的实施策略在其他领域（比如成为器官捐赠者的人群）也很有效[24]。然而，这种方法要求健康服务提供者之间达成共识，认为集束化管理方案是安全、有效的，并且与他们特定的患者群体是相关的。换句话说，它涉及大量的反馈、协作和沟通。

对现有的政策和文件要求进行审查

在实施之前，团队应该对现有集束化管理方案相关的政策和文档化程序进行重点审查[8,10,14]。这些审查将有助于确定哪些政策需要更新、改进或舍弃；确定哪些团队成员负责实施哪些集束化管理方案干预措施；确定如何记录过程和收集结果数据；发现任何所需资源或设备的变化，这些发现也可以有助于指导集束化管理方案相关的教育活动。

每日多学科查房

正如第 11 章所述，每日多学科查房的行为可以极大地促进集束化管理方案的采纳[7,8,10,15]。它不仅可以提供良好机会以不同专业视角讨论具体患者的需求，而且还为循证医疗提供更深入的机会施行集束化管理方案相关的教育、数据的收集和对过程中的障碍和促进因素进行的讨论。另一方面，将患者及其家属纳入这一过程可能具有特别的价值。一个十分有用的策略是用"脑路线图"（brain roadmap）构建讨论的结构化框架。它虽然最初用于讨论镇静和谵妄，但可以很容易地被改进为包含集束化策略的其他元素[25]。脑路线图是一个由床旁医疗人员在床旁多学科查房过程中就患者的状况快速给出的 3 个重要方面展示：他们现在在哪里？他们正往何处去？他们如何到达那里？例如，假设某个正在静脉点滴丙泊酚的患者 RASS 得分为 -3，但目标 RASS 为 0，所讨论的内容是如何以最佳方式优化镇静方案。这个讨论可以让团队成员迅速就谵妄状态和镇静方案进行沟通，从而对患者在 ICU 治疗中该方面的处理达成团队共识。在早期活动的随机试验中，类似的对话也被证实非常有效[26]。

阻碍和促进有效采纳集束化管理方案常见因素各有哪些？

临床医生在日常治疗中实施集束化管理方案可能会遇到许多挑战。虽然有些障碍可能与具体环境有关，但其他的障碍则超越了机构和制度的界限，与多组分、跨学科、循证干预的身体 - 认知－社会复合体有关。表9－2列出了常见的集束化管理方案实施的阻碍和促进因素，并提供了相应的出处。了解实际 ICU 中存在哪些特定的阻碍和促进因素，就可以更好地设计和测试特定环境的实施方案，从而更有效地实施集束化管理方案[27]。

表9－2　集束化方案实施的其他阻碍和促进因素

阻碍因素
• 需要得到医嘱以执行集束化管理方案干预
• 没有跨学科查房
• 获得政策批准和更新电子病历所花费的时间
• 缺少患者和/或其家属的合作
• 员工的态度和认同的缺乏
• 在执行过程中没有合适的 ICU 团队成员参与
• 模糊的医疗方案和职责定位
• 过多的政策和政策变更
• 缺乏责任心
• 精神面貌问题
• 访视制度
• 外部认证机构政策
• 医疗方案的制订成本（制订所需的时间和金钱）
• 病房、组织性、患者安全和质量改进文化
• 躯体环境
• 设备和资源的缺乏
• 员工流动率
• 优先级和感知重要性低
• 竞争优先权和进一步规划的需要
• 时间安排冲突（路途、患者离开病房、患者在透析、手术）

促进因素
• 清晰而易于理解的医疗方案
• 获取已经制定的集束化医疗方案，并根据病房需要进行相应"调整"
• 同行拥护者
• 团队协作
• 易于获取的集束化管理方案的用品和设备
• 更多辅助人员（护理人员、物理治疗助理）
• 灵活的团队
• 分享成功案例
• 稳定的 ICU 和领导力执行团队
• 尽职尽责的呼吸治疗师和物理治疗师

续表

- 具备质量改进文化
- 方便获得培训材料
- 提示
- 查房清单
- 制定强制措施
- 制作商业案例
- 立刻执行所有的集束化管理方案元素
- 数据收集的行为
- 等待合适的时间"推动"执行
- "选项剔除"方法（默认是接受集束化管理策略）
- 实时数据收集和反馈
- 每日查房
- 工作流程的修改
- 自动数据的提取

数据来源：参考文献 [6]、[9]、[10]、[14]、[15]、[17]、[18]、[20 - 22]、[28 - 30]、[34]、[35]、[42]、[43]。

沟通和治疗协调事宜

如上所述，跨学科间沟通是有效实施集束化管理方案的重要组成部分[14,15,20,28,29]。克服沟通挑战的一个基本步骤是明确地定义各学科的具体任务[28]。可以将书面形式的集束化管理方案对全体 ICU 团队成员开放，并通过规范教育项目有针对性地说明团队每个成员的要求。赋予每个学科对其学科相关元素的所有权，从而能将各自最佳实践贯穿于每个集束化管理方案元素的实施中，同时还要让所有专业人员都认识到自己所扮演的角色是互联团队中的一部分。先前的研究表明，明确每个团队成员在 ICU 解放运动集束化管理治疗中承担的责任（责任明晰），可以降低集束化管理方案执行的难度、增强医疗服务提供者的信心、赋予对集束化管理措施的安全性和循证力量的更高意识[30]。

和任何技能一样，有效的学科间沟通是可以学习的，但需要不断训练。为 ICU 团队提供针对性的教育，让他们学会如何进行真正的跨学科实践和基于团队的决策，可以促进集束化管理方案的采用[15,31]。例如，在萨特医疗系统（Sutter Health）内 7 家社区医院的一个质量改进项目中，Barnes-Daly 等[31]特别强调跨学科团队协作是成功的主要驱动力之一。Barnes-Daly 等认为，改进患者结局的重要组成部分有跨学科团队的模式、为各病房团队提供的培训、为团队成员实践提供的机会，并将协作行为和共享决策融入日常实践中。

知识匮乏

虽然教育是最频繁用到的集束化管理方案实施策略之一，但知识匮乏还是该实施在采纳中最常被提及的障碍之一[15,18,20 - 22,29,32]。对疼痛、觉醒水平、谵妄评估工具的精准诠释和实施成为需要教育干预的重点关注领域。尽管这一领域已开展了细致的教育工作，但很多研究还是提出了医疗服务提供者常见的困惑和问题：如何对特定人群（如无法发音的患者、正接受镇静输液的患者和有神经系统损伤病史的患者）采用这些评估工具[15,18,20,21,29,33,34]。可以针对这些具有共性困惑的领域，设计教育干预的内容。针对医疗服务提供者持续认为集束化管理方案比较复杂[22]、各 ICU 经常面临较高的流动率等情况[15,18,20,35]，集束化管理方案实施的负责人已经开发出许多新的教育方法。这些方法包括将集束化管理方案教学安排在岗前培训、复训、抽查、模块化教育、模拟练习时，以及让牵头人协助应对各种复杂情况。

已知的潜在伤害及挑战性人群

虽然集束化管理方案鲜有不良事件发生，但一些 ICU 医疗服务提供人员还是担心这种疗法可能会使患者面临被伤害的风险，而且不应该将之常规运用于所有患者[14,28,29]。例如，在 SAT 或早期活动过程中，医生可能会担心连接的器材（气管内导管、血管内导管）被意外移除、患者跌倒和血流动力学不稳定。在面对脆弱的患者（如病情严重者、神经系统损伤者、机械通气者、肥胖者、腹部开放手术者，或严重疼痛、焦虑或处于恐惧状态者）时，这些担心往往更甚[28]。然而，这一类患者正是集束化管理方案实施获益最大的人群。正如本书所述，文献显示这些干预措施已经在数千名患者中强力证实了其安全性。我们可以提供教学，分享成功案例，从病情相对稳定的患者入手实施干预以积累实践经验，从而克服已知伤害的挑战。

干预措施的时机

何时进行特定干预，以及具体任务时序安排的复杂性，是集束化管理方案实施中另一个已知障碍[9,15,28,29,32,33]。举例一个常见问题：SAT 和 SBT 的最佳实施时间［例如，清晨（在夜班期间）或白天晚些时候］。尽管已经尝试了许多不同的选择，但大家逐渐一致认为明确负责拔管的人什么时候到场才是最主要的考虑因素。其重要的原因是拔管的医嘱如果没有在 SBT 成功后及时开具，患者往往无法及时拔管。在病患活动锻炼方面据报道也有类似报告的挑战，因为这种干预通常需要多个医疗服务提供者的现场协助，或需要与其他照护行为进行协调。最终，为满足具体卫生系统、医院和 ICU 的需求，这些问题的解决方案需要量身定制。但不管何种情况，重中之重的原则应是建立一个能够促进而不是阻碍集束化管理方案相关干预实施的系统。

工作负荷及人手问题

集束化管理方案实施的一个常见障碍与工作负荷和人员配置问题相关[8,10,14,15,20,28,29,35]。可想而知，集束化管理方案相关工作负荷将影响该策略的实施[22]。例如，在某个患者未被给予机械通气期间，集束化管理方案完成得更好，这与需要执行的要素数量和干预实施的难度减少有关（如阻碍活动的管线和管道更少）。因此，相对于单纯增加人手，致力于解决实施集束化管理有关的组织性障碍也许是条捷径。例如，可以将集束化管理方案实施相关的设备（如转运包、呼吸机延长管和助步器）放置在可以便捷获取的地方，以优化护士在整个病房的工作活动[22]。最后，应该再次强调多学科合作。

不愿遵守指南和治疗方案，以及实践中的不一致性

部分医生（及其他 ICU 团队成员）不愿遵守指南和治疗策略是集束化管理方案采纳的另一个

常见障碍[14,18,20]。虽然有许多原因造成 ICU 医疗服务提供者可能不愿遵循循证医学的建议，但究其主要障碍，似乎与知识（对集束化管理方案及其干预缺乏意识或不熟悉）、态度（缺少认同、缺乏自信技能、结局期望值过低和动力不足）和渴望独立自主有关[36,37]。鉴于这些原因，教育再次成为关键的实施策略。对于医生来说，积极主动地向作为观点主导者的专家学习，并保持医学教育，已被证实是非常有用的[36]。进行个体化的审核和反馈，已被证实与医生态度的改善有关[36]。

当大量的实践与 ICU 团队角色存在不一致和不确定时，集束化管理方案的采纳将面临相当大的挑战。迄今为止，很少有研究探讨在 ICU 中支持照护协调和团队工作的具体途径。Boltey 等[38]最近讨论了这个问题，并阐明了 ICU 团队拥有"共享思维模式"的重要性（也就是说，所有 ICU 团队成员达成共识）。在那些组员间无法互相预判医疗行为的团队中，常规集束化管理方案的使用率降低了 74%（调整后的优势比为 0.26；95% CI，0.10～0.66）。由此，采用上文提到的脑路线图这样的架构，可以促进共享思维模式的形成。

文书的负担和电子病历的挑战

将大量的时间花费在记录对集束化管理方案及其具体要素的实施和患者的耐受性上，这引起了许多 ICU 医疗服务提供者的关注[9,14,15,18,20,34]。他们在报告中表示非常沮丧，因他们无法查看由多学科团队其他成员所录入的集束化管理方案相关的文书记录，无法进行文档的复制，耗费大量额外的时间在电子病历中创建或更新集束化管理方案相关内容上。为了克服这些挑战，有人建议团队争取高层领导对集束化管理方案重要性的认同，以利于保护珍贵信息和技术资源，同时争取到他们对多学科团队成员的不同工作流程的理解，并在开发和改进阶段持续获取员工对电子病历修订的反馈。另外，还要向他们争取长期提供持续的员工培训，并实时反馈集束化管理措施的实施情况[39]。

取得依从、获取结果数据以及行政支持的挑战

如前所述，审核与反馈是一种循证实施策略。这种策略虽然有效，但需要人力和财力支持。因为它通常需要完成既乏味又不被重视的医疗记录提取（自动或手动）和数据的传输、分析、破译以及反馈。所以要克服这种特殊困难，行政支持就显得至关重要[15,18,20,32]。

可持续发展战略

很少有研究探讨如何在 ICU 中最好地维持循证干预。另外，尚不清楚需要付出多少努力来维持集束化管理方案的实施。维持在应用科学中被定义为"创建并支持能够在系统或组织中保持一个已实施的创新的结构和过程"[40]，它可能与初始实施的工作一样具有挑战性。一项循证可持续发展战略的系统回顾，发现了维持工作的 23 个障碍（如资金有限、资源缺乏、没有能力修正循证实践等）和 26 个促进因素（如组织领导能力、培训和教育、适应和协调等）[41]。有效的策略维持包括：①为继续使用循证干预措施提供资金和/或签订合同；②通过持续的培训、监督和反馈来保持员工的技能；③获得持续的组织支持；④确保机构优先事项和/或项目需求与循证实践相一致；⑤获取新的或现有的资金以推动维持策略的进行；⑥保持员工的认同；⑦调整干预措施以提高组织的适应能力；⑧使循证干预与组织结构互相适应；⑨监测策略的有效性。

小结

　　ICU 解放运动集束化管理方案在医院、卫生系统和大型合作项目中已经证实有结果改善作用。其无论在短期临床结局改善、痛苦症状减少，还是与集束化管理方案实施相关成本的节省方面，改善效果一致而明确。然而如何能最佳执行这一循证跨学科集束化管理方案，仍面临许多问题。最终还是需要针对特定 ICU 定制相应的解决方案。尽管如此，本文给出的提示、技巧和策略仍可用来促进其有效地实施。正如歌德提醒我们的那样，鉴于 ICU 解放运动集束化管理方案背后的强力证据，我们不再只满足于知道，我们必须行动起来并付诸实践应用！

　　（本文获美国国立卫生研究院国家心肺血液研究所的部分资助，项目编号：R01HL14678 - 01。）

参考文献

［1］ Pandharipande P，Banerjee A，McGrane S，et al. Liberation and animation for ventilated ICU patients：the ABCDE bundle for the back-end of critical care. *Crit Care.* 2010；14：157 – 157.

［2］ Vasilevskis EE，Ely EW，Speroff T，et al. Reducing iatrogenic risks：ICU-acquired delirium and weakness—crossing the quality chasm. *Chest.* 2010；138：1224 – 1233.

［3］ Morandi A，Brummel NE，Ely EW. Sedation，delirium and mechanical ventilation：the "ABCDE" approach. *Curr Opin Crit Care.* 2011；17：43 – 49.

［4］ Balas MC，Vasilevskis EE，Burke WJ，et al. Critical care nurses' role in implementing the "ABCDE bundle" into practice. *Crit Care Nurse.* 2012；32：35.

［5］ Balas MC，Vasilevskis EE，Olsen KM，et al. Effectiveness and safety of the awakening and breathing coordination，delirium monitoring/management，and early exercise/mobility bundle. *Crit Care Med.* 2014；42：1024 – 1036.

［6］ Barnes-Daly MA，Phillips G，Ely EW. Improving hospital survival and reducing brain dysfunction at seven California community hospitals：implementing PAD guidelines via the ABCDEF bundle in 6，064 patients. *Crit Care Med.* 2017；45：171 – 178.

［7］ Bounds M. Effect of ABCDE bundle implementation on prevalence of delirium in intensive care unit patients. *Am J Crit Care.* 2016；25：535 – 544.

［8］ Hsieh SJ，Otusanya O，Gershengorn HB，et al. Staged implementation of awakening and breathing，coordination，delirium monitoring and management，and early mobilization bundle improves patient outcomes and reduces hospital costs. *Crit Care Med.* 2019；47：885 – 893.

［9］ Kram SL，DiBartolo MC，Hinderer K，et al. Implementation of the ABCDE bundle to improve patient outcomes in the intensive care unit in a rural community hospital. *Dimens Crit Care Nurs.* 2015；34：250 – 258.

［10］ Louzon P，Jennings H，Ali M，et al. Impact of pharmacist management of pain，agitation，and delirium in the intensive care unit through participation in multidisciplinary bundle rounds. *Am J Health System Pharm.* 2017；74：253 – 262.

［11］ Pun BT，Balas MC，Barnes-Daly MA，et al. Caring for critically ill patients with the ABCDEF bundle：results of the ICU liberation collaborative in over 15,000 adults. *Crit Care Med.* 2019；47：3 – 14.

［12］ Ren X-L，Li J-H，Peng C，et al. Effects of ABCDE bundle on hemodynamics in patients on mechanical ventilation. *Med Sci Monit.* 2017；23：4650 – 4656.

［13］ Morandi A，Piva S，Ely EW，et al. Worldwide survey of the "assessing pain，both spontaneous awakening and breathing trials，choice of drugs，delirium monitoring/management，early exercise/mobility，and family empowerment"（ABCDEF）bundle. *Crit Care Med*. 2017；45：e1111 – e1122.

［14］ Balas MC，Burke WJ，Gannon D，et al. Implementing the awakening and breathing coordination，delirium monitoring/management，and early exercise/mobility bundle into everyday care：opportunities，challenges，and lessons learned for implementing the ICU pain，agitation，and delirium guidelines. *Crit Care Med*. 2013；41：S116 – S127.

［15］ Barnes-Daly MA，Pun BT，Harmon LA，et al. Improving health care for critically ill patients using an evidencebased collaborative approach to ABCDEF bundle dissemination and implementation. *Worldviews Evid Based Nurs*. 2018；15：206 – 216.

［16］ Carrothers KM，Barr J，Spurlock B，et al. Contextual issues influencing implementation and outcomes associated with an integrated approach to managing pain，agitation，and delirium in adult ICUs. *Crit Care Med*. 2013；41：S128 – S135.

［17］ Negro A，Cabrini L，Lembo R，et al. Early progressive mobilization in the intensive care unit without dedicated personnel. *Can J Crit Care Nurs*. 2018；29：26 – 31.

［18］ Reimers M，Miller C. Clinical nurse specialist as change agent：delirium prevention and assessment project. *Clin Nurse Spec*. 2014；28：224 – 230.

［19］ Sosnowski K，Mitchell ML，White H，et al. A feasibility study of a randomised controlled trial to examine the impact of the ABCDE bundle on quality of life in ICU survivors. *Pilot Feasibility Stud*. 2018；4：32.

［20］ Carrothers KM，Barr J，Spurlock B，et al. Contextual issues influencing implementation and outcomes associated with an integrated approach to managing pain，agitation，and delirium in adult ICUs. *Crit Care Med*. 2013；41：S128 – S135.

［21］ Stollings JL，Devlin JW，Pun BT. Implementing the ABCDEF bundle：top 8 questions asked during the ICU liberation ABCDEF bundle improvement collaborative. *Crit Care Nurse*. 2019；39：36 – 45.

［22］ Boehm LM. Perceptions of workload burden and adherence to ABCDE bundle among intensive care providers. *Am J Crit Care*. 2017；26：e38 – e47.

［23］ Kramer AA，Zimmerman JE. Institutional variations in frequency of discharge of elderly intensive care survivors to postacute care facilities. *Crit Care Med*. 2010；38：2319 – 2328.

［24］ Johnson EJ，Goldstein D. Medicine：do defaults save lives? *Science*（*New York*）. 2003；302：1338 – 1339.

［25］ Brummel NE，Vasilevskis EE，Han JH，et al. Implementing delirium screening in the ICU：secrets to success. *Crit Care Med*. 2013；41：2196 – 2208.

［26］ Schaller SJ，Anstey M，Blobner M，et al. Early，goaldirected mobilisation in the surgical intensive care unit：a randomised controlled trial. *Lancet*. 2016；388：1377 – 1388.

［27］ Weiss CH. Why do we fail to deliver evidence-based practice in critical care medicine? *Curr Opin Crit Care*. 2017；23：400 – 405.

［28］ Boehm LM，Vasilevskis EE，Mion LC. Interprofessional perspectives on ABCDE bundle implementation. *Dimens Crit Care Nurs*. 2016；35：339 – 347.

［29］ Weber ML，Byrd C，Cape K，et al. Implementation of the ABCDEF bundle in an academic medical center. *J Clin Outcomes Manag*. 2017；24：417 – 422.

［30］ Boehm LM. Organizational domains and variation in attitudes of intensive care providers toward the ABCDE bundle. *Am J Crit Care*. 2017；26：e18 – e26.

［31］ Barnes-Daly MA，Phillips G，Ely EW. Improving hospital survival and reducing brain dysfunction at 7 California hospitals：implementing PAD guidelines via the ABCDEF bundle in 6,064 patients. *Crit Care Med*. 2017；45：171 − 178.

［32］ Balas MC，Burke WJ，Gannon D，et al. Implementing the awakening breathing coordination，delirium monitoring/management，and early exercise/mobility bundle into everyday care：opportunities，challenges and lessons learned for implementing the ICU pain，agitation and delirium guidelines. *Crit Care Med*. 2013；41：S116 − S127.

［33］ Balas MC. Common challenges to effective ABCDEF bundle implementation：the ICU liberation campaign experience. *Crit Care Nurse*. 2019；39：46 − 60.

［34］ Sweeney J. Impacting delirium in the trauma ICU utilizing the ICU liberation collaborative benchmark report. *J Trauma Nurs*. 2018；25：348 − 355.

［35］ Costa DK，Valley TS，Miller MA，et al. ICU team composition and its association with ABCDE implementation in a quality collaborative. *J Crit Care*. 2017；44：1 − 6.

［36］ Fischer F，Lange K，Klose K，et al. Barriers and strategies in guideline implementation—a scoping review. *Healthcare（Basel）*. 2016；4（3）.

［37］ Costa DK，White M，Ginier E，et al. Identifying barriers to delivering the ABCDE bundle to minimize adverse outcomes for mechanically ventilated patients：a systematic review. *Chest*. 2017；152：304 − 311.

［38］ Boltey EM，Iwashyna TJ，Hyzy RC，et al. Ability to predict team members' behaviors in ICU teams is associated with routine ABCDE implementation. *J Crit Care*. 2019；51：192 − 197.

［39］ Collinsworth AW，Masica AL，Priest EL，et al. Modifying the electronic health record to facilitate the implementation and evaluation of a bundled care program for intensive care unit delirium. *EGEMS（Wash DC）*. 2014；2：1121.

［40］ Aarons GA，Green AE，Trott E，et al. The roles of system and organizational leadership in system-wide evidencebased intervention sustainment：a mixed-method study. *Admin Policy Ment Health*. 2016；43：991 − 1008.

［41］ Hailemariam M，Bustos T，Montgomery B，et al. Evidence-based intervention sustainability strategies：a systematic review. *Implement Sci*. 2019；14：57 − 57.

［42］ Costa DK，White MR，Ginier E，et al. Identifying barriers to delivering the awakening and breathing coordination，delirium，and early exercise/mobility bundle to minimize adverse outcomes for mechanically ventilated patients：a systematic review. *Chest*. 2017；152：304 − 311.

［43］ Miller MA，Govindan S，Watson SR，et al. ABCDE，but in that order？ A cross-sectional survey of Michigan intensive care unit sedation，delirium，and early mobility practices. *Ann Am Thorac Soc*. 2015；12：1066 − 1071.

第 10 章　ICU 后综合征（PICS）及其处置策略

Mark E. Mikkelsen，Ramona O. Hopkins，and Carla M. Sevin 著

刘志锋，苏　磊 译

【目的】
　■ 描述 ICU 后综合征（PICS）；
　■ 讨论 ICU 后综合征的防治措施；
【关键词】 危重症，ICU 后综合征，长期损害，筛查

　　重症医学的进步可显著改善患者结局，提高危重症患者存活率。然而，多数幸存者的器官功能并不能恢复到患病前水平。相反，危重症幸存者常常会持续存在认知、心理和躯体健康方面的损害。过去 20 年的研究提高了我们对危重症后这些障碍的认知，ICU 后综合征（PICS）是 2012 年提出的术语，目前已成为危重症后普遍存在的损害问题[1]。

　　现有数据表明，34% 经历过休克和/或有创机械通气的患者会出现认知损害，并在 12 个月时达到中度创伤性脑损伤水平[2]。25% 的危重症患者伴随焦虑、抑郁或者创伤后应激障碍（posttraumatic stress disorder，PTSD）等症状[3]，27% 的危重症幸存者在患病一年后仍存在躯体损害。56% 的幸存者病后将经历 1 个以上新的、持久的脏器损伤，21% 患者在 1 年内经历了 2 个或以上的脏器损伤[5]。另外一项通过电话随访患者报告的小型研究发现，危重症后 54% 的患者出现了脏器损伤，56% 的患者存在 2 个或以上的脏器损伤[6]。

　　ICU 后综合征主要包含认知障碍、心理健康和生理健康受损三大临床表现。幸存者经历无数难关和功能损害，包括肺功能障碍［特别是在急性呼吸窘迫综合征（acute respiratory distress syndrome，ARDS）的幸存者中[7]］、慢性疼痛[8]、性功能障碍[9]，以及与挛缩相关的功能性残疾等[10]。这些损害导致危重症幸存者与健康相关的生活质量下降，并导致其无法重返全职工作岗位[11]。

临床结局

　　据统计，认知功能损害在 ICU 出院时较常见。在一项研究中，34% 的幸存者存在轻度到中度的认知障碍，另外 50% 的患者在离开 ICU 后 24～48 小时内认知功能严重受损[12]。在使用简易精神状态检查（mini-mental state examination，MMSE）对出院患者的精神状态进行筛查时发现，64% 的幸存者存在认知障碍；使用正规神经心理学量表检测时，57% 的幸存者在出院后 6 个月内出现认知障碍[13]。然而，出院时的认知筛查检测并不能预测 6 个月后的认知功能情况。类似地，

ALTOS（ARDSNet long term outcomes study）研究从数据上比较了 MMSE 与同时进行的详细神经心理检测的结果。与神经心理检测相比，MMSE 的一致性较好、敏感性较差[14]。这些数据强调了在康复期间进行神经心理和生理筛查评估的重要性，同时应对筛查结果为阳性的患者进行充分的评估。

尽管危重症后的损害很常见，但仍有 44% 既往无损伤的幸存者在 12 个月后幸免于 PICS[5]。受教育程度较高的幸存者患 PICS 风险较低，这也凸显了教育投入的重要性，可提前数十年为减缓 PICS 奠定基础。

PICS 的危险因素

如图 10 - 1 所示，危重症后的长期损害具有多重危险因素，包括先前存在的障碍（如虚弱）、危重症本身（如炎症、脓毒症）、危重病的后果（如制动），以及治疗（如机械通气）。研究发现，ICU 中常用的机械通气可通过迷走神经和多巴胺能通路致海马细胞凋亡[15]。其他确定的危险因素包括低氧血症[16,17]、低血糖[18,19]、保守的液体管理策略[17]和谵妄持续时间[2,20]。葡萄糖和氧为大脑的功能所必需，所以在危重症期间，避免这些营养物质的极端消耗以保证大脑的长期健康是一个重要目标。

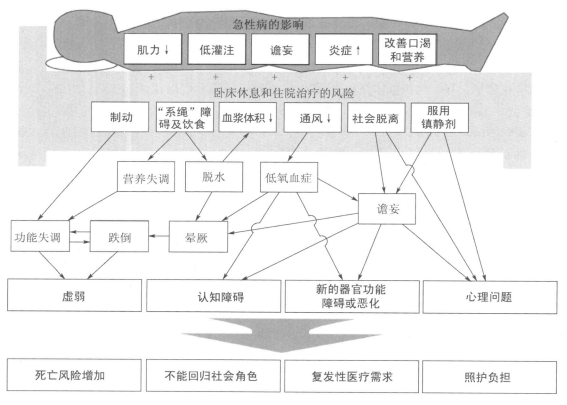

图 10 - 1　导致 PICS 的危重症因素（Theodore J. Iwashyna 提供图片）

考虑到早期、深度镇静和短期、长期不良结局之间的关系[21]，预防谵妄的发生、缩短谵妄持续时间[22,23]和避免过度镇静是必要的策略。此外，也没有发现轻度镇静会导致神经心理损害，实际上轻度镇静不但被证实无害[24,25]，而且可能对身心健康有益。一项研究表明，每日接受镇静中断和唤醒的幸存者较少发生 PTSD[26]。同时，PTSD 的症状与过度镇静和妄想记忆有关。如使用结构化任务报告的 ICU 日记等促进事实记忆形成的方式可减轻幸存者的 PTSD 症状[27-29]。因为 ICU 日记似乎也有利于医护人员的心理健康，所以以家庭为中心的治疗指南推荐使用这些日记[30]。临床医生应注意，已经发现常用于逆转休克的糖皮质激素可减轻 PTSD 症状[31]。持续的创伤后应激障碍的影响远超出患者和家属的心理损害：一项针对在 ICU 治疗的心脏骤停幸存者的前瞻性观察研究发现，创伤后应激症状与出院后 12 个月内死亡和心血管事件的风险增高显著相关[32]。

功能损害

如前所述，躯体、认知和心理健康损害与生活质量下降、日常生活能力（instrumental activities of daily living，IADL）受损以及无法重返就业岗位有关。危重症后独立生活所需的功能障碍十分常见，如管理财务和药物。在一个纳入了 16 项研究的系统回顾中[33]，有 11 个研究报道了幸存者在 IADL 评估中存在新的或恶化的依赖问题。研究未发现与新的或恶化的 IADL 依赖相关的一致性危险因素。最常见的因素包括老龄、IADL 基线受损、ICU 谵妄和机械通气时间。大多数幸存者在 ICU 出院后，产生的新的或恶化的 IADL 依赖可持续数月。在 ICU 人群中，IADL 依赖和认知障碍之间的关系尚未被研究，但在其他人群中，这些因素都是相关的[33]，因此需要研究进一步的干预措施。

一项针对 922 名既往在职的 ARDS 患者的全国性多中心研究发现，44% 的患者在 ICU 出院 12 个月内失业[34]。在非白人幸存者中，返回工作岗位延迟与更长的住院时间和更大的年龄相关。在重返工作岗位的 ARDS 幸存者中，43% 的幸存者工作时间减少，27% 的幸存者更换职业，24% 的幸存者随后失去了工作。在这些患者中，274 人平均收入减少 26 949 ± 22 447 美元（均数 ± 标准差），为患病前收入的 60%。与重返工作岗位的幸存者相比，从未返回工作岗位的幸存者的健康相关生活质量更低[34]。

一项涉及 52 个研究、1 万多名患者的 Meta 分析对危重症后重返工作岗位情况进行了如下评估：对于以前有工作的幸存者，重返工作岗位时间为 3 个月（36%）、12 个月（60%）、42～60 个月（68%）[35]。是否为 ADRS 患者以及研究地区的不同（北美、欧洲或澳大利亚）在患者重返工作岗位方面没有明显差异。在患者重返工作岗位后，20%～36% 的幸存者出现失业，5%～84% 的幸存者工作时间减少。其他影响还包括计划外的工作变动、工作时间减少和提前退休。20%～27% 的幸存者在一年内收到伤残津贴，59%～89% 的幸存者在 76 个月内收到伤残津贴。其中重返工作岗位所需时间较长、既往存在合并症和重症后的精神健康受损都是返岗后失业的潜在风险因素[35]，仍需进行包括职业康复在内的干预研究。

PICS 的预防和处置

在危重症后，许多幸存者处于恶性循环中，无法重返工作岗位而导致经济困难，对其社会心理产生影响，不健康的社会心理又导致无法重返工作岗位。这种影响还波及照护者，他们经常为幸存者提供照护，因而也加重了自身的经济负担[11]。

尽管有这些认识，但在 ICU 住院期间或出院后，幸存者的问题仍很少能得到解决[37]，使得幸存者及其照护者对未来毫无准备。幸存者的损伤是可逆的[6]，其中教育、支持和赋权是促进康复的关键因素[6,38]。减轻 PICS 的一个关键策略是告知幸存者及其照护者 PICS 的存在，并主动评估其严重程度，以识别需要处理（包括康复）的损害。

鉴于支持 PICS 流行病学和疾病严重程度的证据不断出现，针对如何预防和处理 PICS 及其后遗症的策略方法也在不断进步。

第一，PICS 的预防关键在于预防原发病和减少其影响。在美国，及时获得有效的医疗服务每年可减少多达 25 万名 ICU 入院患者，16% 的 ICU 入院患者之前达到过门诊急救标准[39]。另外，以疫苗接种为重点的"阻击脓毒症，拯救生命"等宣传运动，可以在未来 10 年通过预防危重疾病来避免数百万名患者发展为 ICU 后综合征[40]。临终前及时有效的高级护理和姑息性治疗也可以减少 ICU 入院人数。此外，良好的教育可减少 PICS 的发生[5]，因此加大教育方面的社会投资可能改善这方面的问题。

第二，PICS 的预防依赖于 PICS 危险因素的 ICU 处理，旨在最大限度地保持独立性功能。PICS 的危险因素较多，如图 10-1 所示，危重症存在的内在危险包括制动和镇静、分解代谢、促炎状态、生理紊乱（如低氧血症、低灌注、糖代谢失调）和意识改变（如谵妄）。ICU 解放运动集束化管理[41,42]是预防 PICS 的重要方式（框 10-1）。

框 10-1　ICU 解放运动集束化管理因素

- 疼痛的评估、预防和管理
- 自主唤醒试验和自主呼吸试验
- 镇痛与镇静选择
- 谵妄的评估、预防和管理
- 早期活动
- 家庭参与和授权

第三，评估、预防、管理疼痛和谵妄是预防 PICS 的关键。同样，镇静剂的选择也是关键，因为药物（如苯二氮䓬类药物注射）与谵妄的发生有关。在 Kress 等[43]进行的里程碑式唤醒试验中，镇静中断导致咪达唑仑用量减少（镇静中断组为 229.8 mg，对照组为 425.5 mg），结果表明，镇静中断组使用呼吸机的时间减少 2.4 天，ICU 住院时间减少 3.5 天，出院率更高（59% vs. 40%）。协调实施 SAT 和 SBT 时，患者使用呼吸机时间和 ICU 住院时间减少了约 3 天，昏迷的发生减少，1 年内的存活率显著提高[44]。

第四，在 ICU 的早期活动可使患者短期和长期获益。在短期内，早期接受物理和作业治疗的患者在 ICU 的谵妄时间会缩短 2 天，机械通气时间也会缩短[45]。此外，早期物理治疗组和作业治疗组的患者更容易在出院时恢复到独立的功能状态（59% vs. 35%）[45]。

第五，必须重视 ICU 出院后由重症疾病及重症治疗产生的影响，在住院后期对患者实施有效的院后干预可减轻 PICS 症状。这一领域还需要进一步研究，尚需更多的数据支持。然而，早期证据表明，对 ICU 幸存者实施协调的、专业的多学科出院后照护可能会改善结果，包括减少再次入院的风险[46-50]。迄今为止，识别高危患者和针对危重症特定并发症的措施包括开展筛查试验、关注出院计划、医护协调干预、初级保健干预、电话随访、ICU 后诊所、认知康复和同行支持等。

筛选和识别

尽管我们对收住 ICU 前和 ICU 内诱发 PICS 的危险因素有很多了解，但目前对于识别哪些 PICS 患者可从干预中获益并没有有效的工具和共识。研究表明，健康老龄化保健监测量表（Healthy Aging Brain Care Monitor）自评版可作为潜在的评估工具，但它是为老年人而开发的，这可能会在自我报告方面出现限制，尤其是在认知领域，这与认知功能的正式测量，如用于评估神经心理状态的可重复性测试（Repeatable Battery for the Assessment of Neuropsychological Status，RBANS），没有相互关联[51]。在 ICU 患者中，对于缺陷的认识不足妨碍了通过调查问卷识别 PICS 患者。而自动计算再入院风险评分证明对 ICU 幸存者也并没有用，因为这样的评分可能无法识别先前健康的患者，对他们来说，该危重症代表着他们的第一次严重医疗事件[52]。在缺乏有效的临床工具来识别高危患者的情况下，临床医生通常基于已知的危险因素评估有后遗症风险的患者，包括是否存在机械通气、休克、谵妄和/或住院时间等。

出院计划

重视危重症幸存者的出院计划可能是有效的干预措施，可以纳入现有的医疗途径，并在医院实施（框 10 - 2）。在最近一项针对高危患者实施 ICU 集束化管理的随机研究中，依靠门诊就诊提供的干预是有限的[46]。院内集束化管理包括一名 ICU 护士对住院患者的探访、一本关于 PICS 的教育手册以及药物调整。虽然只有 12.6% 的患者接受了门诊干预，但与对照组患者相比，其出院后死亡率或 30 天内再入院的风险显著降低（18% vs. 29.8%；$p = 0.04$）（两组都接受了相应药物治疗），这表明探访和教育手册可能对结果有显著影响。当向危重症幸存者及其家属询问出院后康复措施等问题时，最常见的问题包括缺乏沟通和对康复信息了解不足[6]。

框 10 - 2　从 ICU 患者和家属到医务人员的建议示例

* 出院医嘱：需要对患者及家属在生理、认知和心理上的预期给予更详细的解释。对于可能产生的后遗症，需要更加温和委婉地沟通。治疗计划应该包括如何处理认知和心理变化。患者和家属需要一份纲要版的出院证明。

* 正常化：患者及家属需要知道 ICU 出院后寻求心理健康支持是正常的。医生应该适时转诊。

* 教育：需要更多家庭教育，使家属了解患者改变的原因，这可以缓解康复过程中的压力。

围住院期医疗协调干预

由于 ICU 出院后人群出现并发症风险较高，因此医疗人员尝试在围住院期实施医疗协调干预措施。在一项前瞻性研究中，将接受机械通气时间超过 3 天的 ICU 患者随机分配到常规处理组和由高级护士组成的 8 周的病例管理和跨学科交流组中[53]。大多数患者出院后进入到专业的护理机构，只有 22.8% 直接出院回家。研究人员注意到，这些患者在生存率、健康相关生活质量及功能状态方面没有显著差异，但进行干预后的生存成本较未进行干预时更低，干预后可使每位患者的花费平均节省 19 705 美元，并且再入院风险减少。

初级保健意识和干预措施

在英国，国家指南建议对危重症幸存者进行长期监测和随访。然而，大多数国家并没有采纳类似的指南，目前也缺乏专业的学会管理。因此在缺乏明确治疗途径的情况下，ICU 后治疗的重担就落在了初级保健医生（primary care physicians，PCP）身上，尽管他们能熟练地进行医疗操作，但对于 ICU 幸存者这一特殊群体的治疗还缺乏专门的培训。此外，尽管每年新增数百万计的危重症幸存者，但一个 PCP 可能只会遇到 1 个或 2 个患者[47]，因此不足以给他们提供足够的临床经验来识别和处理 ICU 后并发症。定性研究表明，PCP 在识别和处理 ICU 后并发症时常常对自己的能力缺乏信心[48]。试图通过对脓毒症幸存者 ICU 后并发症的教育和提供具体的病例管理来帮助 PCP 并没有改变与精神健康相关的生活质量（主要结果），但观察到更好的躯体恢复趋势。此外，干预组睡眠障碍更少，PTSD 症状改善更大[50,53]。

从住院到门诊的信息交接对于 PCP 提供最优医疗保健也是一个障碍。而且，由于 ICU 幸存者的问题众多，需要更多的时间进行出院后随访。经济方面，虽然在美国部分院后医疗有额外报销，但对于 ICU 后综合征并没有明确的诊断依据及报销代码，因而对在初级医疗机构中照料 ICU 幸存者的所需资源来说，还需要更多的报销。

ICU 随访诊所

英国和斯堪的纳维亚半岛率先开办了专门的 ICU 随访诊所[54-56]，专门对危重症患者出院后进行随访。在英国和欧洲，这些诊所一般以护士为主导。在美国，尽管面临着财政压力，但这种医疗模式正快速增长[57]。根据 ICU 康复需求协作评估（Collaborative Assessment of ICU Recovery Needs，CAIRN）研究（临床试验注册号：NCT03513289），患者、家庭和医疗保健系统均认为这种方式对危重症患者有益。但障碍仍然存在，尤其是在 ICU 住院后所需求的数据仍不足[58]。

目前针对一些特定疾病的后遗症研究较多，如脓毒症。与一般的 ICU 幸存者一样，脓毒症患者发生院后并发症的风险非常高，而有针对性的出院后门诊干预可使此类患者受益。脓毒症患者再入院率通常很高，在前 3 个月再入院率常常超过 40%，其中 42% 的脓毒症患者通过及时和适当的门诊治疗可以预防院后并发症[59]。最新研究表明，优化药物功能或心理健康障碍筛查、监测常见的可预防的健康恶化原因以及明确护理目标，可降低脓毒症患者院后的并发症发病率和死亡率[60]。一项前瞻性研究表明，早期的家庭随访可以将 30 天内再入院率降低 7 个百分点[61]。在一项对在美国医疗保健系统中进行收住 ICU 前后的资源利用情况的回顾性比较中，ICU 幸存者在危重症后的一年中资源利用显著增加，但是只有 8% 的患者在 ICU 出院后接受了物理治疗、作业治疗、认知或心理健康治疗[62]。在该研究中，未发现出院后 2 周内非专科 ICU 随访门诊就诊与资源利用之间的关联，这也强调了专门的 ICU 随访在正确的时间提供正确的医疗服务对影响 ICU 幸存者结局的重要性。

英国首先提出了一种由受过重症医疗培训的临床医生在门诊提供 ICU 特定随访护理的服务，称为 ICU 后诊所、ICU 随访诊所或 ICU 恢复计划，这种医疗模式获得了广泛认同[63]。美国卫生系统的适应速度较慢，部分原因可能是对这一问题缺乏认识和有效干预措施的数据，以及在设计和实施新的保健模式方面存在结构性和财务障碍，特别是在门诊环境中（图 10-2）。尽管有这些挑战，但还是有美国的医疗中心分享了他们设计、实施和维持 ICU 后诊所的经验[64,65]。如上所述，一项对 ICU 康复组的随机试验（包括出院后的电话和电子邮件联系以及出院后的门诊随访）表明，这种干预是可行的。虽然干预门诊的就诊率较低，但干预组的再入院率和死亡率显著降低[46]。在这些基于实践的单中心临床队列研究中，脓毒症和 ARDS 后的躯体功能、认知和情感方面的新损害的发生率，以及无法重返工作岗位和不断提高的医疗资源利用率等社会经济挑战都在不断改善。这些结论均已反映在或频繁出现在脓毒症和 ARDS 的相关文献中。

为了加速获得关于 ICU 生存期计划实施的新知识，SCCM 建立了团队合作的模式。一些来自合作团体的早期数据表明，提供 ICU 康复服务的潜在好处不仅影响患者和家属，还影响临床医生和医院系统的决策和管理。一项针对 ICU 临床医生、患者和照护人员的国际定性研究表明，ICU 后照护计划可以通过确定教育目标或改善教育质量、为幸存者创造作为患者倡导者和同伴导师的新角色、改变临床医生对患者经历的理解等措施来不断完善，并提高在 ICU 工作的临床医生的积极性[66]。关于 ICU 后诊所设计和实现的其他信息可以从团队合作处获得。与此同时，一些研究正在探讨向这类高风险、受损人群提供门诊干预的替代方法，包括远程医疗和移动 ICU 康复（临床试验注册号：NCT03926533、NCT03053245）。

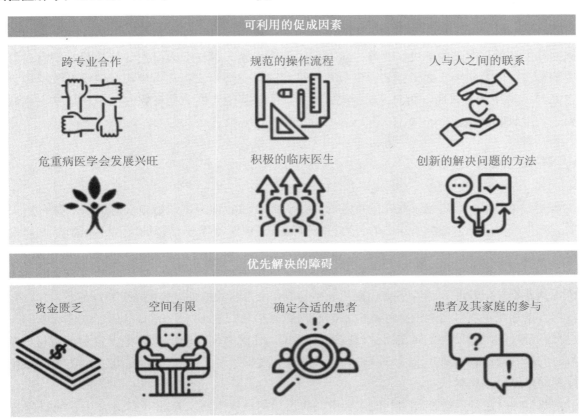

图 10-2　实施 ICU 随访诊所及同伴支持计划的关键促成因素和障碍总结

同伴支持

　　同伴支持是由有相似健康问题的非专业人员提供的相互或单向的支持，可以通过见面、电话或互联网提供[67]。同伴支持与宣传教育相结合时可通过角色塑造、信息分享和向经历过危重疾病的人提供实用建议来改善患者结局[68]。可增强精神疾病患者的社会联系、群体归属感和应对日常变化的能力[69]。一项针对 ICU 幸存者的同伴支持治疗的系统性回顾研究表明，同伴支持可以降低心理疾病发生率，改善社会支持[67]，并提升危重症幸存者及其照护者的自我价值感，但这还需要相关验证性研究。此外，尽管存在在线等多种同伴支持模式，但仍不清楚哪种方法最适合幸存者。在苏格兰的格拉斯哥，有一项具发展前景的策略：促进独立和恢复就业计划，并且与在田纳西州的纳什维尔的范德比尔特 ICU 康复中心与 ICU 随访诊所的同伴支持进行了合作[70]。

　　SCCM 是一个蓬勃发展的国际同伴支持合作组织。为了便于对模型进行分类，该组织收集了正在使用的模型数据，并且描述了实施同伴支持的有利因素和阻碍。SCCM 与来自重症监护医学学会的 17 个站点，一起使用迭代的过程确定了同伴支持的关键领域以及实施方面的障碍和挑战。最后确定了以下 6 种同伴支持模式：ICU 内的同伴支持、基于社区的模式、心理学家主导的门诊模式、ICU 内的诊所模式、同伴导师模式和在线同伴支持模式。实施同伴支持的常见阻碍包括参与者招募、同伴支持人员的培训和投入、资金、风险管理以及长期维持计划，所有这些都需要在实施同伴支持计划时加以解决。此外，所有的同伴支持模式都在努力研究如何衡量它们对患者和家庭的影响，以及使用什么指标来评估成功。虽然同伴支持模式正在被使用，但没有数据显示它们在 ICU 人群中的有效性。然而，这些模式已被证明在其他人群中是有效的，在 ICU 这一领域还需要进一步研究。

心理干预

　　迄今为止，很少有研究关注在危重疾病后改善痛苦和心理的干预措施。对策是一种有意识地控制、减少或容忍压力情况所作出的努力，应对的技巧或策略需要经过训练。Cox 团队[71]开发了一种基于电话的应对技能训练干预措施，其可减轻急性肺损伤 ICU 幸存者的抑郁、焦虑和 PTSD 症状。一项比较基于电话和网络的应对技能训练干预措施与宣传教育的随机对照研究表明，技能训练干预并不能减轻 ICU 幸存者在出院后 3 个月或 6 个月时的抑郁、焦虑和 PTSD 症状[72]。然而，与教育方案相比，应对技能训练可减轻基础心理障碍较重患者 6 个月时的抑郁、焦虑和 PTSD 症状，提高患者的生活质量。而在接受机械通气和 ICU 住院时间较长的患者中，宣传教育可改善 3 个月时的患者症状，而对 6 个月时的患者症状则没有效果[72]。还需进一步研究应对技能训练和教育计划何时可以让患者获益。

　　认知行为疗法通常被推荐为其他人群 PTSD 治疗的一线方案。在非 ICU 人群中，暴露疗法或暴露疗法联合认知行为疗法被证实是有效的[73]。认知行为疗法也被广泛用于治疗抑郁和焦虑。一项针对 ICU 幸存者的研究使用了一个简短的认知行为心理教育项目来管理 ICU 患者的家庭照护者的压力和焦虑，将接受干预组与无干预组进行比较，管理应激和焦虑的认知行为心理干预[74]，结果表明，认知行为心理教育干预缓解了其压力、焦虑和抑郁，并提高了患者照护人员的满意度。因此，认知行为疗法可能是治疗危重疾病幸存者的有效方式，但至今还缺乏更多的研究证据支持。

认知康复

改善认知障碍的干预措施是一个重要且不断发展的研究领域。一个改善认知结局的方法是关注导致认知损害的危险因素。一项包括 28 个研究的综述评价了潜在的危重症后认知损害的风险因素，发现谵妄、血糖失调（低血糖或高血糖）和缺氧是危重症后发生认知缺陷的潜在危险因素[75]。对 6 项随机对照试验的系统回顾和 Meta 分析发现，与常规处置或没有进行早期康复治疗相比，早期康复治疗可改善患者短期躯体结局，但并不能改善认知功能（以认知相关的无谵妄天数来衡量）[76]。

另一种改善认知功能的方式是认知康复，这就需要采取针对性干预措施，以改善因脑损伤导致的危重症后认知障碍。认知康复主要包括通过补偿机制来最小化弱点或最大化优势，以及通过大脑训练计算机程序（如传统视频游戏），使用计算机化认知康复来改善或恢复认知功能。一项针对 34 名 ICU 幸存者的研究发现，6 周的认知康复结合力量训练和步行，可显著改善患者认知功能[77]。在另一项对患者实施了为期 12 周的认知、躯体和功能康复计划的研究中[78]，干预组的执行控制操作能力和工具性日常生活能力在 3 个月时有显著改善。这两项研究都采用了认知和躯体两方面的综合干预，因此目前尚不清楚单一认知康复是否具有改善认知功能的作用。

在另一项研究中，Zhao 等[79]采用复杂的多方面干预措施，通过每天 2 次共 12 周的学习弹奏电子琴（30 分钟），学习简单的西班牙语（30 分钟），记忆时钟，包括时间、形状、风格和背景（记忆 10 分钟，然后重现时钟）和精神科医生交谈 30 分钟等进行认知康复治疗，两组患者在基线认知功能方面没有差异。在 3 个月的随访中发现，干预组的认知障碍发生率显著低于对照组（59% vs. 82%），年轻患者的认知功能优于老年患者[79]。综上所述，上述 3 项研究为 ICU 幸存者使用认知康复提供了支持。

计算机化认知康复也被用于改善 ICU 幸存者的认知功能。在一项针对 20 名 ICU 患者进行的计算机化认知练习中[80]，干预组每天接受 20 分钟的计算机化认知练习，并逐渐增加难度。结果发现，患者能够完成 87% 的认知训练并得到身心的放松，且没有任何不适。

第二项关于计算机化的认知康复研究包括适应性训练以优化速度和记忆[81]。33 名 ICU 患者每天完成 7 次认知练习，每周 5 天，共 12 周。结果显示，随着时间的推移，其认知功能有显著改善，并且认知功能的改善程度与认知康复训练的小时数呈正相关。而干预前与干预后的神经心理测试得分没有发现差异。这些研究表明，计算机化的认知康复干预可能是改善危重症后认知功能的有效途径。重要的是，与传统的认知康复方法相比，计算机化的认知干预可减少需要临床专业人员面对面的互动[81]。但是对于计算机化的认知康复能否改善危重症幸存者的认知功能还需要进一步研究。

小结

ICU 患者的院后医疗保健既是一个挑战，也是一个机会。通过量身定制的生存计划来优化危重症患者的康复目标是明确的。我们需要更多的基础研究和临床试验来进一步探究 ICU 患者的康复需求，并制定有效的干预措施来减轻 PICS 产生的影响，以实现危重疾病患者最大化康复的目标。

参考文献

［1］ Needham DM，Davidson J，Cohen H，et al. Improving long-term outcomes after discharge from intensive care unit：report from a stakeholders'conference. *Crit Care Med.* 2012；40：502 – 509.

［2］ Pandharipande PP，Girard TD，Jackson JC，et al. Longterm cognitive impairment after critical illness. *N Engl J Med.* 2013；369：1306 – 1316.

［3］ Desai S，Law T，Bienvenu J，et al. Psychiatric long-term complications of intensive care unit survivors. *Crit Care Med.* 2011；39：2790.

［4］ Jackson JC，Pandharipande PP，Girard TD，et al. Depression，post-traumatic stress disorder，and functional disability in the BRAIN-ICU study：a longitudinal cohort study. *Lancet Respir Med.* 2014；5：369 – 379.

［5］ Marra A，Pandharipande PP，Girard TD，et al. Cooccurrence of post-intensive care syndrome problems among 406 survivors of critical illness. *Crit Care Med.* 2018；46：1393 – 1401.

［6］ Maley JH，Brewster I，Mayoral I，et al. Resilience in survivors of critical illness in the context of the survivors' experience and self-reported neuropsychological and physical function. *Ann Am Thorac Soc.* 2016；13：1351 – 1360.

［7］ Herridge MS，Tansey CM，Matté A，et al. Functional disability 5 years after acute respiratory distress syndrome. *N Engl J Med.* 2011；364：1293 – 1304.

［8］ Battle CE，Lovett S，Hutchings H. Chronic pain in survivors of critical illness：a retrospective analysis of incidence and risk factors. *Crit Care.* 2013；17：R101.

［9］ Griffiths J，Waldmann C，Quinlan J. Sexual dysfunction in intensive care survivors. *Br J Hosp Med.* 2007；68：470 – 473.

［10］ Clavet H，Hebert PC，Fergusson D，et al. Joint contracture following prolonged stay in the intensive care unit. *CMAJ.* 2008；178：691 – 697.

［11］ Griffiths J，Hatch RA，Bishop J，et al. An exploration of social and economic outcome and associated healthrelated quality of life after critical illness in general intensive care unit survivors：a 12-month follow-up study. *Crit Care.* 2013；17：R100.

［12］ Kamdar BB，King LM，Collop NA，et al. The effect of a quality improvement intervention on perceived sleep quality and cognition in a medical ICU. *Crit Care Med.* 2013；41：800 – 809.

［13］ Woon FL，Dunn CB，Hopkins RO. Predicting cognitive sequelae in survivors of critical illness with cognitive screening tests. *Am J Respir Crit Care Med.* 2012；186：333 – 340.

［14］ Pfoh E，Chan KS，Dinglas VD，et al；NIH NHLBI ARDS Network. Cognitive screening among acute respiratory failure survivors：a cross-sectional evaluation of the Mini Mental State Examination. *Crit Care.* 2015；19：220.

［15］ Gonzalez-Lopez A，Lopez-Alonso I，Aguirre A，et al. Mechanical ventilation triggers hippocampal apoptosis by vagal and dopaminergic pathways. *Am J Respir Crit Care Med.* 2013；188：693 – 702.

［16］ Hopkins R，Weaver L，Pope D，et al. Neuropsychological sequelae and impaired health status in survivors of severe acute respiratory distress syndrome. *Am J Respir Crit Care Med.* 1999；160：50 – 56.

［17］ Mikkelsen ME，Christie JD，Lanken PN，et al. The adult respiratory distress syndrome cognitive outcomes study：long-term neuropsychological function in survivors of acute lung injury. *Am J Respir Crit Care Med.* 2012；185：1307 – 1315.

［18］ Dowdy DW，Dinglas V，Mendez-Tellez PA，et al. Intensive care unit hypoglycemia predicts depression during early recovery from acute lung injury. *Crit Care Med.* 2008；36：2726 – 2733.

［19］ Hopkins RO，Suchyta MR，Snow GL，et al. Blood glucose dysregulation and cognitive outcome in ARDS *survivors. Brain Inj.* 2010；24：1478 – 1484.

［20］ Girard TD，Jackson JC，Bernard GR，et al. Delirium as a predictor of long-term cognitive impairment in survivors of critical illness. *Crit Care Med.* 2010；38：1513 – 1520.

［21］ Shehabi Y，Bellomo R，Kadiman S，et al. Sedation intensity in the first 48 hours of mechanical ventilation and 180-day mortality：a multinational prospective longitudinal cohort study. *Crit Care Med.* 2018；46：850 – 859.

［22］ Pandharipande P，Shintani A，Peterson J，et al. Lorazepam is an independent risk factor for transitioning to delirium in intensive care unit patients. *Anesthesiology.* 2006；104：21 – 26.

［23］ Pisani MA，Kong SY，Kasi SV，et al. Days of delirium are associated with 1-year mortality in an older intensive care unit population. *Am J Respir Crit Care Med.* 2009；180：1092 – 1097.

［24］ Jackson JC，Girard TD，Gordon SM，et al. Long-term cognitive and psychological outcomes in the awakening and breathing controlled trial. *Am J Respir Crit Care Med.* 2010；182：183 – 191.

［25］ Strom T，Stylsvig M，Toft P. Long-term psychological effects of a no-sedation protocol in critically ill patients. *Crit Care.* 2011；15：R293.

［26］ Kress JP，Gehlbach B，Lacy M，et al. The long-term psychological effects of daily sedative interruption on critically ill patients. *Crit Care Med.* 2003；168：1457 – 1461.

［27］ Jones C，Backman C，Capuzzo M. et al. Intensive care diaries reduce new onset post traumatic stress disorder following critical illness：a randomised，controlled trial. *Crit Care.* 2010；14：R168.

［28］ Jones C，Backman C，Griffiths RD. Intensive care diaries and relatives' symptoms of posttraumatic stress disorder after critical illness：a pilot study. *Am J Crit Care.* 2012；21：172 – 176.

［29］ Garrouste-Orgeas M，Coquet I，Perier A，et al. Impact of an intensive care unit diary on psychological distress in patients and relatives. *Crit Care Med.* 2012；40：2033 – 2040.

［30］ Davidson J，Aslakson RA，Long AC，et al. Guidelines for family-centered care in the neonatal，pediatric，and adult ICU. *Crit Care Med.* 2017；45：103 – 128.

［31］ Schelling G，Roozendaal B，Krauseneck T，et al. Efficacy of hydrocortisone in preventing posttraumatic stress disorder following critical illness and major surgery. *Ann N Y Acad Sci.* 2006；1071：46 – 53.

［32］ Agarwal S，Presciutti A，Cornelius T，et al. Cardiac arrest and subsequent hospitalization-induced posttraumatic stress is associated with 1-year risk of major adverse cardiovascular events and all-cause mortality. *Crit Care Med.* 2019；47：e502 – e505.

［33］ Hopkins RO，Suchyta MR，Kamdar BB，et al. Instrumental activities of daily living after critical illness：a systematic review. *Ann Am Thorac Soc.* 2017；14：1332 – 1343.

［34］ Kamdar B，Huang M，Dinglas VD，et al；National Institutes of Health，National Heart，Lung，and Blood Institute，Acute Respiratory Distress Syndrome Network. Joblessness and lost earnings after ARDS in a 1-year national multicenter study. *Am J Respir Crit Care Med.* 2017；196：1012 – 1020.

［35］ Kamdar BB，Suri R，Suchyta MR，et al. Return to work after critical illness：a systematic review and metaanalysis. *Thorax.* 2020；75：1727.

［36］ McPeake J，Mikkelsen ME，Quasim T，et al. Return to employment after critical illness and its association with psychosocial outcomes：a systematic review and metaanalysis. *Ann Am Thorac Soc.* 2019；16：1304 – 1311.

［37］ Govindan S，Iwashyna TJ，Watson SR，et al. Issues of survivorship are rarely addressed during intensive care unit stay：baseline results from a statewide quality improvement collaborative. *Ann Am Thorac Soc.* 2014；11：587 – 591.

［38］ Lee CM，Herridge MS，Matte A，et al. Education and support needs during recovery in acute respiratory distress syndrome survivors. *Crit Care.* 2009；13：R153.

［39］ Weissman G，Prasad Kerlin M，Yuan Y，et al. Potentially preventable intensive care unit admissions in the United States. *Ann Am Thorac Soc.* 2020；17：81 – 88.

［40］ Reinhart K，Kissoon NT，Daniels R，et al. Stop sepsissave lives：a call to join the global coalition for the World Sepsis Day. *J Crit Care.* 2012；27：327 – 328.

［41］ Morandi A，Brummel NE，Ely EW. Sedation，delirium and mechanical ventilation：the "ABCDE" approach. *Curr Opin Crit Care.* 2011；17：43 – 49.

［42］ ICU Liberation：ABCDEF bundles. https：// www. sccm. org/ICULiberation/ABCDEF-Bundles. Accessed January 23，2020.

［43］ Kress JP，Pohlman AS，O'Connor MF，et al. Daily interruption of sedative infusions in critically ill patients undergoing mechanical ventilation. *N Engl J Med.* 2000；342：1471 – 1477.

［44］ Girard TD，Kress JP，Fuchs BD，et al. Efficacy and safety of a paired sedation and ventilator weaning protocol for mechanically ventilated patients intensive care（Awakening and Breathing Controlled trial）：a randomised controlled trial. *Lancet.* 2008；371：126 – 134.

［45］ Schweickert WD，Pohlman MC，Pohlman AS，et al. Early physical and occupational therapy in mechanically ventilated，critically ill patients：a randomized，controlled trial. *Lancet.* 2009；373：1874 – 1882.

［46］ Bloom SL，Stollings JL，Kirkpatrick O，et al. Randomized clinical trial of an ICU recovery pilot program for survivors of critical illness. *Crit Care Med.* 2019；47：1337 – 1345.

［47］ Ramsay P，Salisbury LG，Merriweather JL，et al. A rehabilitation intervention to promote physical recovery following intensive care：a detailed description of construct development，rationale and content together with proposed taxonomy to capture processes in a randomized controlled trial. *Trials.* 2014；15：38.

［48］ Bench S，Cornish J，Xyrichis A. Intensive care discharge summaries for general practice staff：a focus group study. *Br J Gen Pract.* 2016；66：e904 – e912.

［49］ Kahn JM，Angus DC. Health policy and future planning for survivors of critical illness. *Curr Opin Crit Care.* 2007；13：514 – 518.

［50］ Schmidt K，Worrack S，Von Korff M，et al. Effect of a primary care management intervention on mental health-related quality of life among survivors of sepsis：a randomized clinical trial. *JAMA.* 2016；315：2703 – 2711.

［51］ Wang S，Allen D，Perkins A，et al. Validation of a new clinical tool for post-intensive care syndrome. *Am J Crit Care.* 2019；28：10 – 18.

［52］ Douglas SL，Daly BJ，Kelley CG，et al. Chronically critically ill patients：health-related quality of life and resource use after a disease management intervention. *Am J Crit Care.* 2007；16：447 – 457.

［53］ Schmidt KF，Schwarzkopf D，Baldwin LM，et al. Longterm courses of sepsis survivors：effects of a primary care management intervention ［published online September 12，2019］. *Am J Med.* doi：10. 1016/j. amjmed. 2019. 08. 033.

［54］ Cuthbertson BH，Rattray J，Campbell MK，et al. The PRACTICAL study of nurse-led intensive care followup programmes for improving long term outcomes from critical illness：a pragmatic randomised controlled trial. *BMJ.* 2009；339：B3723.

［55］ Schandl AR，Brattstrom OR，Svensson-Raskh A，et al. Screening and treatment of problems after intensive care：a descriptive study of multidisciplinary follow-up. *Intensive Crit Care Nurs.* 2011；27：94 – 101.

［56］ Jensen JF，Egerod I，Bestle MH，et al. A recovery program to improve quality of life，sense of coherence and psychological health in ICU survivors：a multicenter randomized controlled trial，the RAPIT study. *Intensive Care*

Med. 2016；42：1733 – 1743.

［57］ Haines KJ, McPeake J, Hibbert E, et al. Enablers and barriers to implementing ICU follow-up clinics and peer support groups following critical illness：the thrive collaboratives. *Crit Care Med.* 2019；47：1194 – 1200.

［58］ Brown SM, Bose S, Banner-Goodspeed V, et al. Approaches to addressing post-intensive care syndrome among intensive care unit survivors：a narrative review. *Ann Am Thorac Soc.* 2019；16：947 – 956.

［59］ Prescott HC, Langa KM, Iwashyna TJ. Readmission diagnoses after hospitalization for severe sepsis and other acute medical conditions. *JAMA.* 2015；313：1055 – 1057.

［60］ Taylor SP, Shih-Hsiung C, Figueroa Sierra M, et al. Association between adherence to recommended care and outcomes for adult survivors of sepsis. *Ann Am Thorac Soc.* 2020；17：89 – 97.

［61］ Deb P, Murtaugh CM, Bowles KH, et al. Does early follow-up improve the outcomes of sepsis survivors discharged to home health care？ *Med Care.* 2019；57：633 – 640.

［62］ Hirshberg EL, Wilson EL, Stanfield V, et al. Impact of critical illness on resource utilization：a comparison of use in the year before and after ICU admission. *Crit Care Med.* 2019；47：1497 – 1504.

［63］ McPeake J, Shaw M, Iwashyna TJ, et al. Intensive care syndrome：promoting independence and return to employment（InS：PIRE）. Early evaluation of a complex intervention. *PloS One.* 2017；12：e0188028.

［64］ Khan BA, Lasiter S, Boustani MA. Critical care recovery center：an innovative collaborative care model for ICU survivors. *Am J Nurs.* 2015；115：24 – 31.

［65］ Sevin CM, Bloom SL, Jackson JC, et al. Comprehensive care of ICU survivors：development and implementation of an ICU recovery center. *J Crit Care.* 2018；46：141 – 148.

［66］ Haines KJ, Sevin CM, Hibbert E, et al. Key mechanisms by which post-ICU activities can improve in-ICU care：results of the international THRIVE collaboratives. *Intensive Care Med.* 2019；45：939 – 947.

［67］ Haines KJB, Beesley SJ, Hopkins R, et al. Peer support in critical illness：a systematic review. *Crit Care Med.* 2018；46：1522 – 1531.

［68］ Mikkelsen ME, Jackson C, Hopkins RO, et al. Peer support as a novel strategy to mitigate post intensive care syndrome. *AACN Adv Crit Care.* 2016；27：221 – 229.

［69］ Naslund JA, Aschbrenner KA, Marsch LA, et al. The future of mental health care：peer-to-peer support and social media. *Epidemiol Psychiatr Sci.* 2016；25：113 – 122.

［70］ McPeake J, Hirshberg EL, Christie LM, et al. Models of peer support to remediate post-intensive care syndrome：a report developed by the Society of Critical Care Medicine Thrive International Peer Support Collaborative. *Crit Care Med.* 2019；47：e21 – e27.

［71］ Cox CE, Porter LS, Hough CL, et al. Development and preliminary evaluation of a telephone-based coping skills training intervention for survivors of acute lung injury and their informal caregivers. *Crit Care Med.* 2012；38：1289 – 1297.

［72］ Cox CE, Hough Cl, Carson SS, et al. Effects of a telephone- and web-based coping skills training program compared with an education program for survivors of critical illness and their family members：a randomized clinical trial. *Am J Respir Crit Care Med.* 2018；197：66 – 78.

［73］ Forbes D, Parslow R, Fletcher S, et al. Attachment style in the prediction of recovery following group treatment of combat veterans with post-traumatic stress disorder. *J Nerv Mental Dis.* 2010；198：881 – 884.

［74］ Chiang VCL, Chien WT, Wong HT, et al. A brief cognitive-behavioral psycho-education（B-CBE）program for managing stress and anxiety of main family caregivers of patients in the intensive care unit. *Int J Environ Res Public Health.* 2016；13：962.

［75］ Sakusic A，O'Horo JC，Dziadzko M，et al. Potentially modifiable risk factors for long-term cognitive impairment after critical illness：a systematic review. *Mayo Clin Proc.* 2018；93：68 – 82.

［76］ Fuke R，Hifumi T，Kondo Y，et al. Early rehabilitation to prevent postintensive care syndrome in patients with critical illness：a systematic review and meta-analysis. *BMJ Open.* 2018；8：e019998.

［77］ Chen S，Su CL，Wu YT，et al. Physical training is beneficial to functional status and survival in patients with prolonged mechanical ventilation. *J Formos Med Assoc.* 2011；110：572 – 579.

［78］ Jackson JC，Ely EW，Morey MC，et al. Cognitive and physical rehabilitation of intensive care unit survivors：results of the RETURN randomized controlled pilot investigation. *Crit Care Med.* 2012；40：1088 – 1097.

［79］ Zhao J，Yao L，Wang C，et al. The effects of cognitive intervention on cognitive impairments after intensive care unit admission. *Neuropsychol Rehabil.* 2017；27：301 – 317.

［80］ Turon M，Fernandez-Gonzalo S，Jodar M，et al. Feasibility and safety of virtual-reality-based early neurocognitive stimulation in critically ill patients. *Ann Intensive Care.* 2017；7：81.

［81］ Wilson JE，Collar EM，Kiehl AL，et al. Computerized cognitive rehabilitation in intensive care unit survivors：returning to everyday tasks using rehabilitation networks-computerized cognitive rehabilitation pilot investigation. *Ann Am Thorac Soc.* 2018；15：887 – 891.

第 11 章　运用跨专业团队模式推动实施 ICU 解放运动集束化管理

Mary Ann Barnes-Daly，and Juliana Barr 著

王　华，江雨薇 译

【目的】

- 讨论跨专业团队查房的组织与实施；
- 阐明跨专业团队成员的作用和贡献；
- 跨专业团队查房的常见问题与挑战。

【关键词】集束化管理，跨专业，重症监护，ICU 解放运动，合作

本章重点阐述重症监护治疗团队及其成员的特征和职业素质，以及跨专业合作、沟通和协同治疗在多大程度上有助于成功实施和高质量完成 ICU 解放运动集束化管理。

跨专业团队合作——沟通与协作

团队合作是指一组人协同工作，从而达到共同的目标[1]。多学科重症团队协同治疗模式与患者的良好结局和治疗费用减少相关[2]。其次，团队成员的沟通与协作水平也会影响到患者的结局，是 ICU 解放运动集束化管理能否成功实施和具备可持续性的重要因素。

对于团队成员跨专业合作应具备什么样的职业素质，目前还缺少相应的认识、教育和评价方法，但团队成员协同工作和高效沟通是其中最为重要的能力。表 11-1 列举和描述了团队成员应具备的核心职业素质和能力[3]。

表 11-1　跨专业团队合作应具备的职业素质

职业素质	描　　述
职业道德与价值观	与其他专业人士合作时，保持相互尊重和分享观点的态度
角色与责任	能将本专业和其他专业的知识合理地用于评估和解决患者的医疗诉求
跨专业交流	以积极和负责任的态度与患者、家庭、社区和其他医疗保健专业的人员进行沟通，通过团队合作的方式维护患者的健康和治疗疾病
团队关系与合作	运用建设良好成员关系的价值观和积极主动的团队协作精神，在团队中有效发挥不同角色的作用，设计和提供以患者为中心的安全、及时、有效率、有效果和公平合理的治疗和护理

改编自 Interprofessional Education Collaborative Expert Panel. (2011). *Core Competencies for Interprofessional Collaborative Practice：Report of an Expert Panel.* Washington，DC：Interprofessional Education Collaborative.

　　跨专业团队（interprofessional team，IPT）与多学科团队（multidisciplinary team，MDT）的重要区别在于 IPT 中的多数人或所有成员是否具备上述职业素质。在本书的前一版本里，有关 IPT 对集束化管理依从性的影响章节中，对 IPT 和 MDT 的区别作了详细的阐述[4]。MDT 是一种"顾问"模式，团队成员作为顾问，分别向主管医师（通常是重症医师或其他内科医师）提出建议，由后者作出治疗决策并下达医嘱，交给团队的其他成员实施。与其不同，IPT 模式的每位团队成员分别发挥各自专业的角色作用，包括独立评估患者和报告结果，提出各专业学科的治疗意见，最终由团队决定是否采纳。另外，IPT 的成员均为其专业领域内受尊重和认可的专家，对治疗计划具有平等的发言权，他们的专业特长和专业知识得到了充分利用，有利于共同制定和优化治疗决策[4]。

个人和团队在实施集束化管理中的作用

　　表 11-2 列举了团队成员在各项 ICU 集束化管理措施中所起的作用和担负的职责。专家主要负责评价和/或提供与集束化管理相关的干预措施，其他团队成员则负责协助、监督、建议和/或录入医嘱。

表 11-2　ICU 解放运动的集束化管理要素——团队职责

	集束化管理要素	主要责任人	团队其他成员职责
A	疼痛的评估、预防和管理	床旁护士	内科医师、药剂师
B	自主唤醒试验和自主呼吸试验	床旁护士、呼吸治疗师	内科医师、药剂师、床旁护士
C	镇痛和镇静选择	内科医师	床旁护士、药剂师
D	谵妄的评估、预防和管理	床旁护士	呼吸治疗师、药剂师、内科医师、康复师
E	早期活动	康复师、床旁护士	床旁护士、呼吸科医师
F	家庭参与和授权	床旁护士、家属	所有成员
G	良好睡眠	床旁护士	内科医师、药剂师、呼吸治疗师、家属

　　集束化管理可以委派给不同的团队成员完成，但更多情况下需要由团队成员协同完成，例如，呼吸治疗师（respiratory care provider，RCP）、药剂师或临床医师都可能对镇静的深度进行评估，这与他们所承担的职责有关。虽然每一名团队成员都为这些集束化措施的实施作出了相应的贡献，但团队合作保证了所有集束化措施都能得到实施，使每位 ICU 患者每天都能得到合理的治疗。理论上，对特定的患者可以单独实施某种集束化措施，但不同的集束化管理措施之间存在内在的关联，例如，机械通气的患者通常需要在意识清楚和觉醒的状态下才能完成 SBT，或完成强度尽可能高的每日活动，这表明由团队来协同完成集束化管理具有重要意义。

　　集束化管理的措施多种多样，几乎可运用于所有无论其是否需要机械通气的 ICU 患者，这为如何整合和整体实施集束化管理带来了独特的挑战。因此，在实施复杂的质量改进计划（如 ICU 解放运动集束化管理）时，临床医生应充分意识到 ICU 跨专业团队对集束化管理的成功且持续实施的重要意义[5,6]。

跨专业团队查房的作用和意义

ICU 团队成员的沟通和协作是患者获得优质治疗的重要因素，交流信息和调整治疗是 ICU 日常查房的内在要求。不同医疗机构的 ICU 团队形式多样，使得 ICU 查房的组织架构和方式也不完全一致。尽管 ICU 提供的监护治疗多种多样，并随患者群体和 ICU 的类型而异，但通常均需要多学科、各专科和亚专科的专家把关。ICU 团队成员与患者相处的时间也有很大的差别，床旁护士护理患者的时间最长，而内科医师、呼吸治疗师、药剂师和其他团队成员花在患者治疗和护理上的时间可能会有较大的差异，部分成员因其工作性质，不需要在 ICU 查房上花费较多时间。在大型医疗机构，尤其是具有多个专科和/或亚专科专家的团队，常常把所有的临床医生都纳入每日 IPT 查房，处置所有的集束化管理措施，这可能是不切实际的[7,8]。然而，若 ICU 查房团队包含了至少一名重症医师、一名主管护士、一名药剂师和一名呼吸治疗师时，治疗质量将得到明显的改善[9,10]。因此，ICU 治疗团队的核心成员应由主要负责集束化管理的临床医师担任，从而对集束化管理的落实和 IPT 查房效果产生最大的影响[11,12]。

无论是强制参与还是以顾问的形式参与，重症医学专家参加 IPT 查房均可以改善患者的结局[10,13]。在 ICU 内进行 IPT 查房时，如果没有重症医学专家在场，由指定的医师或负责治疗的主治医师替代则是必不可少的。医师在场可以主导团队交流，制订治疗计划并安全、规律和持续地开展集束化管理，为患者提供最优质的服务。其次，住院医师、专科医师（fellows）和 ICU 高级医师（advanced practice providers，APP）直接参与了治疗方案的制订、医嘱开具和日常的集束化管理，他们也是 IPT 查房的重要人选[14]。主导查房的医师应打破传统的 ICU 分级查房形式，形成 IPT 查房模式，避免传统分级查房阻碍其他学科发挥作用。查房期间，医师可以咨询各学科对治疗的意见和建议，组织团队讨论并评价这些建议。在团队讨论的基础上进行治疗决策和制订计划是非常重要的，这决定了集束化管理的效果[15]。

与 ICU 团队的其他成员相比，床旁护士通常要花更多的时间护理患者，因而可从独特的视角观察、评估患者的病情、治疗反应、护理侧重点和预期结局，因此，床旁护士有必要参与 IPT 查房。床旁护士还负责执行集束化管理的以下几个方面：评估疼痛程度、镇静深度和谵妄，评估睡眠质量，使用非药物和药物预防和治疗疼痛，优化镇静方案和减少谵妄的发生。此外，通常还协助呼吸治疗师进行 SAT 和 SBT，并协同康复师开展锻炼活动。

药剂师参与 IPT 查房可以减少药物不良反应的发生、降低 ICU 病死率、改善治疗质量和降低医疗花费[9,16]。药剂师通过调整药物配伍、优化治疗剂量、减少不必要的、昂贵的或高风险的用药，以及解决药物短缺，提高了 IPT 查房的质量。更为重要的是，药剂师可通过协同合作制订合理的镇痛镇静方案来提高 ICU 解放运动集束化管理的效果。例如，减少导致谵妄的用药，推荐降阶梯和多模式使用镇痛、镇静和抗精神病药物，达到个体化镇痛镇静的目的。

呼吸治疗师（RCP）具备解决危重症患者复杂性呼吸治疗需求的知识、技能和经验。RCP 可以独立工作，也可以与重症医师或肺病专家交流，确定哪些机械通气的策略、供氧方式和肺部治疗可以改善患者的结局。RCP 参与 IPT 查房有助于确保气道管理数据的准确性，进而用于制订个性化的气道管理计划[17]。RCP 通常也负责筛查患者，与床旁护士一起对患者实施 SAT 和 SBT，与 ICU 医师和护理团队讨论 SBT 的结果，协助主管医师评估患者是否具备拔除气管插管的条件。其次，RCP 还可以协同甄别拔管失败的高风险患者，提出过渡策略，避免患者再次插管。RCP 在协助床旁护士和/或康复师安全有效地对机械通气的患者进行活动训练方面同样起关键的作用。

无论是物理治疗师（physical therapist，PT）还是作业治疗师（occupational therapist，OT），康复师参加 IPT 查房均有助于促进 ICU 患者的早期活动和康复。PT 和 OT 可以协助评估患者住院前的活动能力和功能状态，为患者制定收住 ICU 期间切实可行的活动和锻炼目标。PT 还可以帮助识别和消除阻碍患者活动的因素，教育和培训 ICU 团队成员在康复师在场或不在场的情况下安全地辅助患者活动[12,18-20]。由于 PT 人员的配备较少，难以参与每日的 IPT 查房，对患者的活动和训练会产生显著影响，但属于可以进行改进的方面[19]。PT 和床旁护士之间的有效沟通和合作是成功实施 ICU 早期活动计划的基础。ICU 早期活动的流程和方案应包含活动的适宜性和安全性评估、开始和终止标准以及活动强度的评估等工具[21]。

患者和家属参与 ICU 团队的讨论、治疗计划的制订和实施，开创了更多以患者为中心的治疗方式，可以提高患者、家属和医护人员的满意度，改善患者的结局和降低费用[22]。SCCM《新生儿、儿童和成人 ICU 内以家庭为中心的照护指南》提出，为患者或家属提供常规参与 ICU 查房的选择[23]。由于大部分 ICU 患者的病情较重，难以参与治疗计划和治疗目标的查房讨论，往往需要由患者家属替代参加并做出某些困难或重要的决定[24]。因为家属通常是患者的医疗保险代理人，所以患者家属所提供的信息应始终作为团队临床决策的指导和治疗目标。患者和家属参与 ICU 查房有利于临床医生了解患者的意愿、补充病史，并增强药物治疗的效果[25-28]。家属参与每日的 IPT 查房，观察并理解对病情的评估、干预和治疗背后的原因，有助于缓解患者和家属压力，也使治疗和护理过程更加透明化。

允许家属获授权参与患者的监护和治疗，有助于患者和家属更好地融入治疗团队。具体而言，集束化管理为家庭参与患者的诊治提供了包括但不限于减轻谵妄、指导 SBT 试验、辅助患者活动和锻炼的机会[21,5,29]。

小结

实施 ICU 解放运动集束化管理可以在很大程度上改变危重症患者的治疗模式、改善临床结局和降低治疗费用。集束化管理完成的效果对患者存在量效关系的影响，效果越好，越能更大程度地改善患者的结局和减少花费。集束化管理措施的复杂多样性和可用于所有 ICU 患者的普适性要求 ICU 多学科团队成员能有效地跨专业沟通、合作和协同治疗，需要 ICU 团队的工作方式作出重大改革。IPT 模式是高效率 ICU 团队的标志，确保集束化措施能够持续、准确和及时地运用于所有患者，达到降低 ICU 住院费用、改善患者住院体验和提高 ICU 患者群体健康水平的三重目标。

参考文献

［1］Paris CR，Salas E，Cannon-Bowers JA. Teamwork in multi-person systems：a review and analysis. *Ergonomics.* 2000；43：1052-1075.

［2］Weled BJ，Adzhigirey LA，Hodgman TM，et al. Critical care delivery：the importance of process of care and ICU structure to improved outcomes：an update from the American College of Critical Care Medicine T ask Force on Models of Critical Care. *Crit Care Med.* 2015；43：1520-1525.

［3］Interprofessional Education Collaborative Expert Panel. *Core Competencies for Interprofessional Collaborative*

Practice. Report of an Expert Panel. Washington，DC：Interprofessional Education Collaborative；2011.

［4］ Balas M，Clemmer T，Hargett K，eds. *ICU Liberation：The Power of Pain Control，Minimal Sedation，and Early Mobility.* Mount Prospect，IL：Society of Critical Care Medicine；2015.

［5］ Morandi A，Piva S，Ely EW，et al. Worldwide survey of the "Assessing Pain，Both Spontaneous Awakening and Breathing Trials，Choice of Drugs，Delirium Monitoring/Management，Early Exercise/Mobility，and Family Empowerment"（ABCDEF）bundle. *Crit Care Med.* 2017；45：e1111 - e1122.

［6］ Miller MA，Govindan S，Watson SR，et al. ABCDE，but in that order? A cross-sectional survey of Michigan intensive care unit sedation，delirium，and early mobility practices. *Ann Am Thorac Soc.* 2015；12：1066 - 1071.

［7］ Barr J，Fraser GL，Puntillo K，et al. Clinical practice guidelines for the management of pain，agitation，and delirium in adult patients in the intensive care unit. *Crit Care Med.* 2013；41：263 - 306.

［8］ Manthous CA，Hollingshead AB. Team science and critical care. *Am J Respir Crit Care Med.* 2011；184：17 - 25.

［9］ Lane D，Ferri M，Lemaire J，et al. A systematic review of evidence-informed practices for patient care rounds in the ICU. *Crit Care Med.* 2013；41：2015 - 2029.

［10］ Kim MM，Barnato AE，Angus DC，et al. The effect of multidisciplinary care teams on intensive care unit mortality. *Arch Intern Med.* 2010；170：369 - 376.

［11］ Balas MC，Burke WJ，Gannon D，et al. Implementing the awakening and breathing coordination，delirium monitoring/management，and early exercise/mobility bundle into everyday care：opportunities，challenges，and lessons learned for implementing the ICU pain，agitation，and delirium guidelines. *Crit Care Med.* 2013；41：S116 - S127.

［12］ Costa DK，V alley TS，Miller MA，et al. ICU team composition and its association with ABCDE implementation in a quality collaborative. *J Crit Care.* 2018；44：1 - 6.

［13］ Pronovost PJ，Angus DC，Dorman T，et al. Physician staffing patterns and clinical outcomes in critically ill patients：a systematic review. *JAMA.* 2002；288：2151 - 2162.

［14］ Kleinpell RM，Ely EW，Grabenkort R. Nurse practitioners and physician assistants in the intensive care unit：an evidence-based review. *Crit Care Med.* 2008；36：2888 - 2897.

［15］ Foster CB，Simone S，Bagdure D，et al. Optimizing team dynamics：an assessment of physician trainees and advanced practice clinicians collaborative practice. *Pediatr Crit Care Med.* 2016；17：e430 - e436.

［16］ Preslaski CR，Lat I，MacLaren R，et al. Pharmacist contributions as members of the multidisciplinary ICU team. *Chest.* 2013；144：1687 - 1695.

［17］ Rehder K，Turner D，Williford W，et al. Respiratory therapy participation in rounds improves accuracy of data presentation. *Crit Care Med.* 2012；40：U216.

［18］ Harris CL，Shahid S. Physical therapy-driven quality improvement to promote early mobility in the intensive care unit. *Proc（Bayl Univ Med Cent）.* 2014；27：203 - 207.

［19］ Malone D，Ridgeway K，Nordon-Craft A，et al. Physical therapist practice in the intensive care unit：results of a national survey. *Phys Ther.* 2015；95：1335 - 1344.

［20］ Hodgson CL，Capell E，Tipping CJ. Early mobilization of patients in intensive care：organization，communication and safety factors that influence translation into clinical practice. *Crit Care.* 2018；22：7710 - 7718.

［21］ Devlin JW，Skrobik Y，Gelinas C，et al. Clinical practice guidelines for the prevention and management of pain，agitation/sedation，delirium，immobility，and sleep disruption in adult patients in the ICU. *Crit Care Med.* 2018；46：e825 - e873.

［22］ Clay AM，Parsh B. Patient- and family-centered care：it's not just for pediatrics anymore. *AMA J Ethics.* 2016；18：40 - 44.

［23］ Davidson JE，Aslakson RA，Long AC，et al. Guidelines for family-centered care in the neonatal，pediatric，and adult ICU. *Crit Care Med.* 2017；45：103－128.

［24］ Prendergast TJ. Resolving conflicts surrounding end-oflife care. *New Horiz.* 1997；5：62－71.

［25］ Rappaport DI，Cellucci MF，Leffler MG. Implementing family-centered rounds：pediatric residents' perceptions. *Clin Pediatr（Phila）.* 2010；49：228－234.

［26］ Santiago C，Lazar L，Jiang D，et al. A survey of the attitudes and perceptions of multidisciplinary team members towards family presence at bedside rounds in the intensive care unit. *Intensive Crit Care Nurs.* 2014；30：13－21.

［27］ Grzyb MJ，Coo H，Ruhland L，et al. Views of parents and health-care clinicians regarding parental presence at bedside rounds in a neonatal intensive care unit. *J Perinatol.* 2014；34：143－148.

［28］ Cypress BS. Family presence on rounds：a systematic review of literature. *Dimens Crit Care Nurs.* 2012；31：53－64.

［29］ Mitchell ML，Kean S，Rattray JE，et al. A family intervention to reduce delirium in hospitalized ICU patients：a feasibility randomised controlled trial. *Intensive Crit Care Nurs.* 2017；40：77－84.

第 12 章　ICU 解放运动集束化管理的实施：收集和使用数据以提高质量和性能

Brenda Pun，and Pat Posa 著

王芊霖，隆　云 译

【目的】

▨ 描述如何收集有关使用 ICU 解放运动集束化管理的数据；

▨ 讨论如何提高 ICU 解放运动集束化管理的性能。

【关键词】 ICU 解放运动集束化管理，ABCDEF 集束化管理，ICU，实施，质量改进，谵妄，活动性，镇静，疼痛

ICU 患者在与严重感染和全身反应作斗争时，时常会经历多器官系统衰竭。尽管研究已极大地提高了我们治疗这些患者的能力，但同时也使我们知道疼痛、谵妄和深度镇静的短期及长期危害。然而，将研究成果转化为循证实践往往会滞后数年甚至数十年。因此，ICU 解放运动集束化管理措施的概念源于需要建立框架以统一这些基于循证的干预措施和评估方法，从而改善沟通和促进协作，最终推动在床旁落实基于循证的实践并持续实施[1,2]。

有研究表明，集束化管理措施可以提高严重脓毒症患者的存活率，降低呼吸机相关肺炎和中心导管感染的发生率[3,4]，这是医疗保健改进研究所（Institute for Healthcare Improvement，IHI）"拯救 10 万人运动"以及随后"拯救 500 万人生命运动"的标志性特征[5,6]。ICU 解放运动集束化管理也不例外，许多研究显示，集束化管理措施的依从性和执行情况的提高改善了患者的结局[7-10]。

IHI 在近 20 年前引入了集束化管理推荐的概念，以加强团队工作和沟通[11]。ICU 解放运动集束化管理提供了一个用于部署临床实践指南中多项建议以及提高对所有危重症患者救治能力的框架[12,13]。然而，将这个集束化管理融入日常临床实践中可能是一个挑战。本章重点介绍如何促进该集束化管理表现的提升，并使用 IHI 改进模型描述与集束化管理相关的重要实施理念。此外，我们还阐述了如何收集、追踪和解释集束化管理的性能数据。

IHI 的改进模型

IHI 改进模型是一个在机构中成功实施变革的框架。该模型基于以下 3 个关键问题：

1. 我们的目标是什么？

2. 我们如何判断变化是一种改进？

3. 我们可以作出哪些改变来实现改进？

这 3 个问题与"计划 - 执行 - 研究 - 行动"（PDSA）循环相结合，从而完成模型的建立。

PDSA 循环是一种实施新变化、评估新变化、指导想法形成和测试新想法的方法。这四部分的每一部分都代表了该流程的步骤：确定改变（计划）、实施改变（执行）、评估改变（研究）和调整改变（行动）。这些步骤有助于让项目在一个改进周期中不断地前进[14]。

建立正确的团队

必须组建一个跨专业团队来指导、发展和监督 ICU 解放运动集束化管理的实施。该团队应包括所有参与危重症患者救治的学科（表 12 - 1）。ICU 解放运动集束化管理并不专注于某一特定器官系统、感染类型或疾病过程。相反，该集束化管理适用于对所有类型的危重症患者进行干预，重点是尽可能降低患者疼痛、躁动、谵妄和睡眠中断的情况，同时最大程度地使患者清醒，促进其活动锻炼以及提高家庭参与度。集束化管理中的要素涉及重症监护团队的不同专业，需要各成员沟通和协调。因此，集束化管理的实施团队必须包括所有相关专业的参与者，这样可以从多个视角规划团队的策略。

表 12 - 1　实施 ICU 解放运动集束化管理的跨专业小组成员和关键参与者

重症医学科医生和内科医生
医疗领导
护理领导（管理人员、临床护理专家、教学工作者）
床旁护士
呼吸治疗师
物理治疗师
作业治疗师
言语治疗师
药剂师
患者及其家属
质量改进人员

改进模型的第一步：目标是什么？

在开始改进工作前，明白为什么需要改变是十分重要的。参考文献描述了危重症患者的短期和长期后遗症，包括无法控制的疼痛、过度劳累、谵妄、瘫痪和睡眠扰乱[12,15,16]。虽然强有力的证据支持 ICU 解放运动集束化管理中各个元素的意义[2]，但多个研究已经检验了集束化管理的实现与患者临床结果之间的关系。在一项对 296 名患者实施集束化管理措施进行前后对比的单中心研究中，Balas 等[7] 报告了患者在实施集束化管理后使用呼吸机的天数更少、谵妄发生率更低、下床活动更多。Barnes-Daly 等[8] 报告了来自 7 家社区医院的 6064 名患者的集束化管理依从性增强与谵妄天数、昏迷天数减少以及住院生存率提高显著相关。在这项工作的基础上，ICU 解放运动协作组织通过分析来自 15 000 多名患者和 68 个 ICU 的数据，报告称集束化管理的表现与机械通气、昏迷、谵妄和约束使用天数的减少以及更高的医院生存率相关[9]。多项研究表明，这些结果呈现剂量依赖性（集束化管理中被实施的元素越多，患者的临床结局越好）[8-10]。全面实施集束化管理已被证实可将医院总成本降低 30% 以上[10]。从单中心研究到全国范围内的合作研究均一致得出实施 ICU 解放运动集束化管理可以使患者临床结局改善这一结论。

任何集束化管理实施计划的第一步都应该是确保集束化管理的概念融入该重症单元的文化和语言中。这有助于跨专业团队、患者（尽其所能）和家属理解这些元素是相互关联和协同的。推广集束化管理概念的方法包括使用公告板或海报介绍集束化管理以及每个元素所代表的内容，在该重症单元范围内进行教学，如在文献报告会上对支持集束化管理的研究进行回顾学习，轮番更新查房使用的脚本和目标清单以保证包含 ABCDEF 术语，以及更新电子健康档案（EHR）以保证使用相同的术语。最初推动这项教育工作可以是简单而有趣的，从而使材料可随着时间而更新。所有重症单元都会具备一定程度的元素，在这个基础步骤上，将这些元素与集束化管理中的其他元素联系起来是十分重要的，这有助于防止孤立个别元素（例如，使用镇静量表进行独立的镇静减量方案，而不考虑活动锻炼及呼吸试验）。采用 ICU 解放运动集束化管理的 ABCDEF 术语是一个基础性步骤，它可以使跨专业团队把握大局，并提醒他们整体比各部分之和更强大。

改进模式第二步：如何判断变化是一种改进？

想要明确在改进工作中试图实现的目标，需要了解当前的实践情况并且与文献中的最佳实践进行比较。有多种方法可以评估基线实践情况，例如，执行差距分析，收集基线数据。让跨专业团队的所有成员参与进来是十分重要的，可以从多个角度评估基线情况以确定发生过失或未遂过失的部分。

评估当前实践的一种方法是"进行流程"。这一过程涉及在 ICU 中进行的与患者疼痛和镇静的管理、脱离呼吸机、谵妄的预防和治疗、活动和睡眠改善等方面相关的治疗护理过程。这是一个信息收集的阶段，包括通过参加查房、与成员交谈、询问事情起效的原因。执行差距分析是另一种策略，可以确定哪些与集束化管理相关的循证实践没有在本重症单元执行（表 12 - 2 提供了一个差距分析的示例）。这些方法可以记录总体目标，并确定已经实现的部分。

表 12 - 2　ICU 解放运动集束化管理的样本差距分析

	是	否
1. 您所在的重症单元是否使用特定工具以评估无法自我表达的患者疼痛程度？	☐ CPOT ☐ BPS	☐
2. 您所在的重症单元是否有针对以下方面制定特定的疼痛管理流程？		
每班评估疼痛≥4 次，额外根据需要评估。	☐	☐
定义严重疼痛：NRS > 3，BPS > 5，或 CPOT≥3。	☐	☐
在发现明显疼痛后 30 分钟内治疗疼痛并重新进行评估。	☐	☐
提供非药物治疗（如放松、分散注意力）。	☐	☐
实施术前镇痛和/或非药物干预（先镇痛，后镇静）。	☐	☐
3. 您所在的重症单元是否制定了流程以协作完成 SAT/SBT？	☐	☐
4. 您所在的重症单元是否制订了镇静方案，并主动管理镇静以减少持续镇静的使用？	☐	☐
5. 您所在的重症单元是否每天进行包括以下内容的 SAT 和 SBT？		
SAT：使用最少的镇静剂以达到呼吸平稳，保证患者安全和尽可能减轻患者焦虑。	☐	☐
SAT：制订一个有助患者平静且清醒的方案。	☐	☐
SAT：使用 RASS 或 SAS 等镇静量表来评估镇静水平并实现镇静目标。	☐	☐

	是	否
SBT：护士和呼吸治疗师合作进行 SBT，配合 SAT。	☐	☐
6. 您所在的重症单元是否成功实施谵妄评估工具，并成功且正确地进行谵妄评估？	☐ CAM-ICU ☐ ICDSC	☐
7. 您所在的重症单元是否使用特定工具来评估镇静 – 躁动？	☐ RASS ☐ SAS	
8. 您所在的重症单元是否使用镇痛和镇静算法来先控制疼痛，然后再控制焦虑，并在连续用药之前先间断使用药物尝试控制？	☐	☐
9. 您的目标 RASS 是 0 ～ –1 还是 SAS 1？	☐	☐
10. 您所在的重症单元是否有制定早期活动的流程？	☐	☐
11. 如果有，那么是谁启动早期活动的流程？		
护士	☐	☐
物理治疗师	☐	☐
护士和物理治疗师	☐	☐
12. 您所在的重症单元是否每天实施包括以下内容的早期活动干预措施？		
主动活动	☐	☐
床上运动	☐	☐
将腿悬垂在床旁	☐	☐
站立	☐	☐
主动转移	☐	☐
原地踏步	☐	☐
房间内步行	☐	☐
大厅内步行	☐	☐
13. 您所在的重症单元是否制定了流程以确定检查以下护理内容的频率和所需的文件？		
床头高度	☐	☐
潮气量（单位：毫升/千克）	☐	☐
每日 SAT 评分	☐	☐
每日 SBT 评分	☐	☐
定期口腔护理，包括口咽深部吸痰	☐	☐
患者的活动能力	☐	☐

缩略语：BPS，行为疼痛量表；CAM-ICU，ICU 意识模糊评估法；CPOT，重症监护疼痛观察工具；ICDSC，重症监护谵妄筛查清单；NRS，数字评定量表；RASS，Richmond 躁动 – 镇静量表；SAS，镇静 – 躁动量表；SAT，自主唤醒试验；SBT，自主呼吸试验。

    收集有关患者如何持续接受符合要求的所有干预措施的数据样本是至关重要的。需要记录基线的表现情况，从而在实施各种 PDSA 循环时衡量改进的效果。确定能帮助建立基线表现情况和客观跟踪进度的指标是关键所在。根据 ICU 解放运动协作组织的经验，SCCM 为 ICU 解放运动集束化管理创建了最小数据集（minimum data set，MDS）和工具包（https：// www. sccm. org/ ICULiberation/News/Download-the-ICU-Liberation-Toolkit）。该 MDS 确定了集束化管理中每个元素的依从性指标。随附的工具包旨在使跨专业的重症监护团队更好地量化其工作的改进情况，其中涵盖数据和依从性的定义，提供了数据收集的电子表格，并对数据输入和依从性报告提出建议。工具包还解释了如何理解和使用数据来持续改进流程。

指标对于帮助团队了解在集束化管理元素方面所做的工作是十分重要的，可以帮助回答"是否在改进"这个问题。但从病历中提取患者的数据来衡量这些指标是具有挑战性的。一些 EHR 系统可以提取特定变量的数据，并创建可以显示聚合数据的仪表盘，从而快速直观地显示当前的状态和进度。直接从 EHR 获取仪表盘的好处是该过程不受手动数据输入错误或时间约束的限制，可以轻松地为少数患者或大量患者提取数据。然而，许多机构没有创建此类仪表盘的技术支持，或者 EHR 没有以便于检索的方式记录每个元素的数据。SCCM 的 MDS 工具包括了对集束化管理中每个元素的建议指标以及 Microsoft Excel 追踪工具，可以通过填充内置图表的方式输入数据（图 12 - 1）。使用这种工具的缺点是它依赖额外的数据收集和输入，这个过程可能非常耗时且容易出现人为错误，并且难以长期坚持。正如 IHI 模型所强调的，无论使用何种方法，识别并追踪指标都是改进工作的关键。这个过程会使从部门领导到床旁工作人员的所有参与者都看到努力改变对既定目标的影响。

改进模式第三步：可以作出哪些改变来实现改进？

一旦 ICU 解放运动集束化管理的理念在一个重症单元被采纳，参与者就可以开始制订战略改进计划。虽然每个重症单元的方法不同，但一些共同元素将有助于改进成功。明确基线数据是一个关键的步骤，这非常有助于制定优先事项。这些数据将有助于各重症单元评估已经成为医疗实践的部分元素的有效性，同时也将作为改进的基准。重症单元的领导可以从一个对他们而言是新的元素或从一个已经存在但需要稍作调整以获得更好结果的元素开始改进。有一种策略是为每个元素设定增长基准（例如，如果在基线时没有任何元素可以达到 50% 的依从性，那么合理的目标就是在 3 个月内使所有元素的依从性达到或超过 50%）。

目标应由跨专业团队的所有成员合作完成设定。虽然最终目标是让每位患者每天都能接受到集束化管理中符合要求的干预措施，但这一目标可能需要一段时间才能实现。在这一过程中设定一些值得庆祝的临时目标是十分有益的（表 12 - 3）。通常情况下，持续的 80%～85% 的符合率表明新流程已被采用到实践中。在采纳的过程中，请记住（并提醒团队），几乎所有关于集束化管理的研究都表明依从性和工作情况的进一步提高会改善患者的结局[8-10]，60% 的依从性优于 30%，80% 的依从性优于 60%。可以为完整的集束化管理和每个单独的元素的依从性设定目标。短期目标可以帮助团队在改进的过程中更上一层楼，并在庆祝的过程中提供"胜利"的成就感。比如说，一个有进展的相对目标是在 2 个月内将所有集束化管理中的元素的依从性提升 20%。通过走廊或休息室的公告板、业务简讯或群发电子邮件等方式向全体员工传达目标和进度。用比萨派对、百吉饼早餐、蛋糕和/或绘制礼物卡等方式来庆祝目标达成。最后，在达到目标（即使是短期目标）时向上级汇报（如医疗主管、医院管理人员）。这是一个获得上级领导的认可并提供客观数据来证明资源申请的合理性的较好方式。

表 12 - 3　目标类型

目标类型	说明
终极目标	每位患者每天依从性达 100%

目标类型	说明
相对进步目标	这些是相对于基线依从性提高的短期目标，例如： • 在 2 个月内，目标是所有集束化管理元素的依从性提高 20%； • 在 3 个月内，争取使整体集束化管理依从性提高 30%； • 目标是连续 3 个月达到 70% 以上的依从性
采纳目标	通常情况下，持续（>3 个月）80%～85% 的依从性表明一项新的方案已被采用到实践中

计划 – 执行 – 研究 – 行动循环

一旦目标就绪，IHI 改进模型的 PDSA 循环将成为实施持续的质量改进计划的有利框架。这个过程有助于团队保持正轨前进。以下将对这些阶段进行细分，使它们适用于实施 ICU 解放运动集束化管理。此外，表 12 – 4 中还列出了与集束化管理相关的 PDSA 循环示例。

表 12 – 4　计划 – 执行 – 研究 – 行动循环示例

目标是什么？	提高 ICU 患者下床活动率
如何判断变化是一种改进？	记录每个月患者下床活动率
可以作出哪些改变来实现改进？	实施下床活动流程
计划：制订一个检测变化的试验计划	▨ 跨专业团队成员（例如护士、医生、康复治疗师、呼吸治疗师、药房工作人员）会面 ▨ 审查活动流程 ▨ 进行集体讨论并拟定筛选和结束标准，规划角色和职责 ▨ 讨论沟通和协作相关的挑战 ▨ 制订实施活动流程的计划 ▨ 设定一个目标，在下周使一名患者活动 ▨ 制定一个"轻松获胜"的小目标
执行：执行一个有关改变的小型试验	▨ 积极筛选本重症单元里能够在 ICU 中行走的相对健康、病情稳定的患者，以启动早期活动方案 ▨ 患者入院一周之内开始采用该方案并根据情况对其进行治疗
研究：分析数据和研究结果	▨ 与团队成员会面并听取经验汇报 ▨ 该方案在筛选患者时表现如何？标准是否过于严格、过于具体、过于模糊？ ▨ 与护理及康复团队的沟通协调情况如何？ ▨ 该方案如何整合到 PDSA 循环中？ ▨ 是否讨论了该方案的日常进展？ ▨ 患者和家属的感受及经历是什么？ ▨ 有什么可以改进的？ ▨ 有什么归纳总结到的经验？

续表

行动：根据试验中的收获，改进变化	▨ 根据需要修改方案： 　调整筛选标准 　调整结束标准 ▨ 根据需要修改沟通和协作计划 ▨ 根据需要调整查房讨论内容

　　这个循环中的第一步是为正在尝试的变革制订计划。到目前为止已经完成的工作将为这一步骤奠定基础。已收集的所有基线数据将指导团队制订计划以开始实施。此时，一个小型工作组需要决定拟议变更的细节：哪个过程需要改进？哪些变化需要实施？什么时候实施？在哪里实施？通常，提出的变更将涉及修改现有的政策、程序和治疗方案。在这一阶段，团队还将对这种改变会出现的情况进行预测。

　　"执行"是改变发生的阶段。在这时，改变可能很小并且集中在少数患者中。随后这一变化将进一步改进并推广到更多患者中。在经过更多的改进后，这一改变最终被推广到整个重症单元。

　　在"研究"阶段，质量改进团队将分析基线数据，审查预定指标并进行观察。该团队将实际结果与预测情况进行比较，提出诸如"通过作出改变，是否有预期的改进出现"的思考。这种学习过程在下一阶段将转化为实际行动。

　　在"行动"阶段，团队将观察结果转化为对改变的修订，并提出诸如"鉴于这些数据，需要改变什么"的问题。拥有一个仪表盘是追踪进度的关键，无论其是嵌入在 EHR、SCCM 的 MDS 中还是其他系统中。

　　如上所述，仪表盘的数据有助于建立基线数据和追踪变化趋势。在评估趋势时，每 3 个月评估一次数据通常被认为是有意义的。一次评估几个月的数据有助于避免异常值的影响。但这也不意味着较短的时间间隔不能用小的改变评估检测进行审查。在评估改进趋势时，更长的时间跨度将更有帮助。同样，仅当某件事连续 3 个月均发生时才能将其视为趋势。在确定是否持续实现了某些目标时应采用同样的规则。例如，如果下一个目标是实现 80% 的依从性，那么请寻找连续 3 个月依从性超过 80% 的情况。连续 3 个月达到目标才表明真正的变化发生了，而不是暂时的波动。当第一次达到 80% 的时候，团队仍然可以庆祝这一小目标，只有等到连续 3 个月都达到了这个水平才可以庆祝持续的目标达成。下面将讨论三种趋势（即进步、退步和持平）。

　　进步或改善趋势是指依从性至少连续 3 个月提升（如图 12 - 1a 所示）。这种趋势表明团队的努力是有效的。进步趋势表明集束化管理正在朝着完全被采纳的方向发展。这时需要庆祝并传达这些趋势以让员工知道他们的努力是有回报的，以及让管理者知道这个项目正朝着正确的方向发展。为自己的努力喝彩时须谨记，虽然这意味着持续的进步，但尚未达到最终的目标。退步或回落趋势是指依从性至少连续下降 3 个月（图 12 - 1b）。持平趋势（图 12 - 1c）是指在 3 个月内没有上升或下降。这些类型的趋势表明，需要对实施的策略和技术进行更改，有时需要额外的数据来指导。也许填充仪表盘的数据集并没有捕获问题的根源，可能需要"更深入的探索数据"。一些常见的问题包括 EHR 系统记录显示、培训和人员配置的认知等问题[17,18]。

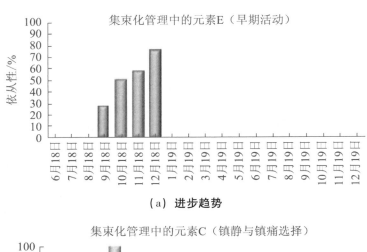

（a）进步趋势

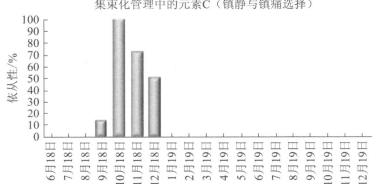

（b）退步趋势

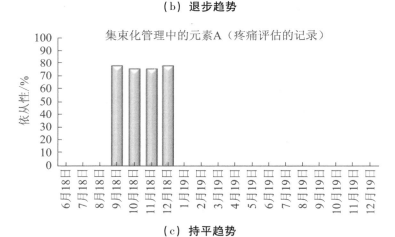

（c）持平趋势

图 12 - 1　改进趋势的类型

通常，EHR 系统具有无法沟通和协调的内置特性（例如，屏幕对某些视图隐藏，或者系统没有采集正确的信息）。人员和/或设备可能不充足（或可能被认为不充足）。不同类型的员工或个别员工可能存在培训不足的问题。员工可能对安全标准或停止标准不满意。更深入的调查包括审核患者图表以便更好地了解情况。对工作人员进行民意调查（非正式或正式）并询问遇到的障碍是收集数据的另一种方式。这一过程应确保包括所有参与的跨专业团队成员。如果正在收集的患者数据有限，请考虑扩大患者数量以确保离群值（病弱或更健康的患者）不会造成报告偏倚。

具体而言，持平趋势可能表明进一步提升依从性需要对重症单元的结构进行更大的改变。例如，持平状态可能表明需要更多的设备和/或工作人员。如果是这种情况，仪表盘数据可以作为一个强大的工具以向高层领导争取资源。可以使用该工具来显示进展和停滞期，可以在没有更多资源的情况下，在重症单元范围内调动员工参与度。此外，这可能是一个重新评估自主唤醒试验、自主呼吸试验和早期活动中使用的筛查和停止标准的重要时机。这些标准是否过于严苛或过于宽松？员工在执行干预措施时是否感到不适或不安全？最后，持平期经常出现在合规率已经达到90% 的阶段中。此时，宏观改变其实已被采纳于中心的实践中，但可能是某些患者群体或特定的不遵守规定的工作人员导致了这一现象。审核不合规的病历可以帮助团队更好地了解这些状况下的障碍和需求。可以尝试与最晚采纳改变的人员会面，以更好地了解他们的想法和立场。

小结

ICU 解放运动集束化管理已被证明是推进和改善患者救护能力的有力工具。该集束化管理要求重症监护团队的所有成员进行沟通和协作，因此，每个小组的成员都应该参与实施规划的工作中。IHI 改进模型可以作为一个框架将集束化管理运用到床旁的临床实践中。通过使用 SCCM 的 MDS 等工具来监控患者情况的方法对于推动持续改进是必要的。

参考文献

［1］Vasilevskis EE, Ely EW, Speroff T, et al. Reducing iatrogenic risks：ICU-acquired delirium and weakness—crossing the quality chasm. *Chest*. 2010；138：1224 – 1233.

［2］Ely EW. The ABCDEF bundle：science and philosophy of how ICU liberation serves patients and families. *Crit Care Med*. 2017；45：321 – 330.

［3］Chamberlain DJ, Willis EM, Bersten AB. The severe sepsis bundles as processes of care：a meta-analysis. *Aust Crit Care*. 2011；24：229 – 243.

［4］Resar R, Pronovost P, Haraden C, et al. Using a bundle approach to improve ventilator care processes and reduce ventilator-associated pneumonia. *Jt Comm J Qual Patient Saf*. 2005；31：243 – 248.

［5］Berwick DM, Calkins DR, McCannon CJ, et al. The 100,000 lives campaign：setting a goal and a deadline for improving health care quality. *JAMA*. 2006；295：324 – 327.

［6］McCannon CJ, Hackbarth AD, Griffin FA. Miles to go：an introduction to the 5 Million Lives Campaign. *Jt Comm J Qual Patient Saf*. 2007；33：477 – 484.

［7］Balas M, Vasilevskis EE, Olsen KM, et al. Effectiveness and safety of the awakening and breathing coordination, delirium monitoring/management, and early exercise/mobility (ABCDE) bundle. *Crit Care Med*. 2014；42：1024 – 1036.

［8］Barnes-Daly MA, Phillips G, Ely EW. Improving hospital survival and reducing brain dysfunction at seven California community hospitals：implementing PAD guidelines via the ABCDEF bundle in 6,064 patients. *Crit Care Med*. 2017；45：171 – 178.

［9］Pun BT, Balas MC, Barnes-Daly MA, et al. Caring for critically ill patients with the ABCDEF bundle：results of the ICU Liberation Collaborative in over 15,000 adults. *Crit Care Med*. 2019；47：3 – 14.

［10］Hsieh SJ, Otusanya O, Gershengorn HB, et al. Staged implementation of awakening and breathing, coordination, delirium monitoring and management, and early mobilization bundle improves patient outcomes and reduces hospital costs. *Crit Care Med*. 2019；47：885 – 893.

［11］ Resar R，Griffin FA，Haraden C，et al. *Using Care Bundles to Improve Health Care Quality.* IHI Innovation Series white paper. Cambridge，MA：Institute for Healthcare Improvement；2012.

［12］ Devlin JW，Skrobik Y，Gelinas C，et al. Clinical practice guidelines for the prevention and management of pain，agitation/sedation，delirium，immobility，and sleep disruption in adult patients in the ICU. *Crit Care Med.* 2018；46：e825 – e873.

［13］ Davidson JE，Aslakson RA，Long AC，et al. Guidelines for family-centered care in the neonatal，pediatric，and adult ICU. *Crit Care Med.* 2017；45：103 – 128.

［14］ Institute for Healthcare Improvement. Plan-do-study-act（PDSA）worksheet. http：//www. ihi. org/resources/Pages/Tools/PlanDoStudyActWorksheet. aspx. Accessed November 10，2019.

［15］ Pandharipande PP，Girard TD，Jackson JC，et al. Longterm cognitive impairment after critical illness. *N Engl J Med.* 2013；369：1306 – 1316.

［16］ Shehabi Y，Bellomo R，Reade MC，et al. Early intensive care sedation predicts long-term mortality in ventilated critically ill patients. *Am J Respir Crit Care Med.* 2012；186：724 – 731.

［17］ Stollings JL，Devlin JW，Pun BT，et al. Implementing the ABCDEF bundle：top 8 questions asked during the ICU Liberation ABCDEF Bundle Improvement Collaborative. *Crit Care Nurse.* 2019；39：36 – 45.

［18］ Balas MC，Pun BT，Pasero C，et al. Common challenges to effective ABCDEF bundle implementation：the ICU Liberation Campaign experience. *Crit Care Nurse.* 2019；39：46 – 60.

第 13 章　管理者对 ICU 解放运动集束化管理的见解

Jaspal Singh，Erika Gabbard，Yasaman O. Back，and George E. Ross 著

汪美华，吴雪海 译

【目的】

■ 描述 ICU 解放运动计划背后的商业原则。

■ 强调支持和维持 ICU 解放运动计划所需的资源和资金战略。

■ 描述有效沟通的策略，包括使用电子健康记录。

【关键词】 重症监护、商业、住院时间、呼吸机、机械、医疗服务资源、死亡率、谵妄

ICU 患者的多要素解放和驱动策略旨在减少谵妄和虚弱，已在各种 ICU 环境中被证实是有效的[1,2]。"解放"指的是使用协调的、靶向的镇静方案，自主唤醒试验和自主呼吸试验来减少机械通气和镇静药物的暴露。"驱动"指的是早期活动，可以减少谵妄。这种基于证据的策略最初被称为 ABCDE 集束化管理，即唤醒和呼吸协调、谵妄监测/管理，以及早期运动/活动。2015 年，SCCM 主导的一个大型质量改进项目采用了该集束化管理策略。从那时起，该集束化管理策略已被修改并纳入与基于家庭的护理[3]有关的更新指南，以及最近的睡眠医学实践[4]。如前几章所述，ICU 解放运动集束化管理包括镇痛、呼吸、镇静策略选择、谵妄、早期活动和家庭参与等要素，通过 ICU 患者的日常跨专业治疗查房，以更同步的方式进行。SCCM 质量改进项目协调了北美 80 个 ICU 参与集束化管理策略的实施。尽管该管理策略在单独的 ICU 中被证明是有效的，但在协调、教育和实施中却发现了独特的一面[5]。并且，完整的集束化管理表现出与以下六种结果存在更低的可能性：7 天内住院死亡、第二天机械通气、昏迷、使用身体约束、ICU 再入院和出院到家庭以外的场所。此外，还发现集束化管理实施和结果之间存在量 – 效关系[6]。

在小型和大型医疗机构中采用该集束化管理策略时，实施过程中会出现几个问题，某些方面对特定的团队、重症单元、机构和组织构成了特殊的挑战。在本章中，我们强调了这些问题，同时提出了克服这些挑战的替代方法。此外，我们还提供了一个管理方面的视角，目的是强调床旁临床医生与其管理人员之间的合作关系。这种采用最终被证实在运营、财务和服务领域具有优势。

集束化管理运行影响因素

人力因素

重症治疗医师（重症医师）

重症医师的短缺在全国范围内不断加剧[7,8]，尽管已经提出了一些解决方案来解决这一短缺问

题[9]，但这已经给一些医院带来了危机。因此，组建一个由重症医师领导的团队，对重症医师提出了挑战性的要求，即要求他们在紧急情况下、在不同的医院地点以及团队查房期间，同时在床旁承受压力。此外，教学和员工职责限制了住院医生的值班时间，因此工作量可能会转移到主治医生身上[10]，从而增加了床旁重症医师的可用性。由于许多美国的重症医师在 ICU 之外还要承担肺科以及办公室其他职责[8]，给同步于团队的查房带来了额外的困难。我们在大型医疗系统中观察到了这一点，因此查房的时间、范围和实践必须根据重症医师团队牵头人的要求和期望进行调整。在某些情况下，基于团队的查房不会定期进行，因为重症医师并不想查房，导致一些 ICU 的查房没有重症医师参与，而是由高级实践提供者、护理人员[11]等人实施。因此，医院将因难以招募稳定的医师队伍而在医师领导、基于团队的查房上面临挑战。也就是说，许多医院在床旁没有重症医师的情况下开展查房，使得人们意识到重症监护医师的短缺可能会阻碍其他方面的人员配置和日常治疗目标的实现。尽管我们相信重症监护人员的角色在优化团队治疗方面具有重大优势，但我们已经开始在一些 ICU 推动基于团队的查房，即使 ICU 没有重症医师。而重症医师是为了确保治疗协调、资源分配和患者安全的其他方面得到关注。

护士

危重症治疗中的护理短缺[12]也给团队查房和 ICU 解放运动的其他方面带来了挑战。为了适应人手短缺，医院不得不增加护理人员照顾的患者数量，从而限制了他们照顾有特殊需求的个别患者的能力。此外，危重症治疗方向的应届毕业生可能很难过渡到危重症护理实践[13]，我们相信，ICU 解放运动集束化管理策略能通过提供与机构目标一致的床旁目标结构来帮助这些应届毕业生。从医院管理者的角度来看，提高护理毕业生的绩效和融入度是一项刻不容缓的任务，因为这满足最大限度地减少人员流动和增加有经验员工保留率的需要。

药剂师

有许多证据支持重症治疗药剂师的角色和专业知识[14,15]。然而，由于缺乏纳入这些专业人员的人员配置模式，许多医院缺乏重症治疗药剂师。我们注意到，与我们的重症治疗药剂师一起开发和实施的 ICU 解放运动集束化管理提升了我们当前重症治疗药剂师的专业知识和能力。这些药剂师制订了限制镇静剂选择的方案，与 EMR 团队合作，为开具苯二氮䓬类输液处方的临床医生制定了明确的限制和警告，并帮助我们按照《PAD 指南》使之前的一些镇静、躁动和谵妄的处理方法标准化。

ICU 解放运动集束化管理策略绝不是医院床旁重症治疗药剂师的替代品，但在没有此类资源的医院，ICU 解放运动集束化管理策略与药剂师投入可作为目标一致和流程标准化的某种手段。

物理和作业治疗师

许多研究（Adler 和 Malone[16]回顾）表明，ICU 患者参与的早期活动以及物理治疗（PT）和作业治疗（OT），即使是接受机械通气的患者，也能带来净效益[17]。在实施早期活动的情况下，产生了与优化患者安全和绩效等此类工作中的组织流程相关的关键经验教训[18]，但总的来说，PT 和 OT 早期参与的净效益非常显著。然而人员配备和经济挑战与在 ICU 中加入 PT 和 OT 有关，这反过来直接阻碍了在大范围的 ICU 中有效和持续地实施这一措施。

实施 ICU 解放运动集束化管理的策略是针对哪些动员领域最好由护理人员管理、哪些动员领域最好由床旁专家管理（图 13 - 1）。描述这一点有助于阐明角色和期望。

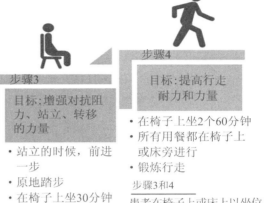

安全评价表

稳定血流动力学
- 无活动性心脏缺血
- 没有新的或增加血管活性药物
- FiO$_2$≤60%，PEEP≤10
管道安全
- 没有不安全的气道或侵入性设备
- 没有股动脉临时起搏器和护套
语音指令
- RASS -2～+2
安全性
- 有必要的团队合作和辅助设备

实施方案
- 入院后8小时内评估准入标准，之后每8小时评估一次
- 评估生命体征、心电图、神经和呼吸状态，以及每项活动前、中、后氧保护度水平
- 给患者5分钟的时间从体位变化中恢复心肺稳定性

步骤1
目的:临床稳定性和体位调节
- 每2小时翻身
- 床头始终抬高≥30°
- 每8小时PROM
- 如果可以，床抬高成坐位每天三次

步骤2
目标：坐直和力量训练
- 包括前一步骤
- 每2小时翻身(自我或辅助)
- 每8小时AROM
- 目标:可以接受床头为65°至少1小时
- 坐在床边摇晃双腿或者双脚放在地板上
- 进行PT/OT咨询

步骤3
目标:增强对抗阻力、站立、转移的力量
- 站立的时候，前进一步
- 原地踏步
- 在椅子上坐30分钟或以上

步骤4
目标:提高行走耐力和力量
- 在椅子上坐2个60分钟
- 所有用餐都在椅子上或床旁进行
- 锻炼行走

步骤3和4
患者在椅子上或床上以坐位安置时，必须每小时重新调整姿势2分钟以缓解骶骨压力:
- 站立
- 斜躺
- 在太空舱中倾斜
- 侧向前移

图 13 - 1　早期活动步骤

缩写：AROM，主动活动范围；OT，作业疗法；PEEP，呼气末正压；PROM，被动活动范围；PT，物理疗法；RASS，Richmond 躁动 - 镇静量表。

呼吸治疗师

对于接受机械通气的患者来说，将 SAT 和 SBT 结合起来的益处早已为人所知[19]，但许多医院和医疗系统一直难以实施这一点。唤醒试验的时机、医生的偏好、自我拔管的风险以及人员配置的协调都影响了标准流程的持续实施。ICU 解放运动集束化管理策略的实施促使机构努力创建一个管理 SAT 和 SBT 的更标准化的方案（图 13 - 2）。

整合电子病历、患者安全和质量

ICU 解放运动集束化管理策略的使用促进了整个医疗系统中查房工具的使用。我们和其他人一样，正在努力寻找实用的、与日常工作流程集成并能够与 EMR 整合的工具。此外，每个 ICU 在医疗系统中都是不同的，因此在一个 ICU 中使用的工具和流程很难照搬到另一个 ICU。通过使用 ICU 解放运动集束化管理策略，我们能够以一种之前努力过的方式，在 ICU 内实现任务的统一。集束化管理策略的使用为测量镇静、躁动和谵妄量表的工作流程和流程的标准化奠定了基础，通过让 SCCM 的工作与此相关，我们发现更容易从我们的重症单元和员工那里获得认可。

我们能够与 EMR 供应商（Cerner）合作，开发一个查房示意图和工作表，以完善 ICU 解放运动查房流程，包括试用医生文档工具。这一流程的进一步迭代正在开发中，但 ICU 解放运动是开发这项工作的催化剂，它迫使我们检查并克服唤醒试验、呼吸试验、镇静、镇痛、谵妄和其他实践中的障碍，并自我检视在这些方面的表现。

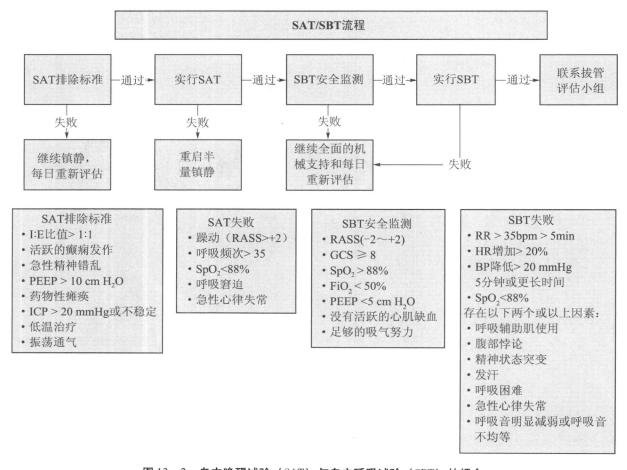

图 13 - 2 自主唤醒试验（SAT）与自主呼吸试验（SBT）的耦合

缩写：BP，血压；GCS，格拉斯哥昏迷评分；HR，心率；ICP，颅内压；I:E，吸气 - 呼气；PEEP，呼气末正压；RASS，Richmond 躁动 - 镇静量表；RR，呼吸频率；SpO_2，血氧饱和度。

从管理者的角度来看，ICU 解放运动集束化管理策略的使用有效地保证了组织对 ICU 员工的教育的一致性，拓展了员工的专业知识，并评估患者在 ICU 的治疗效果。在广泛的地域和机构多样性中关注结果、质量、成本和患者安全，对医疗系统及其各自的员工和患者群体具有重大价值。

我们的制度流程

我们的医疗系统（Atrium Health）是美国东南部的一个大型医疗系统，总部位于北卡罗来纳州夏洛特市及其周边地区。我们试图通过以下 3 个初始站点试点实施 ICU 解放运动集束化管理：

- 一家有 29 个床位的三级转诊医院神经外科 ICU
- 一家有 14 个床位的城乡混合医疗外科 ICU
- 一家有 18 个床位的乡村医院混合内/外科 ICU

试点阶段的每个 ICU 都共享一个通用病历平台（Cerner Powerchart）、通用领导层和数据报告结构，以及远程医疗监控能力（Phillips VISICU）。在多站点设立试点使我们的团队能够设计和启动集束化管理策略的各种流程，并开发一个以数据为中心的平台，以此为基础开展这项工作。

这三个试点参与了为期 18 个月的项目，其中包括：

　　▨ 通过 SCCM Collaborative Listserv 开发和使用标准化的基于证据的程序；

　　▨ ICU 日常工作标准化临床定义的应用；

　　▨ 重新设计护理和呼吸治疗文件；

　　▨ 通过定期的实地考察、研讨会和交流，进行专业教育；

　　▨ 创建数据基础设施，通过基于 Cerner 的直接流程获取指标；

　　▨ 专注于团队沟通，完成上述复杂任务。

　　我们团队确定了一个流程，在该流程中，重症科医生、护理、药房、治疗和管理服务部门协作定义集束化管理细节。重症医疗领导层和当地机构一致认为，该集束化管理策略的其他要素需要整合，包括血糖管理、通过去除不必要的置管来使医院获得性感染最小化，以及容量状态评估（分别为 G、H 和 I 要素）。如表 13－1 所示，Atrium 的每个元素都需要特定的任务和努力。

表 13－1　Atrium 集束化管理项目

管理项目	基于系统的 ICU 治疗需要具体实施的内容
A：疼痛的评估、预防和管理	▨ 在 CHS（McGrill University）医院开始使用 CPOT 进行疼痛评估[20]。优化供应商订单集，以反映 CPOT 的使用 ▨ 标准化 CPOT 纳入护理评估 ▨ 受过教育的护理人员能够可靠地测量和记录 CPOT
B：SAT 和 SBT	▨ 与重症治疗质量安全操作委员会和呼吸治疗的利益相关者一起设计并开展一种普遍可接受的 SAT/SBT 算法[9,21] ▨ 对所有机械通气患者进行每日安全筛查和潜在拔管评估，包括每日中断镇静和镇痛 ▨ 对机械通气患者实施呼气治疗 ▨ 为所有呼吸治疗师和重症护士提供培训
C：镇痛和镇静的选择	▨ 确保单一量表的广泛采用：RASS 的镇静评估和临床文献[22] ▨ 药房领导调整重症监护令，要求苯二氮䓬类药物注射须满足特定临床适应证，以限制广泛使用 ▨ 调整重症治疗 CPOE 组，以反映人们对镇痛和短效镇静策略的关注
D：谵妄评估、预防和管理	▨ 采用并使重症监护精神筛查检查表评估和临床文件标准化[23] ▨ 通过以下方法制定谵妄的干预和预防策略 ①通过尽量减少夜间干扰，包括实验室检查和洗浴，改善昼夜节律 ②增加使用物理治疗和作业治疗的领导者参与日常护理与患者定制的干预方法 ③与患者体验部合作，采用一系列非药物干预措施，包括镇静套装（为患者和家属提供有关预防谵妄的资源和教育，以及眼罩和耳塞）
E：早期活动	▨ 采用一种基于护理的策略方法来处理来自 SCCM 协作服务列表的早期流动性定义和干预措施[24] ▨ 与物理治疗和作业治疗专家合作，为合适的患者确定具体的干预措施

管理项目	基于系统的 ICU 治疗需要具体实施的内容
F：家庭参与和赋权	■ 制定家庭参与指南，以促进家庭探视和 ICU 的家庭整合 ■ 与患者体验部合作，开发关于该运动以及如何最好地让家庭参与日常护理计划的家庭教育材料 ■ 每天评估家庭和医疗团队之间的沟通情况
G：血糖管理	■ 在每日查房过程中注意高血糖[25]
H：医院获得性感染	■ 每天复查检查表，以确保如果没有临床适应证，则拔除导管（中心静脉、动脉和尿管）[26]
I："出入量"	■ 注意每日液体状态，以尽量减少液体过载[27]

缩写：CPOE，计算机化供应商订单入口；CPOT，重症监护疼痛观察工具。

随着程序的开发和开展，一个跨学科的查房工具也被开发用于日常查房和目标设定。日常跨专业合作与家庭参与查房为改善集束化管理元素的沟通、透明度和可持续性奠定了基础。

数据收集是通过 Atrium Health 的电子数据仓库进行的，该数据仓库包含住院时长（length of stay，LOS）的 Premiere 数据和机械通气持续时间。入选患者被定义为在此期间入住 ICU 的任何患者，并且患者可能再次入住任何一家参与本项研究的 ICU 或在这些 ICU 之间转运；因此，每次入院都是一次单独的住院事件。干预前的时间设定为前 6 个月（2015 年 12 月 1 日—2016 年 5 月 31 日），干预后的时间是接下来的 6 个月（2016 年 6 月 1 日—2016 年 11 月 30 日）。关注的结果指标包括入住 ICU 时间、住院时间、机械通气天数和医院死亡率。此外，还得出了入住 ICU 时间、住院时间和医院死亡率的观察 – 预期（O：E）比率。为上述每个集束化管理要素定义了逻辑表（表 13 – 2）。

表 13 – 2　针对单个集束化要素的逻辑表

集束化要素	措施	定义	共同特征（备注）	依从性评估
A	ICU 患者的疼痛情况评估	ICU 住院期间每 4 小时疼痛评估百分比	所有 ICU 患者在整个 ICU 住院期间均为住院时间	如果在患者 ICU 住院期间至少每 5 小时评估一次疼痛，则依从性 = 是；否则，依从性 = 否
B	SAT 筛查评估	患者每天上午 10：00 前完成 SAT 筛查的 ICU 住院百分比	患者 ICU 住院机械通气天数；不包括入住 ICU 的第一天；如果在上午 10：00 前出院，则不包括在 ICU 的最后一天	如果患者在 ICU 住院期间每天上午 10：00 前有进行机械通气的"中断"或"未中断"记录，则依从性 = 是；否则，依从性 = 否
	SAT 实施	患者进行机械通气期间每天上午 10：00 前进行 SAT 的 ICU 住院百分比	患者 ICU 住院期间机械通气并完成 SAT 筛查评估的天数；不包括入住 ICU 的第一天；如果在上午 10：00 前出院，则不包括在 ICU 的最后一天	如果患者在 ICU 住院期间接受机械通气，且在每天上午 10：00 前有关于"时间中断开始""实施中断"的记录，则依从性 = 是；否则，依从性 = 否

集束化要素	措施	定义	共同特征（备注）	依从性评估
B	SBT 筛查评估	每天下午 2：00 前对机械通气患者进行 SBT 筛查评估的 ICU 住院百分比	患者 ICU 住院机械通气的天数；不包括入住 ICU 的第一天；如果患者在下午 2：00 前出院，则不包括在 ICU 的最后一天	如果患者在 ICU 住院期间接受机械通气且每天下午 2：00 之前有"实施 SBT"，则依从性 = 是；否则，依从性 = 否
	SBT 实施	患者每天下午 2：00 前进行 SBT 筛查并计算 ICU 住院百分比	所有患者机械通气并通过 SBT 筛查的 ICU 住院天数；不包括入住 ICU 的第一天；如果患者下午 2：00 前从 ICU 出院，则不包括在 ICU 的最后一天	如果患者在 ICU 住院期间接受机械通气且在下午 2：00 之前有"实施 SBT""SBT 开始"记录，则依从性 = 是；否则，依从性 = 否
C	疼痛和躁动管理或采用的苯二氮䓬输注计划	患者接受机械通气、疼痛和躁动管理或苯二氮䓬类药物输注计划的 ICU 住院百分比	所有接受机械通气的 ICU 住院时间	如果患者在 ICU 住院期间接受机械通气并启动了"机械通气患者的成人危重疼痛和躁动管理"或"成人危重苯二氮䓬类药物持续输注"，则依从性 = 是；否则，依从性 = 否
	机械通气患者 RASS 水平评估	患者机械通气时至少每 3 小时评估并记录 RASS 水平的 ICU 住院百分比	ICU 住院期间，患者在部分 ICU 住院时间内进行机械通气	如果患者在进行机械通气时，至少每 3 小时评估并记录一次 RASS 水平，则依从性 = 是；否则，依从性 = 否
D	谵妄评估	至少每 12 小时评估并记录一次谵妄的 ICU 住院百分比	所有 ICU 住院时间	如果在患者 ICU 住院期间至少每 13 小时评估一次谵妄，则依从性 = 是；否则，依从性 = 否
	ICU 住院期间谵妄患者百分比	ICU 住院期间出现至少一次谵妄评分 ≥4 的机会	所有 ICU 住院时间	不适用
E	安全筛查通过	每天中午前至少进行一次活动安全筛查的 ICU 住院百分比	所有 ICU 住院时间；排除入住 ICU 的第一天	如果患者在 ICU 住院期间每天中午之前"通过安全筛查"，则依从性 = 是；否则，依从性 = 否
	渐进式活动	每天中午前至少通过一次安全筛查时，记录渐进式活动的 ICU 住院百分比	通过安全筛查后 ICU 住院时间；排除入住 ICU 的第一天	如果在 ICU 住院期间每天中午前通过安全筛查后记录了渐进式活动，则依从性 = 是；否则，依从性 = 否

集束化要素	措施	定义	共同特征（备注）	依从性评估
F	举行家庭会议	入院后 72 小时内以及之后每 72 小时记录一次家庭会议的 ICU 住院百分比	所有 ICU 住院时间	如果在 ICU 入院后 72 小时内记录了家庭会议，此后每 72 小时记录一次，则依从性 = 是；否则，依从性 = 否
	家庭知情	在 ICU 入院 24 小时内以及之后每天，家庭、决策者或其他代理人被告知的 ICU 住院百分比	所有 ICU 住院时间	如果在 ICU 入院后 24 小时内，有"家庭知情""其他知情""代理人知情"或"决策者知情"记录，则依从性 = 是；否则，依从性 = 否

结果

2015 年 12 月 1 日—2016 年 11 月 30 日，我们分析了 5252 例特有的患者管理，其中 2705 例为干预前（前 6 个月），2547 例为干预后（前 6 个月）。尽管两个队列在年龄和性别上没有发现统计学上的显著差异，但干预前队列在急性生理学和慢性健康评估（acute physiology and chronic health evaluation，APACHE Iva）（$p = 0.01$）、急性生理学评分（acute physiology score，APS）（$p = 0.04$）上的得分略高。在 ICU 住院时间（$p = 0.18$）、机械通气持续时间（$p = 0.11$）、住院死亡率（$p = 0.45$）方面未发现有统计学意义的差异。在实际的住院时间中发现了具有统计学意义的差异（$p = 0.03$），但 O：E 比率在统计学上并不显著（$p = 0.06$）（表 13 - 3）。

表 13 - 3　研究患者的结局

	总体情况（干预前后）	干预前（2015 年 12 月 1 日—2016 年 5 月 31 日）	干预后（2016 年 6 月 1 日—2016 年 11 月 30 日）	p 值（前 vs. 后）
总数 n	5252	2705	2547	N/A
实际 ICU LOS/d, median [IQR]	1.4 [0.7, 2.7]	1.4 [0.8, 2.7]	1.4 [0.7, 2.6]	0.18
年龄, average（SD）	59.7 (17.2)	60.0 (17.0)	59.3 (17.3)	0.13
女性百分比/%	48.9	48.1	49.7	0.26
APACHE Iva 评分, average（SD）	53.6 (26.8)	54.5 (26.7)	52.7 (26.9)	0.01
APS 评分, average（SD）	43.3 (24.7)	44.0 (24.6)	42.5 (24.9)	0.04
ICU LOS O：E	0.63	0.64	0.61	0.21
实际住院 LOS/d, median [IQR]	4.6 [2.5, 8.6]	4.7 [2.6, 8.7]	4.6 [2.4, 8.4]	0.03
医院 LOS O：E	0.71	0.73	0.70	0.06

续表

	总体情况（干预前后）	干预前（2015 年 12 月 1 日—2016 年 5 月 31 日）	干预后（2016 年 6 月 1 日—2016 年 11 月 30 日）	p 值（前 vs. 后）
实际机械通气时间/d，median [IQR]	1.6 [0.7，4.3]	1.7 [0.7，4.5]	1.5 [0.7，4.1]	0.11
住院死亡率/%	8.6	8.9	8.3	0.45
医院死亡率 O∶E	0.63	0.62	0.65	0.69

缩写：APACHE，急性生理学和慢性健康评价；APS，急性生理学评分；IQR，四分位数间距；LOS，住院时长；N/A，不适用；O∶E，观察 – 预期比率。

讨论

在 2 个独立的内外科混合 ICU 和 1 个亚专业 ICU 中实施 ICU 解放运动集束化管理的初始试点阶段，为理解整个系统对于集束化管理策略的适应和采纳所需的初步需求提供了基础。随着工作进展，我们努力使临床实践标准化，教育临床工作人员，设定日常 ICU 治疗的期望，并制定重要的数据定义。由 SCCM 协作组开发的算法及操作程序，以及来自其他合作网站的信息被广泛使用。这有助于我们的领导团队节省时间和精力，因为可以对在其他机构经过测试和改进的材料进行简单的修改，而不是重新创建。此外，通过选择使用 SCCM 认可的标准化疼痛、躁动和谵妄量表，能够更好地在全球推广我们的临床标准。

推进团队流程改进工作的其他障碍包括依从性数据的传播方式。最初的方法是将特定集束化管理组件的所有单独评估视为一个总事件，以进行评分。这导致产生了"全"或"无"的依从性报告。之所以使用这种方法，是因为我们受到从 EMR 中提取数据组件的限制。更新后的分析方法使我们现在能够抽调出离散的组成部分，并将其作为单独的机会报告，而不是作为一个整体报告。这一新设计将很快得到应用，我们很高兴看到这些努力有助于团队确定真正的机会所在，并根据具体的机会领域（如特定的班次、团队或个人）进行改进。这种报告方法还有助于激励团队成员和领导者庆祝临床医生在工作上取得个人成功。

我们尚未证明住院时间、机械通气持续时间和住院死亡率有显著减少。尽管如此，基于系统的治疗模式的转变还是让我们感到鼓舞，它可以定义、采用和衡量一系列设施和临床团队的标准。我们认为在教育方面，完善倡议，更好地理解哪些要素和努力在 ICU 绩效中提供最大价值等方面还需要进一步努力。我们相信，通过持续的努力和集束化管理策略的推广，将看到随着时间的推移和样本量的增加，重要的医院指标将得到改善。尽管如此，我们还是注意到，在每天的 ICU 查房中，人员构成、对话和效率存在巨大差异[28]。这种差异可能会阻碍查房过程的影响，对查房过程本身的更多关注将需要专门的努力。

自那以后，我们在更大的医院系统中试用 ICU 解放运动的查房流程。目前，我们正在将工作流程与临床文档相结合，丰富我们的教育平台，并进一步定义数据驱动的临床绩效战略。基于这些经验，ICU 解放运动 2.0 版本定义对推广 ICU 解放运动的下一阶段具有象征意义。表 13 – 4、图 13 – 3 和图 13 – 4 突出呈现了这些问题。

表 13-4　ICU 解放运动 1.0 版本与 2.0 版本对比

要素	衡量标准	ICU 解放运动 1.0 版本	ICU 解放运动 2.0 版本
A	疼痛记录评估*	在 ICU 期间每 5 小时进行一次疼痛评估并记录	在 ICU 期间每 6 小时进行一次疼痛评估并记录
B	SAT 筛查评估（A 部分）*	在 ICU 期间，每个机械通气日上午 10：00 前进行 SAT 筛查	在 ICU 机械通气的间歇，在早上 4：00 —10：00 进行 SAT 筛查
	SAT 实施（B 部分）*	在 ICU 期间，每个机械通气日上午 10：00 前对合适的患者记录实施 SAT	在 ICU 机械通气的间歇，在上午 4：00 —10：00，在 SAT 评估被标记为"通过"的日期，对合适的患者实施 SAT 评估，并在适当的时间进行记录
	SBT 筛查评估（A 部分）*	在 ICU 期间，每个机械通气日下午 2：00 前进行 SBT 筛查	在 ICU 机械通气的间歇，即凌晨 4：00 到下午 2：00 实施 SBT 筛查记录
	SBT 实施（B 部分）*	在 ICU 期间，每个机械通气日下午 2：00 前对合适的患者记录实施 SAT	在 ICU 机械通气的间歇，在上午 4：00 —下午 2：00，在 SBT 评估标记为"通过"的日期，对合适的患者实施 SBT，并在适当的时间进行记录
C	采纳疼痛和躁动管理或苯二氮䓬类药物输注计划	在 ICU 期间，随时使用输注计划	在 ICU 期间随时使用输注计划（每间 ICU 病房一天一次）
	RASS 评估*	在 ICU 期间，每 3 小时评估并记录一次 RASS	在 ICU 期间，每 2 小时评估并记录一次 RASS
D	谵妄评估*	在 ICU 期间，至少每 12 小时进行一次评估和记录谵妄。计算以每 13 个小时为基础，允许略微的灵活性	在 ICU 期间，每天在上午 2：00—7：00 和下午 2：00—7：00，对谵妄进行 2 次评估和记录
	谵妄发生的百分比	在 ICU 期间，谵妄评分至少为 ≥4 的百分比	在 ICU 期间，出现至少一次谵妄评分 ≥4 的机会的百分比
E	活动安全筛查评估*（A 部分）	在 ICU 期间，每天至少在中午 12：00 前评估和记录一次患者的活动情况	在 ICU 期间，每天中午 12：00 前评估和记录患者的活动情况
	渐进式活动*（B 部分）	在 ICU 期间，在中午 12：00 前对合适的患者记录渐进式活动	每天下午 12：00 前记录步骤 2、3 或 4 的渐进式活动，以便患者在 ICU 住院期间通过安全筛查
F	家庭参与跨专业查房		患者在 ICU 的每一天，家属参与跨专业查房，检查护理文件
	家庭会议	ICU 住院期间 72 小时召开一次家庭会议，其后每 72 小时召开一次	在患者入住 ICU 期间的 72 小时内记录家庭会议

* 指衡量标准包括在综合评分中。

　　在对后一种方法的早期探索中，我们吸取的一个关键教训是，我们没有意识到在努力促进遵守此策略的过程中，重症单元和员工产生了一种"失败"的感觉。换言之，我们的指标报告为"全"或"无"，这反而阻碍了认同。我们认为，对集束化管理策略中每个指标的日常监控固然很重要，但应鼓励各重症单元和员工不断改进。因此，我们必须重新定义语言和数据指标，以便更好地与 ICU 解放运动集束化管理策略的目标保持一致，更好地反映对集束化管理策略要素的日常关注，并让负责工作的员工和管理人员更好地了解整体情况。我们相信，这些努力将为优化 ICU 患者安全和医疗质量奠定基础。

　　根据 ICU 解放运动早期阶段不断发展的目标和经验教训，ICU 解放运动的新定义已进行了修订。这些指标将在医疗系统的 ICU 病床上进行评估。

ICU解放运动1.0版本与2.0版本对比

- ICU解放运动1.0版本
  - 基于患者在ICU的治疗：全/无遵从性
  - "滚动"的度量间隔，横跨患者整个ICU住院时间
  - 旨在实现患者在整个ICU期间的"完美监护"，否则，指标就会被视为"失败

- ICU解放运动2.0版本
  - 在特定的时间框架内(月/季/年)，基于每个指标的总体单元/设备
  - 每个指标的静态评估间隔
  - 每个指标每天都有自己的特定评估时间段
  - 患者在ICU住院的第一次和最后一次间隔时间不包括在大多数指标中
  - 目的是展示单元/中心的实践情况随时间的变化

分子分母改变

	ICU解放运动1.0版本	ICU解放运动2.0版本
分子	ICU患者保持正确记录指标(治疗)	符合/实现的所有机会的总和
分母	总体ICU住院时间(治疗)	特定时间框架(即月/季/年)中特定单元/中心的度量的总机会之和
例如：疼痛记录评估		
分子	1例患者住院有全部天数完全遵循记录 1例患者住院有4～5天的依从性	5/8次机会在遵循记录中 3/8不在符合的记录中
分母 (X单元，1月)	2例ICU患者收住(就诊)	ICU患者住院天数2天*×每天4次 (6小时)机会间隔= 8次总机会
依从性比例	50%(1/2)单元/中心"治疗"合规	62.5%(5/8)单元/中心"机会"遵循

*疼痛评估间隔从每5小时改为6小时

图 13 - 3　ICU 解放运动 1.0 版本与 2.0 版本对比

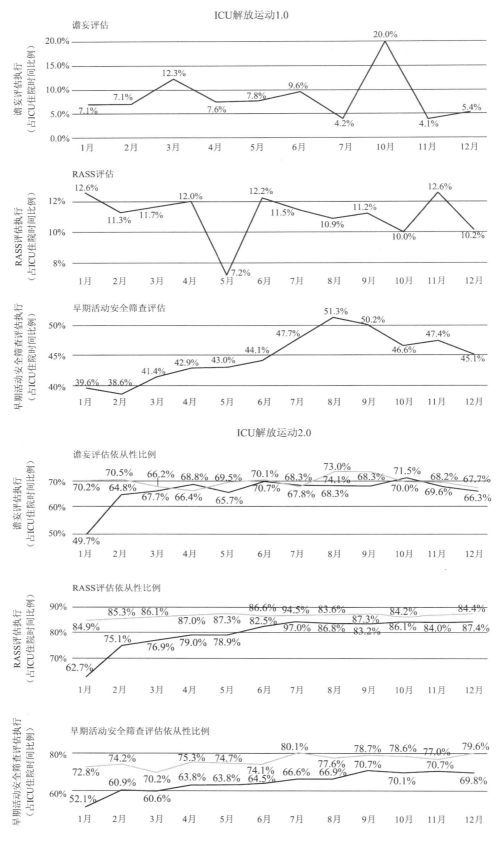

图 13-4 指标趋势差异举例

小结

在大型医疗系统中，ICU 解放运动集束化管理策略在很多重症单元中是可行的。此外，这一策略还被用于支持和赞助危重症治疗整合和教育系统，用于选择适当的疼痛、躁动和谵妄评估量表，同时为唤醒 – 呼吸试验、活动和家庭参与提供指导。通过使用和调整 SCCM 协作项目的资源，我们的实践在这个复杂的过程中更具战略性和更合理化，因此能够专注于组织内其他有意义的需求，包括但不限于对血糖控制、导管和容量状态的关注。该治疗计划基于共享的 EMR 平台、协议、领导结构和远程医疗监控能力进行分层。现在能够更简洁地定义患者治疗目标，并衡量 ICU 流程的有效性。因此，我们相信 ICU 解放运动集束化管理项目帮助我们创建了一个基础，以促进对 ICU 日常治疗采取更具战略性的方法。进一步的工作将探索 ICU 集束化管理流程对一系列 ICU 的全系统影响，并进一步确定疾病流程、设施资源以及文化和组织因素的影响（表 13 – 4、图 13 – 3 和图 13 – 4）。

我们在此感谢 Atrium Health 重症治疗网络的领导，以及来自该中心的众多临床医生、工作人员和支持人员，还要感谢 SCCM ICU 解放运动领导层及其团队为协作这项工作提供的便利。

参考文献

［1］ Balas MC, Vasilevskis EE, Olsen KM, et al. Effectiveness and safety of the awakening and breathing coordination, delirium monitoring/management, and early exercise/mobility (ABCDE) bundle. *Crit Care Med.* 2014；42：1024 – 1036.

［2］ Trogrlić Z, van der Jaqt M, Bakker J, et al. A systematic review of implementation strategies for assessment, prevention, and management of ICU delirium and their effect on clinical outcomes. *Crit Care.* 2015；19：157.

［3］ Davidson JE, Aslakson RA, Long AC, et al. Guidelines for family-centered care in the neonatal, pediatric, and adult ICU. *Crit Care Med.* 2017；45：103 – 128.

［4］ Devlin JW, Skrobik Y, Gélinas C, et al. Executive summary：clinical practice guidelines for the prevention and management of pain, agitation/sedation, delirium, immobility, and sleep disruption in adult patients in the ICU. *Crit Care Med.* 2018；46：1532 – 1548.

［5］ Balas MC, Burke WJ, Gannon D, et al. Implementing the ABCDE bundle into everyday care：opportunities, challenges and lessons learned for implementing the ICU pain, agitation and delirium (PAD) guidelines. *Crit Care Med.* 2013；41：S116 – S127.

［6］ Pun BT, Balas MC, Barnes-Daly MA, et al. Caring for critically ill patients with the ABCDEF bundle：results of the ICU Liberation Collaborative in over 15,000 adults. *Crit Care Med.* 2019；47：3 – 14.

［7］ Siegal EM, Dressler DD, Dichter JR, et al. Training a hospitalist workforce to address the intensivist shortage in American hospitals：a position paper from the Society of Hospital Medicine and the Society of Critical Care Medicine. *Crit Care Med.* 2012；40：1952 – 1956.

［8］ Kelley MA, Angus D, Chalfin DB, et al. The critical care crisis in the United States：a report from the profession. *Chest.* 2004；125：1514 – 1517.

［9］ Buchman TG, Coopersmith CM, Meissen HW, et al. Innovative interdisciplinary strategies to address the intensivist shortage. *Crit Care Med.* 2017；45：298 – 304.

［10］ Typpo KV, Tcharmtchi MH, Thomas EJ, et al. Impact of resident duty hour limits on safety in the intensive care unit：a national survey of pediatric and neonatal inten-sivists. *Pediatr Crit Care Med.* 2012；13：578 – 582.

［11］Catangui EJ，Slark J. Nurse-led ward rounds：a valuable contribution to acute stroke care. *Br J Nurs.* 2012；21：801 − 805.

［12］Stechmiller JK. The nursing shortage in acute and critical care settings. *AACN Adv Crit Care.* 2002；3：577 − 584.

［13］Innes T，Calleja P. Transition support for new graduate and novice nurses in critical care settings：an integrative review of the literature. *Nurs Educ Pract.* 2018；30：62 − 72.

［14］Benedict N，Hess MM. History and future of critical care pharmacy practice. *Am J Health Syst Pharm.* 2015；2：2101 − 2105.

［15］Bauer SR，Kane-Gill SL. Outcome assessment of critical care pharmacist services. *Hosp Pharm.* 2016；51：507 − 513.

［16］Adler J，Malone D. Early mobilization in the intensive care unit：a systematic review. *Cardiopulm Phys Ther J.* 2012；23：5 − 13.

［17］Schweickert WD，Pohlman MC，Pohlman AS，et al. Early physical and occupational therapy in mechanically ventilated，critically ill patients：a randomised controlled trial. *Lancet.* 2009；373：1874 − 1882.

［18］Hodgson CL，Capell E，Tipping CJ. Early mobilization of patients in intensive care：organization，communication and safety factors that influence translation into clinical practice. *Crit Care.* 2018；22：77.

［19］Girard TD，Kress JP，Fuchs BD，et al. Efficacy and safety of a paired sedation and ventilator weaning protocol for mechanically ventilated patients in intensive care（Awakening and Breathing Controlled trial）：a ran-domised controlled trial. *Lancet.* 2008；371：126 − 134.

［20］Gélinas C，Johnston C. Pain assessment in the critically ill ventilated adult：validation of the critical-care pain observation tool and physiologic indicators. *Clin J Pain.* 2007；23：497 − 505.

［21］Klompas M，Anderson D，Trick W，et al. The preventability of ventilator-associated events：the CDC Prevention Epicenters Wake Up and Breathe Collaborative. *Am J Respir Crit Care Med.* 2015；191：292 − 301.

［22］Barr J，Fraser GL，Puntillo K，et al. Clinical practice guidelines for the management of pain，agitation，and delirium in adult patients in the intensive care unit. *Crit Care Med.* 2013；41：263 − 306.

［23］Gusmao-Flores D，Salluh JI，Chalhub RA，et al. The Confusion Assessment Method for the Intensive Care Unit（CAM-ICU）and Intensive Care Delirium Screening Checklist（ICDSC）for the diagnosis of delirium：a systematic review and meta-analysis of clinical studies. *Crit Care.* 2012；16：R115.

［24］Kayambu G，Boots R，Paratz J. Physical therapy for the critically ill in the ICU：a systematic review and meta-analysis. *Crit Care Med.* 2013；41：1543 − 1554.

［25］Kavanagh BP，McCowen KC. Glycemic control in the ICU. *N Engl J Med.* 2010；363：2540 − 2546.

［26］Tarrago R，Nowak JE，Leonard CS，et al. Reductions in invasive device use and care costs after institution of a daily safety checklist in a pediatric critical care unit. *Jt Comm J Qual Patient Saf.* 2014；40：270 − 278.

［27］Silversides JA，Major E，Ferguson AJ，et al. Conservative fluid management or deresuscitation for patients with sepsis or acute respiratory distress syndrome following the resuscitation phase of critical illness：a systematic review and meta-analysis. *Intensive Care Med.* 2017；43：155 − 170.

［28］Kashif K，Retelski J，Singh J. 1179：Assessing the variance in ICU interprofessional rounds within a complex healthcare system. *Crit Care Med.* 2018；46：573.

第 14 章　PICU 中的 ICU 解放运动：危重症儿童床旁 ICU 解放运动集束化管理

Hector R. Valdivia，Brent A. Hall，Alix Fitzgerald，and John C. Lin 著

王　斌 译

【目的】

　　认识儿童神经认知发育存在的正常范围，需要使用儿科专用的评估工具来评估 PICU 儿童的疼痛、躁动和谵妄；

　　理解儿童生活专家作为 PICU 跨专业团队一员的独特而重要的作用，能最大限度地进行非药物干预以帮助实现镇静和镇痛目标，同时减少服用致谵妄药物。

【关键词】 ICU 解放、镇静、镇痛、谵妄、早期活动

　　2013 年，SCCM 发布了 ICU 成人患者疼痛、躁动、谵妄管理临床实践指南——《PAD 指南》[1]。自首次发表以来，多项成人研究已经证实了 ABCDEF 集束化策略（现在称为"ICU 解放运动集束化管理"）每一步骤的益处以及联合实施的有效性[2-6]。为了更有效地促进这些策略在成人 ICU 中运用，SCCM 于 2015 年 8 月发起了一项宣传和实施项目，即 ICU 解放运动。ICU 解放运动作为一项全国性运动，旨在促进 ICU 解放运动集束化管理的持续应用，促进跨专业团队合作和实践，并研究这种综合方法在全美不同 ICU 和医院条件中大规模应用的影响。在一致性的剂量－反应的模式下，较高的 ICU 解放运动集束化管理依从性与有意义的患者临床结局（包括生存率、机械通气持续时间、谵妄和昏迷发生率、ICU 再住院率和 ICU 出院后生活质量的改善）相关[7]。

　　在 PICU 患者中个体化地应用 ICU 解放运动集束化管理的某些措施（PICU 解放运动）也证实是有益的[8-11]。PICU 解放运动遵循同样的战略方针：强调跨专业团队协作；在识别、预防和治疗疼痛、焦虑和谵妄方面，医护要有统一认识；每日评估能否拔管；在 PICU 住院期间早期康复的启动和持续管理。然而，PICU 专业人员对 ICU 解放运动集束化管理、正常及异常发育和神经认知阶段，以及父母和家庭成员作为主要医疗决策者等认识不足，因而在 PICU 中需要不同的方法来管理危重症患儿的镇静[12]、对待患儿的行为和文化[13]。本章概述了儿科专用工具、儿科药理学注意事项，以及儿童生活专家作为 PICU 跨专业团队成员在优化非药理学干预方面的作用，以实现镇静和镇痛目标，并尽量减少服用致谵妄药物。

儿童床旁评估工具

疼痛评估

客观评估儿童患者疼痛的量表需要考虑儿童认知、情感和发展的能力，以及这些能力在整个儿童年龄范围内的成长变化，年龄不能作为评估的唯一参考，特别是有潜在疾病引起的认知障碍时[14]。疼痛评估一般有两种类型：患者的自我评估和对患者的观察。鉴于疼痛本身的主观性，自我评估被公认为评估的金标准[1,15]。为了更好地识别疼痛的相对程度，对于年长患者，视觉模拟量表（visual analog scale，VAS）要求患者沿着未标记的疼痛连续点标记一个点[16]。然而，VAS要求患者描述疼痛程度的抽象化更高，需要使用物理工具，不适合电话随访评分。相比之下，数字评定量表（NRS）已广泛运用于住院患者，可以在不需要任何辅助工具的情况下使用，仅要求患者用从 0 ～ 10 这 11 个数字描述疼痛程度（NRS – 11）[17]。NRS – 11 在 8 岁以上儿童的应用已得到验证和完善；与 VAS 相比，NRS – 11 还有更多优点：易于使用，可重复使用 4 和 8 来区分中度和重度疼痛，并且易于兼容电子医疗系统文档。添加与数字疼痛等级相关的代表性面部表情可用于 3 岁以下患者，他们可能很难将他们感知到的疼痛抽象成一个离散的数字。这些基于面部表情的量表包括 Oucher 疼痛量表[19]、修订版面部表情疼痛量表（faces pain scale-revised，FPS-R）[20] 和 Wong-Baker 面部表情疼痛量表（Wong-Baker faces pain pating scale，WBFPRS）[21]。这些量表在临床中没有一项被证实优于自我评估。然而，WBFPRS 使用笑脸来代表没有疼痛，而不像 FPS-R 中使用中性脸部表情，后者可能出现焦虑、恐惧和疼痛混淆的情况。FPS-R 基于其易用性和良好的心理测量特性被推荐用于研究[22]。

与自我评估疼痛量表不同，观察性评估工具根据观察到的行为来评估患者的疼痛程度。这可以用于言语不能配合的婴儿和幼儿疼痛评估，也可以用于因特殊发育状态或因疾病需要干预（如有创机械通气而不能说话）的儿童疼痛评估。虽然 NRS、VAS 和 FPS 还没有验证是否适用于这种方式，但都已被用作观察者对患者疼痛的总体印象的整体评分量表。明显的缺点包括对每个指定的疼痛水平没有特定的锚定行为，有明显的观察者偏见风险[23]。相比之下，面部、腿部、活动、哭泣和安慰性量表（faces，legs，activity，cry，and consolability，FLACC）满足这些标准。FLACC 量表最初是为 2 个月至 7 岁接受外科手术但语言不能配合的儿童开发的，包括 5 个内容，每一项内容从 0 到 2 评分[24]。在一个小样本术后疼痛的患者中，FLACC 评分与 5 ～ 7 岁儿童的 FPS 自我评估有良好相关性，证实 FLACC 的有效性[25]。修订后的版本（r-FLACC）通过综合比较行为和肌张力与父母报告的基线状态，可用于有认知障碍的儿童。虽然 r-FLACC 是为神经发育特殊的儿童的个性化行为而专门制定的，但也可以用于发育正常的儿童[26 - 28]。

镇静、躁动和痛苦评估

疼痛可能不是痛苦或躁动的唯一原因。因此，基于痛苦行为表现的评估工具必须作为特定的疼痛评分的补充，特别是言语不能配合的患者。所有这些评估工具都按照从没有到有过度的行为进行评分。在这里，VAS 和 NRS 量表有两个极端，表示"绝对平静"和"极度痛苦"，要求观察者在非数字线上标记一个点，或为感知到的痛苦程度赋值[29,30]。这些基于观察者赋值的疼痛评分用于躁动评估时也存在类似的问题。因此，试图制定更加标准化的评估量表促成了 COMFORT 量表的开发。COMFORT 量表最初是专门为 PICU 患者设计和验证的，对包括行为、表情和生命体征在内的 8 个不同维度进行 1～5 的评分，总分范围为 8～40 分[29]。需要注意的是，在 8 个维度中，心率和平均动脉压的相关性最好，而其他 6 个行为与心理维度的相关性最差。由于生命体征对躁动的敏感性和特异性较差，因此将该量表修改为 COMFORT "行为"量表，剔除心率和平均动脉压，只留下 6 个内容，总得分为 6～30 分[31,32]。相比之下，状态行为量表（state behavioral scale，SBS）提供了一个更简单的评分，范围从 −3（无反应）～ +2（躁动）。每个分数都有特定的对应描述，以提高对镇静评估而不是疼痛和镇静两者皆有的信度和效度[30]。SBS 在大样本插管患儿的镇静管理试验中已获成功应用[33]。最近，最初针对成人 ICU 患者的 Richmond 躁动 – 镇静量表（RASS）已在 2 个月至 21 岁的 PICU 人群中得到验证[34-36]。因为 RASS 评分从 −5～ +4，与 SBS 相比，它可能更能识别不同的意识水平（表 14 – 1）。

表 14 – 1　Richmond 躁动 – 镇静量表和状态行为评分量表

Richmond 躁动 – 镇静量表（RASS）[34-36]	状态行为量表（SBS）[30]
4：暴躁 ▨ 过于好斗或暴力；对自己造成直接危险	+ 2：躁动 ▨ 机械通气时可能有呼吸困难 ▨ 自发咳嗽 ▨ 无外部刺激引起反应 ▨ 能将注意力转向护理人员 ▨ 没有安全感（咬气管内导管、拔导管、不能独处） ▨ 安慰无效 ▨ 动作增加（烦躁、蠕动或者左右摇摆、踢腿）
3：非常躁动 ▨ 拔管或对工作人员有攻击行为	
2：躁动 ▨ 频繁的无意识运动或患者 – 呼吸机人机不同步	+1：焦躁不安、难以平静 ▨ 自主有效呼吸；机械通气时呼吸困难 ▨ 偶尔自发咳嗽 ▨ 对声音有反应；不需要外部刺激就能引起反应 ▨ 嗜睡；能将注意力转向护理人员 ▨ 间歇性没有安全感 ▨ 安慰 5 分钟仍不能保持平静 ▨ 动作增多（不安、蠕动）
1：焦虑不安 ▨ 焦虑或忧虑，但动作不具攻击性或不剧烈	
0：清醒、平静状态	0：清醒且平静 ▨ 有自主呼吸且为有效呼吸 ▨ 体位变化时咳嗽，或偶尔自发咳嗽 ▨ 对声音刺激有反应；不需要额外的外部刺激就能有应答 ▨ 能将注意力转向护理人员 ▨ 对有创操作有痛苦反应 ▨ 当刺激源移除后，能够通过抚摸及声音安抚 ▨ 偶见肢体活动、体位转换、活动增加（不舒服时，躁动时）

Richmond 躁动－镇静量表（RASS）[34-36]	状态行为量表（SBS）[30]
-1：嗜睡 ▨ 不完全清醒，能进行 10 秒以上眼神交流及对答	-1：对轻柔的触摸及声音有反应 ▨ 有自主呼吸，但为无效、非支持呼吸 ▨ 吸痰或体位转变后有咳嗽反应 ▨ 对触摸或声音有反应 ▨ 能够集中注意力但受干扰后很容易转移 ▨ 对有创操作有痛苦反应 ▨ 当刺激源移除后，能够通过抚摸及声音安抚 ▨ 偶见肢体活动、体位转换
-2：轻度镇静状态 ▨ 短暂清醒，无法维持眼神交流及对答超过 10 秒	-2：对伤害性刺激有反应 ▨ 有自主呼吸，但需呼吸支持 ▨ 吸痰或体位转变后有咳嗽反应 ▨ 对伤害性刺激有反应 ▨ 不能注意到医务工作者 ▨ 对有创操作有痛苦反应 ▨ 无活动，或偶见肢体活动、体位转换
-3：中度镇静 ▨ 对声音刺激有动作反应（无眼神交流）	-3：无反应 ▨ 无自主呼吸 ▨ 无咳嗽反应，或仅在吸痰时咳嗽 ▨ 对伤害性刺激无反应 ▨ 不能注意到医务工作者 ▨ 对有创操作（包括伤害性的操作）无反应 ▨ 无活动
-4：重度镇静 ▨ 对声音刺激无反应，但对身体刺激有动作反应	
-5：昏迷 ▨ 对声音及身体刺激均无反应	

谵妄评估

在过去 10 年里，谵妄在 PICU 患者中显著增加。三种儿童谵妄评估工具的出现帮助我们了解谵妄的发生率以及与危重症患儿神经系统治疗效果不良的相关性。儿童和学龄前谵妄评估量表－ICU（pediatric and pre-school confusion assessment method-ICU、pCAM-ICU 和 psCAM-ICU）是在成人 CAM-ICU 筛查工具的基础上进一步研究开发的[37,38]。在 5 岁（pCAM-ICU）和 6 个月至 5 岁（psCAM-ICU）的儿童中已经被证实。这些评估量表允许 ICU 医生评估即时表现或者互动和认知导向的非谵妄行为。这些筛查量表使 ICU 医生得以通过互动及以认知为导向评估患儿突然出现或突然消失的谵妄及精神错乱。但这两个量表在发育迟缓儿童中的应用尚未得到证实。

相比之下，康奈尔大学的儿童谵妄评估（Cornell assessment for pediatric delirium，CAPD）提供了一项不论年龄或认知能力，包括活动减少性谵妄和活动过多性谵妄在内的长期行为观察[39,40]。

CAPD 由床旁护士根据整个轮班期间观察患者之间多次互动实施，不需要患者参与，完全是观察性的，甚至允许在发育迟缓的患者中使用。通过对典型的年龄发育中的里程碑进行评估，CAPD 在 8 个维度上以 0 ~ 4 李克特量表评分，总分范围为 0 ~ 32 分，≥ 9 分则表示谵妄风险较高。CAPD 是 PICU 中儿童谵妄患病率筛查使用次数最多的评估工具[41]。

最近，Sophia 观察戒断症状量表 - 儿科谵妄工具（Sophia observation withdrawal symptoms scale-Pediatric delirium tool，SOS-PD）被确认可用于筛查在 PICU 住院超过 48 小时或接受苯二氮䓬类药物和/或阿片类药物 5 天或以上的 3 个月至 18 岁儿童的谵妄和戒断症状[42-44]。SOS-PD 由以下 3 个部分组成：当前生命体征与既定基线范围的比较；父母对孩子行为的评估与孩子典型行为的比较（例如，"这不像我的孩子"）；对 22 种不同行为的观察。值得注意的是，与 CAPD 或 CAM-ICU 工具相比，将家长的意见纳入 SOS-PD 为该工具使用的敏感性方面提供了未经证实的潜在优势。22 项行为观察中我们知道谵妄和戒断的行为有相互重叠，包括 17 项谵妄特异性行为和 5 项戒断特异性行为；其中 10 种行为被认为是重叠的，符合谵妄或者戒断的症状表现。在每次床旁护理轮班的后半段进行一次 17 项谵妄行为观察，以充分评估孩子随时间推移的行为变化。如果在 17 项谵妄行为观察中谵妄得分 ≥ 4，或父母评估儿童有异常行为，或儿童出现幻觉，该工具则提示需要进行精神病相关评估。这 3 种谵妄筛查工具只能在意识水平足以作出反应的患者中进行。如果 RASS 得分为 - 4 或 - 5，考虑与深度镇静或不可唤醒状态相关时，排除使用 CAM-ICU 和 SOS-PD 作为评估工具。RASS 得分为 - 4 或 - 5 或 SBS 得分为 - 2 或 - 3，考虑与无反应或仅对有害刺激有反应相关时，也排除使用 CAPD 作为评估工具。

医源性戒断综合征评估

SOS-PD 也可以用于医源性戒断综合征（IWS）的筛查[42,45]。SOS-PD 可用于患者接受苯二氮䓬类药物和/或阿片类药物治疗 5 天或 5 天以上的情况评估，需要将当前生命体征与已确定的基线生命体征进行比较，并且在开始药物戒断后，至少每班次评估一次 15 种戒断行为观察，每个观察到的行为得 1 分。对于治疗 IWS，在接受治疗后 2 小时内进行观察的效果更佳。4 分或者更高的 SOS-PD 戒断评分提供了 IWS 的最佳特异度，而 3 分或更高的分数提供了最佳灵敏度。

戒断评估工具 - 1（withdrawal assessment tool-1，WAT-1）已被确认为苯二氮䓬和/或阿片类药物使用 5 天或更长时间后开始戒断时使用的筛查工具。WAT-1 包含了 11 种观察行为评估，最高得分为 12[46,47]。与 SOS-PD 相比，WAT-1 评估了不同时间段的行为，包括对刺激后恢复平静能力的评估。WAT-1 开发者建议结合 SBS 评估至少每 12 小时使用一次，如果确诊为 IWS，则根据需要更频繁地评分，并评估患者对治疗的反应程度。≥ 3 分对诊断 IWS 其灵敏度和特异度的组合最佳。

儿科药理学注意事项

PICU 中身体成分、生理特征和药代动力学参数的差异使镇痛和镇静的药理学方法复杂化，其中患者群体的年龄范围从新生儿到青少年不等[48]。生理和神经认知发展的这种差异导致了相关文献相对缺乏，既没有评估不同药理方法的比较效果文献，也没有为解决危重症儿童疼痛和镇静管理的临床实践提供指南的文献[49]。因此，PICU 医生对最佳镇痛和镇静药物方案的共识有限，以优化 PICU 人群中的疼痛缓解和实现镇静为目标，即使在考虑了潜在的疾病状态和心肺状况之后也是如此[50-53]。

尽管缺乏确凿的证据表明任何一种药物方案的优越性，但多项研究已经证实了使用以护士为主导的、以目标为导向的方法进行镇静和镇痛管理的好处。已经报告的益处包括减少机械通气时间[54-56]、减少累积药物暴露[33,54,56]、降低谵妄发生率[10]，以及降低 IWS 发生率。然而，值得注意的是，北美最大的儿科插管患者镇静和镇痛管理试验（RESTORE）采用以护士为主导的、以目标为导向的镇静方法，虽然未能证明机械通气持续时间的差异，但明确地证明了大规模实施护士主导的镇静和镇痛管理的可行性[33]。因此，正如成人 ICU 患者所建议的那样，将常规疼痛和镇静的评估、疼痛和镇静水平的目标设定以及以护士为主导的滴定纳入 PICU 正成为公认的最佳实践。本节的剩余部分回顾了右美托咪定、咪达唑仑、吗啡和芬太尼的药理学数据，这 4 种药物最常被报道为 PICU 中镇静和镇痛的起始方案。

右美托咪定

右美托咪定是一种具有镇静特性的选择性 α_2 – 受体激动剂，作用于蓝斑核的受体，能产生近似自然睡眠镇静作用，同时刺激大脑、脊髓和外周部位的 α_2 受体，起到轻度镇痛作用。右美托咪定有改善患者神经功能障碍的疗效，有可能减少阿片类药物和/或苯二氮䓬类药物的需求量，减少对呼吸驱动的影响。因此右美托咪定在手术和无创通气中成为更值得考虑的镇静剂。根据临床观察发现，使用右美托咪定可减少机械通气时间[58]，缩短 ICU 住院时间[59]，降低谵妄的发生率和/或减少持续时间[60,61]。右美托咪定使用的局限性包括对病情紧急患者的疗效较低[62,63]，血流动力学效应方面引起心动过缓和低血压[64]，缺乏记忆缺失的特征，因此，对神经肌肉阻滞的患者，可能不适合单独使用。然而，右美托咪定在 PICU 的使用一直在稳步增加。RESTORE 试验中程序性使用咪达唑仑和吗啡输注作为干预，而对照组中未采用程序性镇静和镇痛，后者在有创机械通气过程中，右美托咪定的镇静使用量持续增加。在对照组中，右美托咪定的用药量从 2009 年试验开始时的 38% 增加到 2013 年试验结束时的 61%，增加了近一倍[33]。尽管唯一可用的文献侧重于安全概况和扩大使用适应证，但观察到的实践变化反映了右美托咪定越来越频繁地渗透到治疗实践中[65]。在接受连续输注超过 72 小时的患者中，出现了戒断症状[66]。

在成年人中，右美托咪定遵循线性动力学，主要通过 N – 葡糖苷酸代谢，部分由 CYP 2A6 介导和 N – 甲基化代谢。儿童患者因脂肪分布较高、蛋白质和白蛋白水平较低，以及未成熟的肝清除途径导致不同的分布容积（Vd）而具有不同的药代动力学和半衰期（$T_{1/2}$）差异。早产儿 Vd 最高，清除率最低，$T_{1/2}$ 最长：早产儿和足月儿分别为 7.6 h、3.2 h，而成年人为 2 ~2.5 h。新生儿血 – 脑屏障不成熟、脑脊液浓度较高，使得给药剂量更加复杂。动物数据还表明，出生后 α_2 受体的密度更高。目前的数据支持血清浓度为 0.4 ~0.8 $\mu g/L$ 足够一般镇静；足月新生儿的维持剂量为 0.33 $\mu g/(kg \cdot h)$，2 岁时为 0.53 $\mu g/(kg \cdot h)$，可达到上述水平[67-70]。

咪达唑仑

咪达唑仑是一种起效迅速的短效苯二氮䓬类药物，可刺激中枢神经系统中的 γ – 氨基丁酸（GABA）受体产生抗焦虑、遗忘、镇静、催眠和肌肉松弛的作用。咪达唑仑用于成人和儿童镇静的历史悠久，是 PICU 中使用的所有镇静剂中被研究得最彻底的药物[49]。该药的好处包括其遗忘特性和抗惊厥作用以及实现深度镇静的能力。其使用的限制包括低血压、心脏抑制、戒断的可能性和诱导耐受。在最近的文献中发现了关于使用咪达唑仑应进一步关注的问题，包括与机械通气时间延长和住院时间延长[71]。此外，对苯二氮䓬类药物使用与谵妄发生率较高的关联认识也有所增加[60,71-73]。后者与不良的、有意义的临床结果的相关性导致建议在可能的情况下限制成人对苯二氮䓬类药物的暴露，类似的建议开始出现在儿科文献中[1,74]。

咪达唑仑是一种高度亲脂性和蛋白质结合的苯二氮䓬类药物，需要肝脏和肾脏清除；咪达唑仑通过 CYP3A4 在肝脏代谢为 3 种代谢物，随后经肾脏排泄，其中一种是有活性的[75]。咪达唑仑在儿童中的药代动力学与成人相比显示出相似的 Vd，但清除率降低，因此 $T_{1/2}$ 更长，早产儿和新生儿中观察到的清除率较年龄大的儿童和青少年更低[76]。咪达唑仑的药代动力学更复杂化，咪达唑仑的清除率在患者之间表现出很大的个体差异，并且在非炎症和炎症状态的危重疾病期间的清除率有延长[77,78]。因此，尽管有持续输注的经典推荐起始剂量范围为儿童 0.05～0.1 mg/（kg·h），早产儿低于 0.05 mg/（kg·h），但镇静水平的连续评估对于实现镇静目标仍是至关重要的。

吗啡

吗啡是一种天然存在的生物碱，与其他镇痛药物相比，是经典的阿片类镇痛剂。其镇痛通过激活与 μ-、δ- 和 κ- 阿片受体发挥作用。其中，吗啡主要与中枢和外周神经系统中 μ- 阿片受体结合，抑制痛觉冲动传入发挥镇痛作用。吗啡具有较长的作用持续时间和适度的镇静特性，可提供更稳定的剂量以及镇痛和镇静的双重作用。这种镇静作用具有重要的临床影响，在机械通气的 PICU 患者中，与芬太尼相比，接受吗啡镇痛的患儿，苯二氮䓬类药物的使用减少[52]。吗啡的副作用包括呼吸抑制、便秘、恶心、欣快、血流动力学不稳定和诱导组胺释放，引起瘙痒及可能发生支气管痉挛[51]。

吗啡通过葡萄糖醛酸化作用在肝脏代谢成两种活性代谢物——吗啡-3-葡糖苷酸和吗啡-6-葡糖苷酸，经肾排泄并因此随着肾功能不全而蓄积。吗啡的药代动力学在 1 岁以上儿童和成人之间似乎是相似的。相比之下，早产儿对药物原型的肾清除率较高，新生儿和婴儿在蛋白质结合方面的差异导致血浆中游离药物浓度更高。然而，与年龄较大的儿童相比，婴儿似乎需要高 7 倍的吗啡血药浓度来抑制疼痛，但其呼吸抑制的风险更高。阿片受体的不成熟导致镇痛作用降低，但呼吸抑制增加，不成熟的硫酸化代谢途径产生的活性代谢物减少可能导致需要更高的血药浓度。在年龄最小的 PICU 患者中观察到的药代动力学变异性，以及活性代谢物的积累合并肾功能不全，提示密切监测以达到充分镇痛的同时尽量减少呼吸抑制的重要性[76,79,80]。

芬太尼

芬太尼是一种合成阿片类药物，其效力是吗啡的 50～100 倍，起效快，持续时间短，对血流动力学影响很小[81]。其镇痛作用主要来自对 μ- 阿片受体的刺激以及对 δ- 阿片受体和 κ- 阿片受体的较弱活性。副作用主要包括呼吸抑制、便秘、恶心和欣快。在较高剂量下，这些中枢效应还包括镇静、谵妄和运动障碍。此外，长期使用累积剂量大于 1.6 mg/kg 或输注超过 5～9 天会导致耐受和戒断综合征的风险增高[76,82]。因此，尽管芬太尼可能对如苯二氮䓬类药物和 α_2- 受体激动剂等其他镇静剂有附加作用，但其快速耐受和高戒断风险使该药成为初级镇静的不良选择。

芬太尼通过 N- 脱烷基化和羟基化在肝脏代谢，其中 6% 以药物原形经肾脏排泄。由于 6 个月至 6 岁儿童的肝血流量增加，芬太尼的清除速度比成人快。相比之下，新生儿的清除速度与成人相似，可能是由于胎粪排泄延迟和胆红素浓度较高。早产似乎不会影响清除率，但目前已经注意到妊娠 34 周以下的儿童似乎需要较少的芬太尼来获得足够的镇静作用[76,83,84]。

PICU 跨专业团队与儿童生活专家的角色

发展有效的跨专业协作需要有意识的努力、对个人角色的理解，以及对每个团队成员的专业知识和贡献的欣赏。广泛而深入的证据表明，基于团队成员的病区人员相关工作的有效性与患者结果相关联，由此产生的总结性陈述强调这种方法是成人和儿科 ICU 的最佳实践模式[86]。最近，Donovan 等[87]详细描述了组成成人 ICU 团队的各个成员的角色和职责。这篇综述全面总结了相关的文献，文献支持当每个专业协作团队的专业人员合作时，患者结局有明显获益，合作成员包括重症护理护士、富有经验的医生、重症治疗药剂师、呼吸治疗师、康复治疗师、营养师、精神科医生、社会工作者、内科医生、患者及家庭成员。PICU 团队应与以上所有人士合作，且还包括与儿科照护不同的独有角色——有资质的儿童生活专家（certified child life specialist，CCLS）。

尽管任何一个集束化管理要素都可能需要有一个单独的专业更多地参与才能获得依从性，但不同的专业对不同的要素发挥着更大的作用，每个要素都重叠、支持和放大其他集束化要素的影响。因此，ICU 解放运动集束化管理的实施需要跨多个专业的有效沟通和协调，以获得最佳结果[85]。例如，儿科患者的拔管准备测试（extubation readiness testing，ERT），类似于插管的成人患者自主唤醒试验和自主呼吸试验，包含一个安全屏幕来识别可以安全执行 ERT 的患者。如果插管患者每天接受安全筛查，把缺乏呼吸驱动作为后续测试的排除指标，无论患者是否表现出仅由过度镇静引起的低通气，集束化管理的依从性都会很高。同样，未识别和未解决的谵妄可导致严重的躁动并伴随呼吸急促和心动过速，生命体征变化可能被误解为尝试不安全或不能耐受 ERT。因此，未识别的谵妄可能导致有创呼吸机支持的持续时间不必要地延长。在这些情况下，尽管完成了 ERT 过程而实现了高 ERT 依从性，但由于未能实现 ERT 的目标，ERT 的性能将很低，即早期确定疾病过程的解决方案，需要有创呼吸机支持且随后及时拔管。因此，要在这两个常见示例中满足这一集束化要素（即 B）的最终目标，就需要有效地完成要素 A、C 和 D。CCLS 可以在实现 A 和 C 要素的目标方面发挥重要作用，而不仅仅依赖药物干预。

儿童生活支持项目始于 20 世纪 20 年代早期的医院游戏项目，并于 1955 年在克利夫兰市医院发展成为第一个儿童生活和教育部门。这一里程碑式的项目由艾玛·普朗克创立，旨在解决儿童在面临疾病时的独特需求。儿童生活项目的积极影响已在全世界得到认可，医院提供儿童生活服务的能力现在被公认为质量基准和卓越标志。CCLS 要求拥有儿童生活、儿童发展或其他相关领域的 4 年学士学位，之后必须完成 480 ～ 600 小时的实习，并通过认证考试。在这种背景下，CCLS 考虑了儿童和家庭变量以及诊断和治疗变量的影响。

美国儿科学会（American Academy of Pediatrics，AAP）认为，CCLS 的作用是使用游戏和适合发展的沟通来实现以下 6 个目标：①促进最佳发展；②教育儿童和家庭了解健康状况；③为儿童和家庭应对医疗事件或程序做准备；④计划和演练有用的疼痛管理和应对策略；⑤帮助儿童克服对过去或即将发生的经历的不良感受；⑥与患者以及其父母和兄弟姐妹建立治疗关系，支持家庭参与每个儿童的治疗[88]。用于实现患者目标的技术包括使用治疗性游戏、分心、联合认知行为治疗和视觉想象[89]。对家属的具体支持使用指导、咨询、授权和教育等策略[88,90,91]。我们可以很容易地看到 CCLS 如何在运用优化集束化管理 F 元素方面发挥关键作用。通过与家庭合作，了解在 PICU 期间如何参与孩子的治疗，CCLS 可以分享如何参与治疗游戏的策略，授权家庭与医疗团队一起支持患儿，从而提供了另一种医疗团队资源，使家庭可以从中获得理解和支持。

这些儿童生活策略也被证实对其他因素有重大影响。除了药物治疗外，儿童生活支持技术还提供了一种非药理学方法，用于在急诊科诊疗程序和放射性诊断测试期间治疗疼痛和焦虑，以减少镇静和镇痛药的使用[92,93]。此外，将儿童生活服务整合到跨专业的谵妄预防方法中，显示出较高的患者和家庭满意度[94]。CCLS 能够以深刻的方式影响患者和家属的 PICU 体验，是 PICU 跨专业团队的关键成员。事实上，最近完成的考科蓝（Cochrane）综述得出结论，在儿科医疗期间，将儿童生活技术融入临床实践可以减少疼痛和悲伤[89]。

小结

优化跨专业团队合作是在 PICU 中成功实施 ICU 解放运动集束化管理策略的基础，以达成让 PICU 患者不仅能在危重症中存活，而且有最佳机会恢复到他们病前的神经认知、物理和心理社会发展轨迹的主要目标。通过了解每个团队成员的角色、独特的专业知识和在照顾危重症患儿方面的贡献，使用儿科专用工具有助于实现疼痛和镇静目标、谵妄筛查和预防，并最终启动早期活动。

要点

* 应使用儿科专有的评分工具评估 PICU 患者的疼痛、镇静和谵妄。
* 在选择和给危重症患儿服用常用的镇静剂和镇痛剂时，必须考虑儿科年龄范围内的药代动力学因素。
* 将获得认证的儿童生活专家纳入 PICU 跨专业团队，可以极大地促进家庭成员融入 PICU 团队。

参考文献

［1］ Barr J, Fraser GL, Puntillo K, et al. Clinical practice guidelines for the management of pain, agitation, and delirium in adult patients in the intensive care unit. *Pediatr Crit Care Med*. 2013；41：263 – 306.

［2］ Parker A, Sricharoenchai T, Needham DM. Early rehabilitation in the intensive care unit：preventing physical and mental health impairments. *Curr Phys Med Rehabil Rep*. 2013；1：307 – 314.

［3］ Balas MC, Burke WJ, Gannon D, et al. Implementing the awakening and breathing coordination, delirium monitoring/management, and early exercise/mobility bundle into everyday care：opportunities, challenges, and lessons learned for implementing the ICU Pain, Agitation, and Delirium Guidelines. *Pediatr Crit Care Med*. 2013；41 (9 suppl 1)：S116 – S127.

［4］ Balas MC, Vasilevskis EE, Olsen KM, et al. Effectiveness and safety of the awakening and breathing coordination, delirium monitoring/management, and early exercise/mobility bundle. *Pediatr Crit Care Med*. 2014；42：1024 – 1036.

［5］ Klompas M, Anderson D, Trick W, et al. The preventability of ventilator-associated events. The CDC Prevention Epicenters Wake Up and Breathe Collaborative. *Am J Respir Crit Care Med*. 2015；191：292 – 301.

［6］ Barnes-Daly MA, Phillips G, Ely EW. Improving hospital survival and reducing brain dysfunction at seven

California community hospitals：implementing PAD guidelines via the ABCDEF bundle in 6,064 patients. *Pediatr Crit Care Med.* 2017；45：171 – 178.

［7］ Pun BT，Balas MC，Barnes-Daly MA，et al. Caring for critically ill patients with the ABCDEF bundle：results of the ICU Liberation Collaborative in over 15,000 adults. *Pediatr Crit Care Med.* 2019；47：3 – 14.

［8］ Faustino EV，Gedeit R，Schwarz AJ，et al. Accuracy of an extubation readiness test in predicting successful extubation in children with acute respiratory failure from lower respiratory tract disease. *Pediatr Crit Care Med.* 2017；45：94 – 102.

［9］ Kawai Y，Weatherhead JR，Traube C，et al. Quality improvement initiative to reduce pediatric intensive care unit noise pollution with the use of a pediatric delirium bundle. *J Intensive Care Med.* 2019；34：383 – 390.

［10］ Simone S，Edwards S，Lardieri A，et al. Implementation of an ICU bundle：an interprofessional quality improvement project to enhance delirium management and monitor delirium prevalence in a single PICU. *Pediatr Crit Care Med.* 2017；18：531 – 540.

［11］ Jacobs BR，Salman BA，Cotton RT，et al. Postoperative management of children after single-stage laryngotracheal reconstruction. *Pediatr Crit Care Med.* 2001；29：164 – 168.

［12］ Saliski M，Kudchadkar SR. Optimizing sedation management to promote early mobilization for critically ill children. *J Pediatr Intensive Care.* 2015；4：188 – 193.

［13］ Hopkins RO，Choong K，Zebuhr CA，et al. Transforming PICU culture to facilitate early rehabilitation. *J Pediatr Intensive Care.* 2015；4：204 – 211.

［14］ McGrath PJ，Walco GA，Turk DC，et al. Core outcome domains and measures for pediatric acute and chronic/recurrent pain clinical trials：PedIMMPACT recommendations. *J Pain.* 2008；9：771 – 783.

［15］ Dworkin RH，Turk DC，Farrar JT，et al. Core outcome measures for chronic pain clinical trials：IMMPACT recommendations. *Pain.* 2005；113：9 – 19.

［16］ Scott PJ，Ansell BM，Huskisson EC. Measurement of pain in juvenile chronic polyarthritis. *Ann Rheum Dis.* 1977；36：186 – 187.

［17］ Castarlenas E，Jensen MP，von Baeyer CL，et al. Psychometric properties of the numerical rating scale to assess self-reported pain intensity in children and adolescents：a systematic review. *Clin J Pain.* 2017；33：376 – 383.

［18］ Hirschfeld G，Zernikow B. Variability of "optimal" cut points for mild, moderate, and severe pain：neglected problems when comparing groups. *Pain.* 2013；154：154 – 159.

［19］ Beyer JE，Denyes MJ，Villarruel AM. The creation, validation, and continuing development of the Oucher：a measure of pain intensity in children. *J Pediatr Nurs.* 1992；7：335 – 346.

［20］ Hicks CL，von Baeyer CL，Spafford PA，et al. The Faces Pain Scale-Revised：toward a common metric in pediatric pain measurement. *Pain.* 2001；93：173 – 183.

［21］ Wong DL，Baker CM. Pain in children：comparison of assessment scales. *Pediatr Nurs.* 1988；14：9 – 17.

［22］ Tomlinson D，von Baeyer CL，Stinson JN，et al. A systematic review of faces scales for the self-report of pain intensity in children. *Pediatrics.* 2010；126：e1168 – e1198.

［23］ von Baeyer CL，Spagrud LJ. Systematic review of observational（behavioral）measures of pain for children and adolescents aged 3 to 18 years. *Pain.* 2007；127：140 – 150.

［24］ Merkel SI，Voepel-Lewis T，Shayevitz JR，et al. The FLACC：a behavioral scale for scoring postoperative pain in young children. *Pediatr Nurs.* 1997；23：293 – 297.

［25］ Willis MH，Merkel SI，Voepel-Lewis T，et al. FLACC Behavioral Pain Assessment Scale：a comparison with the child's self-report. *Pediatr Nurs.* 2003；29：195 – 198.

［26］ Malviya S，Voepel-Lewis T，Burke C，et al. The revised FLACC observational pain tool：improved reliability and validity for pain assessment in children with cognitive impairment. *Paediatr Anaesth.* 2006；16：258 – 265.

［27］ Pedersen LK, Rahbek O, Nikolajsen L, et al. The revised FLACC score：reliability and validation for pain assessment in children with cerebral palsy. *Scand J Pain.* 2015；9：57 – 61.

［28］ Pedersen LK, Rahbek O, Nikolajsen L, et al. Assessment of pain in children with cerebral palsy focused on translation and clinical feasibility of the revised FLACC score. *Scand J Pain.* 2015；9：49 – 54.

［29］ Ambuel B, Hamlett KW, Marx CM, et al. Assessing distress in pediatric intensive care environments：the COMFORT scale. *J Pediatr Psychol.* 1992；17：95 – 109.

［30］ Curley MA, Harris SK, Fraser KA, et al. State Behavioral Scale：a sedation assessment instrument for infants and young children supported on mechanical ventilation. *Pediatr Crit Care Med.* 2006；7：107 – 114.

［31］ Carnevale FA, Razack S. An item analysis of the COMFORT scale in a pediatric intensive care unit. *Pediatr Crit Care Med.* 2002；3：177 – 180.

［32］ Ista E, van Dijk M, Tibboel D, et al. Assessment of sedation levels in pediatric intensive care patients can be improved by using the COMFORT "behavior" scale. *Pediatr Crit Care Med.* 2005；6：58 – 63.

［33］ Curley MA, Wypij D, Watson RS, et al. Protocolized sedation vs usual care in pediatric patients mechanically ventilated for acute respiratory failure：a randomized clinical trial. *JAMA.* 2015；313：379 – 389.

［34］ Sessler CN, Gosnell MS, Grap MJ, et al. The Richmond Agitation-Sedation Scale：validity and reliability in adult intensive care unit patients. *Am J Respir Crit Care Med.* 2002；166：1338 – 1344.

［35］ Ely EW, Truman B, Shintani A, et al. Monitoring sedation status over time in ICU patients：reliability and validity of the Richmond Agitation-Sedation Scale（RASS）. *JAMA.* 2003；289：2983 – 2991.

［36］ Kerson AG, DeMaria R, Mauer E, et al. Validity of the Richmond Agitation-Sedation Scale（RASS）in critically ill children. *J Intensive Care.* 2016；4：65.

［37］ Smith HA, Boyd J, Fuchs DC, et al. Diagnosing delirium in critically ill children：validity and reliability of the pediatric confusion assessment method for the intensive care unit. *Pediatr Crit Care Med.* 2011；39：150 – 157.

［38］ Smith HA, Gangopadhyay M, Goben CM, et al. The Preschool Confusion Assessment Method for the ICU：valid and reliable delirium monitoring for critically ill infants and children. *Pediatr Crit Care Med.* 2016；44：592 – 600.

［39］ Traube C, Silver G, Kearney J, et al. Cornell Assessment of Pediatric Delirium：a valid, rapid, observational tool for screening delirium in the PICU. *Pediatr Crit Care Med.* 2014；42：656 – 663.

［40］ Silver G, Kearney J, Traube C, et al. Delirium screening anchored in child development：the Cornell Assessment for Pediatric Delirium. *Palliat Support Care.* 2015；13：1005 – 1011.

［41］ Traube C, Silver G, Reeder RW, et al. Delirium in critically ill children：an international point prevalence study. *Pediatr Crit Care Med.* 2017；45：584 – 590.

［42］ Ista E, de Hoog M, Tibboel D, et al. Psychometric evaluation of the Sophia Observation Withdrawal Symptoms Scale in critically ill children. *Pediatr Crit Care Med.* 2013；14：761 – 769.

［43］ Ista E, Te Beest H, van Rosmalen J, et al. Sophia Observation Withdrawal Symptoms-Paediatric Delirium Scale：a tool for early screening of delirium in the PICU. *Aust Crit Care.* 2018；31：266 – 273.

［44］ Ista E, van Beusekom B, van Rosmalen J, et al. Validation of the SOS-PD scale for assessment of pediatric delirium：a multicenter study. *Crit Care.* 2018；22：309.

［45］ Ista E, van Dijk M, de Hoog M, et al. Construction of the Sophia Observation Withdrawal Symptoms-Scale（SOS）for critically ill children. *Intensive Care Med.* 2009；35：1075 – 1081.

［46］ Franck LS, Harris SK, Soetenga DJ, et al. The Withdrawal Assessment Tool-1（WAT-1）：an assessment instrument for monitoring opioid and benzodiazepine withdrawal symptoms in pediatric patients. *Pediatr Crit Care Med.* 2008；9：573 – 580.

［47］ Franck LS，Scoppettuolo LA，Wypij D，et al. Validity and generalizability of the Withdrawal Assessment Tool-1 （WAT-1）for monitoring iatrogenic withdrawal syndrome in pediatric patients. *Pain*. 2012；153：142 – 148.

［48］ Lu H，Rosenbaum S. Developmental pharmacokinetics in pediatric populations. *J Pediatr Pharmacol Ther*. 2014；19：262 – 276.

［49］ Hartman ME，McCrory DC，Schulman SR. Efficacy of sedation regimens to facilitate mechanical ventilation in the pediatric intensive care unit：a systematic review. *Pediatr Crit Care Med*. 2009；10：246 – 255.

［50］ Garcia Guerra G，Joffe AR，Cave D，et al. Survey of sedation and analgesia practice among Canadian pediatric critical care physicians. *Pediatr Crit Care Med*. 2016；17：823 – 830.

［51］ Johnson PN，Miller JL，Hagemann TM. Sedation and analgesia in critically ill children. *AACN Adv Crit Care*. 2012；23：415 – 434.

［52］ Anand KJ，Clark AE，Willson DF，et al. Opioid analgesia in mechanically ventilated children：results from the multicenter Measuring Opioid Tolerance Induced by Fentanyl study. *Pediatr Crit Care Med*. 2013；14：27 – 36.

［53］ Parker MM. Analgesia in mechanically ventilated children：to each his own? *Pediatr Crit Care Med*. 2013；14：101 – 102.

［54］ Deeter KH，King MA，Ridling D，et al. Successful implementation of a pediatric sedation protocol for mechanically ventilated patients. *Pediatr Crit Care Med*. 2011；39：683 – 688.

［55］ Gupta K，Gupta VK，Jayashree M，et al. Randomized controlled trial of interrupted versus continuous sedative infusions in ventilated children. *Pediatr Crit Care Med*. 2012；13：131 – 135.

［56］ Gaillard-Le Roux B，Liet JM，Bourgoin P，et al. Implementation of a nurse-driven sedation protocol in a PICU decreases daily doses of midazolam. *Pediatr Crit Care Med*. 2017；18：e9 – e17.

［57］ Neunhoeffer F，Kumpf M，Renk H，et al. Nurse-driven pediatric analgesia and sedation protocol reduces withdrawal symptoms in critically ill medical pediatric patients. *Paediatr Anaesth*. 2015；25：786 – 794.

［58］ Shehabi Y，Grant P，Wolfenden H，et al. Prevalence of delirium with dexmedetomidine compared with morphine based therapy after cardiac surgery：a randomized controlled trial （DEXmedetomidine COmpared to Morphine-DEXCOM Study）. *Anesthesiology*. 2009；111：1075 – 1084.

［59］ Nguyen J，Nacpil N. Effectiveness of dexmedetomidine versus propofol on extubation times，length of stay and mortality rates in adult cardiac surgery patients：a systematic review and meta-analysis. *JBI Database System Rev Implement Rep*. 2018；16：1220 – 1239.

［60］ Aydogan MS，Korkmaz MF，Ozgul U，et al. Pain，fentanyl consumption，and delirium in adolescents after scoliosis surgery：dexmedetomidine vs midazolam. *Paediatr Anaesth*. 2013；23：446 – 452.

［61］ Jiang L，Ding S，Yan H，et al. A retrospective comparison of dexmedetomidine versus midazolam for pediatric patients with congenital heart disease requiring postoperative sedation. *Pediatr Cardiol*. 2015；36：993 – 999.

［62］ Grant MJ，Schneider JB，Asaro LA，et al. Dexmedetomidine use in critically ill children with acute respiratory failure. *Pediatr Crit Care Med*. 2016；17：1131 – 1141.

［63］ Parker MM. Dexmedetomidine：is it the answer to all of our sedation challenges? *Pediatr Crit Care Med*. 2016；17：1183 – 1184.

［64］ Czaja AS，Zimmerman JJ. The use of dexmedetomidine in critically ill children. *Pediatr Crit Care Med*. 2009；10：381 – 386.

［65］ Walker T，Kudchadkar SR. Pain and sedation management：2018 update for the Rogers' Textbook of Pediatric Intensive Care. *Pediatr Crit Care Med*. 2019；20：54 – 61.

［66］ Whalen LD，Di Gennaro JL，Irby GA，et al. Long-term dexmedetomidine use and safety profile among critically ill children and neonates. *Pediatr Crit Care Med*. 2014；15：706 – 714.

［67］Diaz SM，Rodarte A，Foley J，et al. Pharmacokinetics of dexmedetomidine in postsurgical pediatric intensive care unit patients：preliminary study. *Pediatr Crit Care Med.* 2007；8：419 – 424.

［68］Weerink MAS，Struys M，Hannivoort LN，et al. Clinical pharmacokinetics and pharmacodynamics of dexmedetomidine. *Clin Pharmacokinet.* 2017；56：893 – 913.

［69］Potts AL，Anderson BJ，Warman GR，et al. Dexmedetomidine pharmacokinetics in pediatric intensive care—a pooled analysis. *Paediatr Anaesth.* 2009；19：1119 – 1129.

［70］Chrysostomou C，Schulman SR，Herrera Castellanos M，et al. A phase Ⅱ/Ⅲ，multicenter，safety，efficacy，and pharmacokinetic study of dexmedetomidine in preterm and term neonates. *J Pediatr.* 2014；164：276 – 282.

［71］Smith HAB，Gangopadhyay M，Goben CM，et al. Delirium and benzodiazepines associated with prolonged ICU stay in critically ill infants and young children. *Pediatr Crit Care Med.* 2017；45：1427 – 1435.

［72］Mody K，Kaur S，Mauer EA，et al. Benzodiazepines and development of delirium in critically ill children：estimating the causal effect. *Pediatr Crit Care Med.* 2018；46：1486 – 1491.

［73］Fagin A，Palmieri T，Greenhalgh D，et al. A comparison of dexmedetomidine and midazolam for sedation in severe pediatric burn injury. *J Burn Care Res.* 2012；33：759 – 763.

［74］Kudchadkar SR. Benzodiazepines and delirium in the young and old：truth be told or still not sold? *Pediatr Crit Care Med.* 2017；45：1562 – 1564.

［75］Gan TJ. Pharmacokinetic and pharmacodynamic characteristics of medications used for moderate sedation. *Clin Pharmacokinet.* 2006；45：855 – 869.

［76］Jacqz-Aigrain E，Burtin P. Clinical pharmacokinetics of sedatives in neonates. *Clin Pharmacokinet.* 1996；31：423 – 443.

［77］Ince I，de Wildt SN，Peeters MY，et al. Critical illness is a major determinant of midazolam clearance in children aged 1 month to 17 years. *Ther Drug Monit.* 2012；34：381 – 389.

［78］Altamimi MI，Sammons H，Choonara I. Inter-individual variation in midazolam clearance in children. *Arch Dis Child.* 2015；100：95 – 100.

［79］Kart T，Christrup LL，Rasmussen M. Recommended use of morphine in neonates，infants and children based on a literature review，part 1：pharmacokinetics. *Paediatr Anaesth.* 1997；7：5 – 11.

［80］Bhat R，Abu-Harb M，Chari G，et al. Morphine metabolism in acutely ill preterm newborn infants. J Pediatr. 1992；120：795 – 799.

［81］Clotz MA，Nahata MC. Clinical uses of fentanyl，sufentanil，and alfentanil. *Clin Pharm.* 1991；10：581 – 593.

［82］Arnold JH，Truog RD，Orav EJ，et al. Tolerance and dependence in neonates sedated with fentanyl during extracorporeal membrane oxygenation. *Anesthesiology.* 1990；73：1136 – 1140.

［83］Katz R，Kelly HW. Pharmacokinetics of continuous infusions of fentanyl in critically ill children. *Pediatr Crit Care Med.* 1993；21：995 – 1000.

［84］Olkkola KT，Hamunen K，Maunuksela EL. Clinical pharmacokinetics and pharmacodynamics of opioid analgesics in infants and children. *Clin Pharmacokinet.* 1995；28：385 – 404.

［85］Barnes-Daly MA，Bennett C. Using an interprofessional team approach to implement evidence-based practice. In：*ICU Liberation：The Power of Pain Control，Minimal Sedation，and Early Mobility.* Mount Prospect，IL：Society of Critical Care Medicine；2015：127 – 134.

［86］Brilli RJ，Spevetz A，Branson RD，et al. Critical care delivery in the intensive care unit：defining clinical roles and the best practice model. *Pediatr Crit Care Med.* 2001；29：2007 – 2019.

［87］Donovan AL，Aldrich JM，Gross AK，et al. Interprofessional care and teamwork in the ICU. *Pediatr Crit Care Med.* 2018；46：980 – 990.

［88］Committee on Hospital Care and Child Life Council. Child life services. *Pediatrics.* 2014；133：e1471 – e1478.

［89］ Birnie KA，Noel M，Chambers CT，et al. Psychological interventions for needle-related procedural pain and distress in children and adolescents. *Cochrane Database Syst Rev.* 2018；（10）：CD005179.

［90］ Melnyk BM，Alpert-Gillis L，Feinstein NF，et al. Creating opportunities for parent empowerment：program effects on the mental health/coping outcomes of critically ill young children and their mothers. *Pediatrics.* 2004；113：e597 – e607.

［91］ October TW，Fisher KR，Feudtner C，et al. The parent perspective："being a good parent" when making critical decisions in the PICU. *Pediatr Crit Care Med.* 2014；15：291 – 298.

［92］ Charles E，Kennedy R. Nonpharmacologic techniques for distress reduction during emergency medical care：a review. *Clin Pediatr Emerg Med.* 2010；11：244 – 250.

［93］ Khan JJ，Donnelly LF，Koch BL，et al. A program to decrease the need for pediatric sedation for CT and MRI. *Appl Radiol.* 2007；36：30 – 33.

［94］ Silver G，Traube C. A systematic approach to family engagement：feasibility pilot of a pediatric delirium management and prevention toolkit. *Palliat Support Care.* 2019；17：42 – 45.

第 15 章 ICU 解放运动的未来方向

Caroline L. Lassen-Greene，Matthew F. Mart，James C. Jackson，and E. Wesley Ely 著
吴美妮，欧阳彬 译

【目的】

- 讨论将患者从 ICU 及医源性损伤中解放出来的未来努力方向；
- 培养 ICU 人员在维护 ICU 患者、患者家属以及医护人员尊严和福利方面的能力；
- 强调和阐明来自不同学科专业人员在 ICU 幸存者治疗中的作用。

【关键词】 ICU 后综合征，ICU 幸存者，ICU 解放运动集束化管理，谵妄，机械通气，镇静，照护者负担，生存率，家庭参与

在过去的 50 年里，重症医学的进步反映了在 ICU 住院期间和之后对患者和家属进行人性化医疗的新生过程。早期的状态是 ICU 患者被困在医院的病床上，完全依赖机械通气、深度镇静，与家人和朋友隔离。而现在的 ICU 患者逐渐演变成一种更有活力的拼贴画，它描绘出一个被赋予力量的人，他越来越警觉和清醒，挑战不用机器自由呼吸，走出医院病床，并得到亲人的安慰。这一深刻的转变源于建立 ICU 解放运动集束化管理的不懈努力，以减轻医源性伤害和 ICU 后的痛苦[1-3]。重症医学的初始进步极大程度降低了危重症患者的高死亡率，而对于现阶段的重症医学，关注与解决 ICU 存活患者的生存负担变得更为必要，而且十分迫切[4]。

ICU 相关治疗技术已经日渐成熟，但依然存在医源性伤害的风险，且危重症患者的长期结局仍然伤害人类尊严，挑战患者的身份认同感，危及自我价值的认可[5,6]。ICU 解放运动的主要宗旨是"帮助患者从任何可能损害其自我价值感、身份认同感和人格尊严的事物中解放出来"。我们也逐渐认识到，在危重症患者的长期治疗过程中，当前的 ICU 治疗模式需要接纳更多新的方法，加强跨专业团队力量和网络支持，并将其适用范围推广到医疗质量受限的患者和机构中去，保证运动以及其灵活多变，可以满足每个患者和每个治疗环境的需求及价值[7,8]。

ICU 后综合征：需要我们作出改变的理由

ICU 后综合征（PICS）是指重症幸存者经历新的或日益恶化的认知、躯体和心理的损害[9-12]。当聆听 ICU 治疗后患者的担忧和经历后，我们更加认识到 PICS 对患者带来的深远影响，以及 ICU 幸存者所需要面临的挑战。对于 ICU 幸存者而言，生存的成本变得更高，他们不仅需要承受个体层面的精神损失和身体伤害，还有个人成本和社会成本的花费，同时也加重了公共卫生资源和家庭/照料人员的负担[5,13-15]。以下为来自 ICU 幸存者的讲述，不仅说明了 PICS 的严重性，也显示了罹患危重疾病后带来的身体机能障碍、认知功能损害、心理障碍功能状态的复杂性和纠

缠性。这些 ICU 幸存者通过医学而获救，而医学是一个有史以来以意识形态划分的实践活动，患者的康复取决于对其健康和福祉性质的认识。

"我会告诉我的家人和医生，在 ICU 内就像患上了阿尔茨海默病，我清楚地知道发生的一切，但我所说的话似乎都毫无意义，我发现任何人都对我无能为力。我变得孤立，变得与世隔绝，没有人想待在我身边。"

"我的工作受到了影响，我不知道我还能在这种情况下坚持多久（尽管我还没有向我的雇主承认那么多），我变得非常容易疲倦……我存在幻觉，让我一直感到非常困扰，比如说我从玻璃罐中看到了断头，这让我难以忍受。与这种恐惧和困扰相比，身体上过去所经历的和现在客观存在的痛苦（如胰腺炎、肾衰竭等）就是小菜一碟。"

"我在 ICU 住了 8 天，直到现在，这段濒临死亡的经历仍然折磨着我。我患上了严重的抑郁和焦虑，我的性格和行为与过去天差地别，我变得依赖药物而生，我深知，一旦失去了这些药物，我的生命也将随之消逝。"

这些倾诉揭示了一直以来困扰着 ICU 幸存者的生存负担。作为协调应对的一部分，ICU 解放运动集束化管理的制定和广泛应用已经取得了不同程度的成功，降低了危重症患者的死亡率，同时也有助于患者的康复[8,16-18]。ICU 解放运动集束化管理基于现有的循证医学证据，为治疗提供了有针对性的策略，它主要包括合理的疼痛和镇静需求管理、机械通气脱机流程、谵妄的预防和治疗、早期活动的实施，以及邀请家属共同参与等内容，这些策略可以有效地改善患者结局，并降低 ICU 存活患者患 PICS 的心理负担。

入住过 ICU 的患者都存在不同程度的身体机能障碍、认知障碍和心理障碍等问题，他们需要不停地与这些损害自身尊严、自我认同感、身份认同感的困难作斗争[19-24]。未来的研究方向旨在减少对 ICU 幸存者的威胁，其中一些策略值得关注，包括在不同 ICU 资源情形下，对合并或不合并谵妄的机械通气患者给予最合适的镇静镇痛药物，以及评估 ICU 集束化管理的实施与临床结局的量效关系等。然而，目前对于这些领域来说，最为紧迫的是随着重症医学的不断进步，人口老龄化以前所未有的速度加剧，对于患者、家庭和照护者来说，生存所需要付出的代价也逐渐增加。

对于重症幸存者的评估目前没有统一的方法。同样，对于现在正在实施的针对 PICS 的治疗，也仍然不完整和不规范。这些治疗大多只针对患者所产生的躯体症状，没能充分考虑获得性痴呆、心理状态转变或创伤后应激障碍（PTSD）等，这些症状可能会在 ICU 出院后的数月或者数年内才出现，导致患者最终康复不佳。总之，当前 PICS 的医疗模式不能减轻医疗保健服务上的重负，不能满足危重症患者和照料人员的持续需求，也缺乏序贯性。因此，为了减轻危重症患者治疗过程中和出院后带给家庭和照料人员的负担，建立一个"以患者为中心"和"以康复为导向"的治疗模式是至关重要的[25]。

以康复为导向的治疗模式

对于重症幸存者而言，重新定义康复是成功制订和实施综合治疗计划的第一步，仅仅度过了疾病的急性期并不意味着从疾病中康复。定义 ICU 的生存和康复需要包含多方面，包括对个人、ICU 获得性损伤和入住 ICU 前后患者生活和生存环境转变的充分认识。从根本上来讲，康复是一个发现和培养自我效能感、重新定义自我、恢复基本功能和提高生活质量的过程。对于 ICU 幸存者来说，如何定义康复尚无共识，康复的概念也有待明确[26]。但在其他患者群体和其他治疗环境（包括心理健康治疗和康复医学）中，康复已经得到深入的探索和发展。针对 ICU 患者的最佳康复治疗方案，是由重症医学医师和其他 ICU 工作者协同制订的一个治疗体系，以康复为导向，包含多个与重症治疗相关的关键要素[27]，可以及时根据患者个体情况，对现有治疗模式进行调整，并加入更多心理康复治疗。

了解以康复为导向的治疗体系的核心理念后，我们可以注意到，当前我们为 ICU 康复治疗所做的努力和讨论与现有的生存模式有着惊人的相似之处[28]。康复涉及以下多个方面：①综合治疗；②选择每个阶段的合适治疗，加强各个阶段治疗的持续性，并在前期抉择时充分考虑患者的后续康复；③结合患者整个生命进程进行个体化和综合性治疗；④建议家属参与治疗，但同时也注意关注家属和其他照护者在治疗过程中可能存在的问题和困难；⑤鼓励在所在环境建立康复同伴支持小组并提供服务；⑥持续监测康复效果，不断向外延伸治疗内容；⑦结合文化相关的接受能力，制订相关治疗方案（图 15 - 1）。这

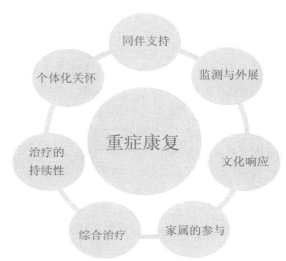

图 15 - 1　重症康复的核心概念

些从现有治疗模式中借鉴的关键理念，应当与重症医学中的各种紧急治疗共同进行，有助于我们制定更加全面的康复治疗模式，同时也能改善重症幸存者、家属和照护人员在整个治疗周期的健康和福祉。

ICU 后康复诊所

患者及其家属在离开 ICU 后，对复杂的疾病康复的需求往往知之甚少。目前正在尝试建立 ICU 后康复诊所，聘用来自不同领域的专业人士（临床医师、作业治疗师、心理治疗师、物理治疗师、药剂师、社会工作者），组成多学科合作团队，弥补患者从 ICU 转出后在康复治疗上的空缺。为了改善癌症或其他重症疾病出院后患者的治疗与结局，北美洲和欧洲一些机构针对癌症或其他重症幸存者的治疗，创建了新型康复模式，根据需求提供不同治疗服务，为新型康复治疗中心开辟了道路[29-30]。这些 ICU 后康复诊所会制订一个全面的评估方案，快速识别就诊者可能存在的潜在问题，从而进行简单高效的临床干预，积极推动就诊者向门诊或社区医院转诊，帮助患者尽可能达到一个最佳的结局水平。通过这种康复模式，患者和照护者都能有一个宝贵的机会来对他们的身体、心理、认知和功能需求有一个全面的了解，从而尽早开展预防性治疗以改善结局，指导其终身康复，并根据个体的疾病进程建立有效和切实可行的康复目标。

针对现有的康复医疗机构所做的调查，结果喜忧参半。由于 ICU 后康复机构所收集的样本量小，且每个康复机构所提供的康复服务不同，这些调查的结果存在一定的局限性，但总体来看，

未来 ICU 后康复诊所一定大有可为[23,32-34]。来自某个创新型康复中心的初步统计数据表明，一个包括了医生、护士、病例管理、心理健康专家及其他人员在内的多学科协作治疗团队可以适当改善在康复诊所就诊两次的幸存者的总体认知和功能上的整体结局。值得注意的是，该研究同时也证明了 ICU 后康复中心的可行性，因为研究样本中包括了"高风险"的 ICU 出院患者，这些个体尽管可能面临更多问题，但依然能够积极地参与到治疗当中[35]。此外，ICU 后康复诊所的建立对于社会群体心理健康的恢复也具有重要价值，为评估诊断和治疗 ICU 住院后可能尚未被关注到的心理问题提供了机会，这种个体化的治疗干预措施可以有效地减轻 PTSD 患者的症状[36]。框 15-1 提供了 ICU 后康复中心可能影响患者治疗和结局的方法示例。

框 15-1　ICU 后康复中心的临床小插曲

A. 在经过咨询和药物评估后，发现患者可能服用了一些不适当的药物，比如 ICU 出院后所服用的奥美拉唑和喹硫平，停止服用这些药后可降低患艰难梭菌结肠炎、QT 间期延长和过度嗜睡的风险，并减轻不必要药物所带来的经济负担。

B. 一名患者进行体检后提示肺功能指标异常、血氧饱和度低、声音嘶哑无力，后患者转诊至嗓音诊所进行气道评估并进行氧疗。

C. 一名患者接受了认知功能的评估，在视空间和执行能力上表现出以前未觉察的严重认知损害，建议他不要开车，并转介到相关机构接受正式的驾驶资格评估。

D. 一名患者发现其 6 分钟步行距离较正常人变短，并且由于 ICU 中使用大剂量的血管活性药物导致手指和脚趾坏死，患者难以照顾婴儿。病例管理评估显示，患者在出院时从未接受过物理干预和相关的专业治疗，因为既往的治疗过程并没有配备初级保健医生来跟踪病例，这就需要康复中心的病例管家来安排家庭治疗并协助患者找到初级保健网络内的医生。

E. 在以患者为中心的会诊中，肺活量测定的结果回顾提示患者存在与吸烟相关的早期阻塞性病变，患者表明他虽然在 ICU 住院时戒烟，但一直有烟瘾，于是在心理学、药学和病例管理学工作人员的协作下，为患者制订生存治疗方案的同时制订了包括行为和药物干预在内的戒烟计划。

关于什么是最佳的照料方式、最适合的治疗干预措施或最适合为 ICU 幸存者和家属服务的诊所，其评估方法目前尚无共识。ICU 随访诊所面临的困难众多，包括现存的资源有限，患者和照料者对长期困难的认识水平不同，并且缺乏确保危重症患者顺利康复所需的最佳治疗干预方法的知识[37,38]。未来研究应该验证 ICU 随访诊所的最佳实践方法，这将帮助患者和家属管理身体机能的衰弱、心理上的困扰和认知上的障碍，指导其重返工作岗位和融入社会，以及提高生活质量。

扩充跨专业团队力量

重症监护团队人员通常局限于部分学科，为了满足患者的需求并提供个体化的治疗方案，我们必须扩充跨专业治疗团队，吸收更多相关学科的知识和力量。重症医学科的功能很大程度上依赖着包含 ICU 学科在内甚至超出 ICU 学科范畴的多学科合作诊疗。随着不断认识并尝试满足 ICU 患者和幸存者的巨大需求，我们意识到这需要在其他专业和重症医学专业之间建立强大的纽带链接，充分发挥这个多学科协作重症医疗团队的整体专业能力，这种跨专业协作的方法已被证实可以有效改善一些人群的结局，其中包括心力衰竭、帕金森病、卒中、常见内科疾病、抑郁症和癌症[39-45]。总的来说，治疗团队——无论是对于在 ICU 内还是出院后——已经逐步实现了大量的增员，这个团队包括了诸多学科方面的专业人士，如急症执业护士、ICU 药剂师、呼吸与危重症医生、病例经理和神经心理学家，从而更好地帮助确定 ICU 出院后幸存者的需求，并协调全面的康复治疗计划[46]。但 ICU 后康复诊所中的这种跨专业团队所能发挥的作用仍需更多的实践和研究，且跨专业团队之间可能会有所不同，最终组成取决于社区的治疗环境和已有的医疗资源。值得注意的是，在加入了康复医学、物理和作业治疗方面的专家，或专攻残疾康复的社会工作者的情况下，康复诊所同时也可以促进 PICS 的康复，帮助这些患者重返工作岗位（框 15-2）。尽管跨专业团队合作下的 ICU 康复应对 ICU 幸存者康复治疗方面大有希望，但康复是一个不局限于诊所之内的长期过程，最终的目的是促进患者能够更好地融入"正常"生活中去，因长期康复所需的跨专业团队需要借助广泛的转诊网络，这些网络能够通过促进社区之间的康复治疗和支持协助，更好地推动患者的个体化治疗计划，最终帮助患者从对医院高度依赖过渡到建立更高的独立性，从而实现生活质量的不断提高。

框 15-2　ICU 康复的跨专业临床团队

- 医学（呼吸与危重症医学、重症医学、内科、物理医学与康复、老年病学、姑息治疗）
- 心理学（神经心理学、康复）
- 护理（具备重症治疗方面的专业知识）
- 药学
- 病例管理

联合行为疗法及重症治疗加快康复

迄今为止，将心理和行为健康干预疗法纳入危重症患者和幸存者的整体治疗计划的证据尚不充分或混杂，但致力于减少幸存者、家庭和护理人员心理问题的心理干预措施是改善整体结局的希望。在过去 10 年中，人们更加注重通过心理干预来培养患者的主观能动性。现有的关于心理障碍治疗的循证医学证据很多，这些干预措施能否有效实施，需要充分考虑患者的动机、准备情况、准确诊断以及转诊适当，并正确实施这些治疗。

ICU 内的心理干预常常是被忽视和缺乏探讨的部分，迄今为止，最著名的心理干预可能是 ICU 日记，它是一种帮助患者了解自身所患危重病的工具[47]。ICU 日记通常很受欢迎，写 ICU 日记可以为大多数患者提供安慰、鼓励和希望[48]。一项关于 ICU 日记的随机对照试验研究报告显示，通过写 ICU 日记，新发 PTSD 的发生率降低至 5%，而对照组 PTSD 的发生率为 13.1%[49]。尽管 ICU 日记相关研究中的一些消极结果使得研究者们之间的看法仍存在一定分歧，但这些日记受到了多数人的认可，他们认为这有望减轻 ICU 幸存者的长期精神障碍[50-52]。

未来努力的方向是加强 ICU 内的行为健康干预，包括加强对疼痛的评估和治疗[53]。疼痛管理现已逐渐纳入产生疼痛体验时的躯体反应和心理认知水平评估[54]。针对慢性疼痛相关的心理干预包括生物反馈、正念干预疗法和认知行为疗法，这些均已在各大医院门诊中得到运用和探索，并取得了可喜的结果[55-57]。研究表明，基于正念的心理干预在纳入疼痛管理流程后，与降低疼痛程度和减少阿片类药物使用情况有关[58]。心理干预更常用于烧伤病房，因为尽管已经进行了药物干预，但这类患者仍然会受剧烈的疼痛折磨[59, 60]。尽管心理干预被认为有很大潜力能够减少患者的痛苦，但在 ICU 这种强调疼痛管理的环境中却并未被充分利用，取而代之的可能是过度使用阿片类药物，而过度使用该药及产生与药物相关的不良反应都可能增加 PICS 的患病风险。

未来的研究不能局限于 ICU 日记，而需要关注早期进行全面的心理干预所能带来的益处，这同时也能加强改进 ICU 解放运动集束化管理流程，有利于减轻患者入住 ICU 后的痛苦。尽管 ICU 中普遍不配备专业的心理学家，但调查显示，在 ICU 相关情境下（包括治疗过程中的焦虑、住院期间的心理压力）进行心理干预支持，与改善患者即时治疗情况和长期结局有关[61, 62]。一项为 ICU 患者进行床旁心理评估和治疗的随机对照试验研究发现，经过心理干预的患者出院后 12 个月内患 PTSD 的风险降低[62]。为了不断完善 ICU 的疼痛管理流程，同时创造更好的治疗环境，为患者提供抗压支持治疗，促进患者放松和恢复，更为精准的干预措施仍在不断地开发和研究中，未来的干预措施可能更以人为中心，并可推广到更广泛的 ICU 患者群体中去[63, 64]。建立在这种模式下的早期干预措施使患者心理能够在整个治疗过程中逐步恢复，同时 ICU 内心理干预过程中所学习和采用的许多方法可能给康复过程中的其他阶段带来帮助，从而加强适应能力，有利于应对 ICU 出院后为改善远期结局所进行的康复治疗的不断调整。

支持小组是增加社会支持和在幸存者中培养坚韧文化的一种途径[10,65 - 67]。同伴互助小组已在多个临床人群中证实了其有效性，包括癌症幸存者、糖尿病患者和精神障碍患者、药物滥用患者[68 - 73]。除了促进了患者间有关 PICS 和 ICU 后生存的信息交流和学习外，同伴支持小组能够帮助小组内成员解决和克服在直面身体、心理、认知上重大变故时可能存在的问题，同时鼓励他们保持希望和乐观的心态，重新树立对生活的信心。尽管有患者的推荐，以及从其他临床人群研究中收集到的有益证据，我们目前仍然缺乏为 ICU 幸存者提供同伴支持的直接循证医学证据。幸运的是，同伴支持小组对于患者康复有积极作用这一结论争议较小，当我们逐渐接受 ICU 幸存者的康复是一个长期甚至持续终生的过程时，会发现癌症、重症疾病和药物滥用的 ICU 幸存者之间的内在共性取代了他们的差异，这也意味着 ICU 康复支持小组能够普遍适用于这类人群。

同伴指导也有望帮助 ICU 幸存者从依赖医护人员转变为在医护人员的协助下借助社区资源来改善问题应对方式和开展健康生活[74 - 77]。通过同伴指导，ICU 幸存者可以与最近从 ICU 出院的患者联系，为他们提供有关康复的知识和资源，以促进危重症后患者逐步向正常生活过渡。支持小组和同伴指导都是非常适合危重症患者的干预措施，不仅能促进重症后患者的恢复和提高其独立生活的能力，同时也能加强 ICU 患者对 PICS 的认识和理解，这是影响 ICU 幸存者生活质量的关键障碍[78]。

对于不断发展的重症监护领域，概念化是非常重要的，现在重症监护领域主要涵盖了通过康复工作和行为疗法来治疗 ICU 后长期存在的生理、心理和认知问题。治疗心理问题给患者带来了明显的获益，亟待制定指南以对 ICU 患者和幸存者进行心理评估，以确保开展以患者为中心的及时且适当的转诊。

满足 ICU 患者及幸存者的家庭和照护者的需求

ICU 解放运动集束化管理中也包括鼓励家庭成员参与，强调危重症患者康复过程中家庭成员和护理人员的重要作用，同时也关注患有 PICS 的家庭成员所经历的持续存在的情感困难（也称为

PICS-Family，PICS-F)[15]。在患者、家属和医护人员之间建立信任和共情的关系可以改善在 ICU 住院期间和之后以患者为中心的治疗质量。同时，加强与患者家属之间的沟通可提高其对治疗的满意度，增进对患者病情及恢复情况的了解，甚至缩短住院时间[79-82]。有时，这种沟通可能会受到心理健康问题的阻碍（尤其是 PTSD，其在 ICU 幸存者的配偶和子女中的发生率高达三分之一），而这些问题可能会影响患者及患者家属对复杂病情的理解和参与治疗方案的决策。家庭成员面临的心理问题可能会阻碍患者的治疗，这是普遍存在的，但这通常可以通过全面的心理干预来改善。基于此，对于治疗者来说，重要的是理解家庭成员基于自身情况所作出的一系列调整和改变，明确家庭成员除了是 ICU 患者家属之外，还是有自己特殊需求的个体。

评估家庭成员的心理健康需求至关重要，但临床医生也必须考虑家庭成员是否能为患者提供持续的康复支持等相关实际问题。例如，一个即将离开 ICU 的虚弱老人的配偶可能本身就很虚弱，年事已高并伴有其他疾病，尽管她希望在家照顾丈夫，但她可能不具备这种能力。有必要发现照料人员能力上可能存在的问题，并评估患者和家庭是否存在仍未解决的需求，这最终有助于确定利用哪些医疗保健资源、当地或社区资源来减少康复上的阻碍、改善患者身体机能和提高社会参与能力，并提升他们的生活质量。

ICU 内以患者为中心的治疗

在强调保护生命的文化下，我们面临的挑战是在 ICU 患者和幸存者生命的每个阶段优先考虑患者的自主权和生活质量。

生命，必然存在着死亡和濒死，当一个人正在与危重疾病作斗争，最好的体验是充分的和富有同情心的照顾。作为 ICU 中的工作者，对那些在生与死之间徘徊的人，以及对于人类生命的脆弱毫无准备的患者和家属，我们不仅要治愈疾病，而且要在治疗和康复过程中为患者提供人性化的救助。有时，这可能意味着暂停，为思考死亡和濒死留出空间[83,84]。绝症患者可从以患者为中心的关于治疗预期目标的交流中受益匪浅。例如，ICU 常规进行的家庭会谈和姑息治疗会诊可以帮助患者和其家庭考虑放弃维持生命的治疗而改为选择以患者舒适为重点的治疗[85,86]。

为患者和家属提供这类改变人生的决定方法，是维护患者的尊严和自主权的关键，同时也能最大程度减少患者的不适[25]。尽管一些治疗机构经常采用姑息治疗，但在 ICU 中，很少有重症监护团队将姑息治疗正式纳入患者的常规治疗方案中，这使得患者的自主权和人格尊严更容易受到威胁。这种高价值的治疗为医生、患者和其家庭之间提供了高质量、有效的沟通渠道，并使得患者和家庭始终能够通过积极参与医疗决策来保持自主权[87-89]。当被纳入重症监护治疗计划的姑息治疗难以施行时，为其他临床医生提供沟通治疗目标讨论和症状管理方面的培训，也可以减轻家庭和患者在做关键医疗决策时的压力[90]。

确保 ICU 解放运动集束化管理公平实现

ICU 解放运动集束化管理始终面临着一个持续的挑战，那就是到目前为止，这种治疗模式主要是在成熟且资源丰富的环境中实施的。我们相信并期待着其核心理念可以应用到全球的 ICU，但集束化管理在许多情况下尚未经过实际测试。因此，关键是要在不同的文化环境中进行集束化管理的测试，并确定哪些特性是可应用和扩展的，并且最容易适应非西方环境使用。最后，我们必须反思集束化管理是否有一些方面是针对"本地"而非顺应不同国家间存在的敏感性差异的，以及集束化管理的任何方面是否受文化限制。所有努力都将促进公平地提供重症医疗和优质保健服务，同时检验在我们努力下能对全球 ICU 带来的影响。

小结

正如本章所述，危重症患者的治疗和管理经历了彻底的模式转变，当前的治疗目标已经远远超出了对生存本身的狭隘关注，并朝着全面提高重症后患者的生活质量发展。通过实施 ICU 解放运动集束化管理策略，患者和家庭成员的生活质量都能得到提高。特别是当这样的治疗背后有强大的跨学科团队支持时，这些团队吸取了众多不同背景的专家的集体智慧和见解。尽管该集束化管理最初是作为一套主要针对住院患者的干预措施而设计的，但现在已经衍生到通过运用 ICU 康复中心和康复概念等模型，强调出院后对患者个体的远期追踪治疗。这些模式在其他医疗人群中有着悠久的历史，直到最近才适用于败血症、急性呼吸窘迫综合征、多器官衰竭以及其他危重疾病的幸存者。随着适用领域的不断扩大，重要的是要认识到隐藏在巨大变化下的一致性。毫无疑问，重症医学领域的特点是关注幸存者的健康和幸福，特别是对人类尊严的尊重，这种特性也将继续推动人们进行战略性、富有想象力的思考，并时刻保持同情之心以构建未来的创新发展计划，这样更加全面的治疗模式，将使 ICU 内患者和幸存者再度燃起对生命的希望。

要点

- ICU 解放运动集束化管理是一个富有生机的框架，必须不断创新架构，适应各种环境，并越来越以患者为中心。
- 在医疗工作者们达成共识的情况下，重新定义康复，凝聚大家的力量来促进 ICU 解放运动目标的实现。
- 以康复为导向和癌症生存模型共享的原则可以帮助将重症医学学科的工作重点从生存延伸到健康和福祉的恢复。
- ICU 内和 ICU 后社会心理干预的调查在减轻危重症幸存者的远期损害方面具有很大前景。

参考文献

[1] Cameron JI, Chu LM, Matte A, et al. One-year outcomes in caregivers of critically ill patients. *N Engl J Med.* 2016; 374: 1831 – 1841.

[2] Pandharipande P, Banerjee A, McGrane S, et al. Liberation and animation for ventilated ICU patients: the ABCDE bundle for the back-end of critical care. *Crit Care.* 2010; 14: 157.

[3] Morandi A, Brummel NE, Ely EW. Sedation, delirium and mechanical ventilation: the "ABCDE" approach. *Curr Opin Crit Care.* 2011; 17: 43 – 49.

[4] Wunsch H, Guerra C, Barnato AE, et al. Three-year outcomes for Medicare beneficiaries who survive intensive care. *JAMA.* 2010; 303: 849 – 856.

[5] Jackson JC, Pandharipande PP, Girard TD, et al. Depres-sion, post-traumatic stress disorder, and functional disability in survivors of critical illness in the BRAIN-ICU study: a longitudinal cohort study. *Lancet Respir*

Med. 2014；2：369 – 379.

［6］ Davydow DS，Gifford JM，Desai SV，et al. Depression in general intensive care unit survivors：a systematic review. *Intensive Care Med.* 2009；35：796 – 809.

［7］ Vincent JL. Give your patient a fast hug（at least）once a day. *Crit Care Med.* 2005；33：1225 – 1229.

［8］ Ely EW. The ABCDEF bundle：science and philosophy of how ICU liberation serves patients and families. *Crit Care Med.* 2017；45：321 – 330.

［9］ Needham DM，Davidson J，Cohen H，et al. Improving long-term outcomes after discharge from intensive care unit：report from a stakeholders' conference. *Crit Care Med.* 2012；40：502 – 509.

［10］ Maley JH，Brewster I，Mayoral I，et al. Resilience in survivors of critical illness in the context of the survivors' experience and recovery. *Ann Am Thorac Soc.* 2016；13：1351 – 1360.

［11］ Pandharipande PP，Girard TD，Jackson JC，et al. Long-term cognitive impairment after critical illness. *N Engl J Med.* 2013；369：1306 – 1316.

［12］ Cuthbertson BH. Life after intensive care—it's life…but not as we know it! *Crit Care Med.* 2008；36：1668 – 1669.

［13］ Halpern NA，Goldman DA，Tan KS，et al. Trends in critical care beds and use among population groups and Medicare and Medicaid beneficiaries in the United States：2000 – 2010. *Crit Care Med.* 2016；44：1490 – 1499.

［14］ Elliott D，Davidson JE，Harvey MA，et al. Exploring the scope of post-intensive care syndrome therapy and care：engagement of non-critical care providers and survivors in a second stakeholders meeting. *Crit Care Med.* 2014；42：2518 – 2526.

［15］ Davidson JE，Jones C，Bienvenu OJ. Family response to critical illness：postintensive care syndrome-family. *Crit Care Med.* 2012；40：618 – 624.

［16］ Barr J，Fraser GL，Puntillo K，et al. Clinical practice guidelines for the management of pain，agitation，and delirium in adult patients in the intensive care unit. *Crit Care Med.* 2013；41：263 – 306.

［17］ Barnes-Daly MA，Phillips G，Ely EW. Improving hospital survival and reducing brain dysfunction at seven California community hospitals：implementing PAD guidelines via the ABCDEF bundle in 6,064 patients. *Crit Care Med.* 2017；45：171 – 178.

［18］ Miller MA，Govindan S，Watson SR，et al. ABCDE，but in that order? A cross-sectional survey of Michiganintensive care unit sedation，delirium，and early mobility practices. *Ann Am Thorac Soc.* 2015；12：1066 – 1071.

［19］ Jackson JC，Girard TD，Gordon SM，et al. Long-term cognitive and psychological outcomes in the awakening and breathing controlled trial. *Am J Respir Crit Care Med.* 2010；182：183 – 191.

［20］ Needham DM，Dinglas VD，Morris PE，et al. Physical and cognitive performance of patients with acute lung injury 1 year after initial trophic versus full enteral feeding：EDEN trial follow-up. *Am J Respir Crit Care Med.* 2013；188：567 – 576.

［21］ Needham DM，Dinglas VD，Bienvenu OJ，et al. One year outcomes in patients with acute lung injury randomised to initial trophic or full enteral feeding：prospective follow-up of EDEN randomised trial. *BMJ.* 2013；346：f1532.

［22］ Mikkelsen ME，Christie JD，Lanken PN，et al. The adult respiratory distress syndrome cognitive outcomes study：long-term neuropsychological function in survivors of acute lung injury. *Am J Respir Crit Care Med.* 2012；185：1307 – 1315.

［23］ Walsh TS，Salisbury LG，Merriweather JL，et al. Increased hospital-based physical rehabilitation and information provision after intensive care unit discharge：the RECOVER randomized clinical trial. *JAMA Intern Med.* 2015；175：901 – 910.

［24］ Cronberg T，Lilja G，Horn J，et al. Neurologic function and health-related quality of life in patients following targeted temperature management at 33 degrees C vs 36 degrees C after out-of-hospital cardiac arrest：a randomized clinical trial. *JAMA Neurol.* 2015；72：634 – 641.

[25] Mart MF，Brummel NE，Ely EW. The ABCDEF bundle for the respiratory therapist. *Respir Care.* 2019；64：1561 – 1573.

[26] Young SL，Ensing DS. Exploring recovery from the perspective of people with psychiatric disabilities. *Psychiatr Rehabil J.* 1999；22：219 – 231.

[27] Sheedy CK. *Guiding Principles and Elements of Recovery-Oriented Systems of Care：What Do We Know from the Research?* Rockville，MD：US Department of Health and Human Services，Substance Abuse and Mental Health Services Administration，Center for Substance Abuse Treatment；2009.

[28] Clinical Oncology Society of Australia. *Model of Survivor-Ship Care*：Critical *Components of Cancer Survivorship Care in Australia*：*Position Statement.* Sydney，Australia：Clinical Oncology Society of Australia；2016.

[29] Griffiths JA，Barber VS，Cuthbertson BH，et al. A national survey of intensive care follow-up clinics. *Anaesthesia.* 2006；61：950 – 955.

[30] Schandl AR，Brattstrom OR，Svensson-Raskh A，et al. Screening and treatment of problems after intensive care：a descriptive study of multidisciplinary follow-up. *Intensive Crit Care Nurs.* 2011；27：94 – 101.

[31] Glimelius PC，Bergbom I，Brodersen K，et al. Patients' participation in and evaluation of a follow-up programfollowing intensive care. *Acta Anaesthesiol Scand.* 2011；55：827 – 834.

[32] Schmidt K，Worrack S，Von Korff M，et al. Effect of a primary care management intervention on mental health-related quality of life among survivors of sepsis：a randomized clinical trial. *JAMA.* 2016；315：2703 – 2711.

[33] Cuthbertson BH，Rattray J，Campbell MK，et al. The PRaCTICaL study of nurse led，intensive care follow-up programmes for improving long term outcomes from critical illness：a pragmatic randomised controlled trial. *BMJ.* 2009；339：b3723.

[34] Jensen JF，Egerod I，Bestle MH，et al. A recovery program to improve quality of life，sense of coherence and psycho-logical health in ICU survivors：a multicenter randomized controlled trial，the RAPIT study. *Intensive Care Med.* 2016；42：1733 – 1743.

[35] Khan BA，Lasiter S，Boustani MA. CE：critical care recovery center：an innovative collaborative care model for ICU survivors. *Am J Nurs.* 2015；115：24 – 31.

[36] Jensen JF，Thomsen T，Overgaard D，et al. Impact of follow-up consultations for ICU survivors on post-ICU syndrome：a systematic review and meta-analysis. *Intensive Care Med.* 2015；41：763 – 775.

[37] Huggins EL，Bloom SL，Stollings JL，et al. A clinic model：post-intensive care syndrome and post-intensive care syndrome-family. *AACN Adv Crit Care.* 2016；27：204 – 211.

[38] Sevin CM，Bloom SL，Jackson JC，et al. Comprehensive care of ICU survivors：development and implementation of an ICU recovery center. *J Crit Care.* 2018；46：141 – 148.

[39] Carne W，Cifu DX，Marcinko P，et al. Efficacy of multidis-ciplinary treatment program on long-term outcomes of individuals with Parkinson's disease. J Rehabil Res Dev. 2005；42：779 – 786.

[40] Ducharme A，Doyon O，White M，et al. Impact of care at a multidisciplinary congestive heart failure clinic：a randomized trial. *CMAJ.* 2005；173：40 – 45.

[41] Hansen HP，Tjornhoj-Thomsen T. Cancer rehabilitation in Denmark：the growth of a new narrative. *Med Anthropol Q.* 2008；22：360 – 380.

[42] Dewan B，Skrypak M，Moore J，et al. A service evaluation of the feasibility of a community-based consultant and stroke navigator review of health and social care needs in stroke survivors following hospital discharge. *Clin Med.* 2014；14：134 – 140.

[43] Carbonell-Baeza A，Aparicio VA，Chillon P，et al. Effectiveness of multidisciplinary therapy on symptomatology

and quality of life in women with fibromyalgia. *Clin Exp Rheumatol.* 2011；29（6 suppl 69）：S97 – S103.

［44］　Plant NA，Kelly PJ，Leeder SR，et al. Coordinated care versus standard care in hospital admissions of people with chronic illness：a randomised controlled trial. *Med J Aust.* 2015；203：33 – 38.

［45］　Lang PO，Vogt-Ferrier N，Hasso Y，et al. Interdisciplinary geriatric and psychiatric care reduces potentially inappropriate prescribing in the hospital：interventional study in 150 acutely ill elderly patients with mental and somatic comorbid conditions. *J Am Med Dir Assoc.* 2012；13：406. e1 – 7.

［46］　Sevin CM，Bloom SL，Jackson JC，et al. Comprehensive care of ICU survivors：development and implementation of an ICU recovery center. *J Crit Care.* 2018；46：141 – 148.

［47］　Backman CG，Walther SM. Use of a personal diary written on the ICU during critical illness. *Intensive Care Med.* 2001；27：426 – 429.

［48］　Egerod I，Christensen D. Analysis of patient diaries in Danish ICUs：a narrative approach. *Intensive Crit Care Nurs.* 2009；25：268 – 277.

［49］　Jones C，Backman C，Capuzzo M，et al. Intensive care diaries reduce new onset post traumatic stress disorder following critical illness：a randomised，controlled trial. *Crit Care.* 2010；14：R168.

［50］　Garrouste-Orgeas M，Flahault C，Vinatier I，et al. Effect of an ICU diary on posttraumatic stress disorder symptoms among patients receiving mechanical ventilation：a randomized clinical trial. *JAMA.* 2019；322：229 – 239.

［51］　Bienvenu OJ. What do we know about preventing or mitigating postintensive care syndrome? *Crit Care Med.* 2019；47：1671 – 1672.

［52］　Jones C，Backman C，Griffiths RD. Intensive care diaries and relatives' symptoms of posttraumatic stress disorder after critical illness：a pilot study. *Am J Crit Care.* 2012；21：172 – 176.

［53］　Dusek JA Griffin KH，Finch MD，et al. Cost savings from reducing pain through delivery of integrative medicine program to hospitalized patients. *J Altern Complement Med.* 2018；24：557 – 563.

［54］　Clark C. Pain response in Nepalese porters. *Science.* 1980；209：410 – 412.

［55］　Abrams DI，Dolor R，Roberts R，et al. The BraveNet prospective observational study on integrative medicine treatment approaches for pain. *BMC Complement Altern Med.* 2013；13：143.

［56］　Davidson RJ，McEwen BS. Social influences on neuroplasticity：stress and interventions. *Nat Neurosci.* 2012；15：689 – 695.

［57］　Cherkin DC，Sherman KJ，Balderson BH，et al. Effect of mindfulness-based stress reduction versus cognitive behavioral therapy or usual care on back pain and functional limitations in adults with chronic low back pain：an RCT. *JAMA.* 2016；315：1240 – 1249.

［58］　Garland EL，Manusov EG，Froeliger B，et al. Mindfulness-oriented recovery enhancement for chronic pain and prescription opioid misuse：results from an early-stage randomized controlled trial. *J Consult Clin Psychol.* 2014；82：448 – 459.

［59］　Haythornthwaite JA，Lawrence JW，Fauerbach JA. Brief cognitive interventions for burn pain. *Ann Behav Med.* 2001；23：41 – 49.

［60］　Patterson DR，Everett JJ，Burns GL，et al. Hypnosis for the treatment of burn patients. *J Consult Clin Psychol.* 1992；60：713 – 717.

［61］　Morrow AM，Burton KL，Watanabe MW，et al. Developing BrightHearts：a pediatric biofeedback-mediated relaxation app to manage procedural pain and anxiety. *Pain Practice.* 2017；18：698 – 708.

［62］　Peris A，Bonizzoli M，Iozzelli D，et al. Early intra-intensive care unit psychological intervention promotes recovery from post traumatic stress disorders，anxiety and depression symptoms in critically ill patients. *Crit Care.* 2011；15：R41.

［63］ Wade D，Als N，Bell V，et al. Providing psychological support to people in intensive care：development and feasibility study of a nurse-led intervention to prevent acute stress and long-term morbidity. *BMJ Open.* 2018；8：e021083.

［64］ Wade DM，Mouncey PR，Richards-Belle A，et al. Effect of a nurse-led preventive psychological intervention on symptoms of posttraumatic stress disorder among critically ill patients：a randomized clinical trial. *JAMA.* 2019；321：665－675.

［65］ Maley JH，Mikklsen ME. Sepsis survivorship：how can we promote a culture of resilience? *Crit Care Med.* 2015；42：479－481.

［66］ Charney D. Psychobiological mechanisms of resilience and vulnerability：implications for successful adaptation to extreme stress. *Am J Psychiatry.* 2004；161：195－216.

［67］ Mikkelsen ME，Jackson JC，Hopkins RO，et al. Peer support as a novel strategy to mitigate post-intensive care syndrome. *AACN Adv Crit Care.* 2016；27：221－229.

［68］ Mead S，MacNeil C. Peer support：what makes it unique? *Int J Psychosocial Rehab.* 2006；10：29－37.

［69］ Davidson L，Bellamy C，Guy K，et al. Peer support among persons with severe mental illnesses：a review of evidence and experience. *World Psych.* 2012；11：123－128.

［70］ Campbell MK，Tessaro I，Gellin M，et al. Adult cancer survivorship care：experiences from the Livestrong centers of excellence network. *J Cancer Surviv.* 2011；5：271－282.

［71］ Campbell HS，Phaneuf MR，Deane K. Cancer peer support programs：do they work? *Patient Educ Couns.* 2004；55：3－15.

［72］ Abend NS，Topjian AA，Kessler SK，et al. Outcome prediction by motor and pupillary responses in children treated with therapeutic hypothermia after cardiac arrest. *Pediatr Crit Care Med.* 2012；13：32－38.

［73］ Fisher EB，Boothroyd RI，Coufal MM，et al. Peer support for self-management of diabetes improved outcomes in international settings. *Health Aff.* 2012；31：130－139.

［74］ Sandhu S，Veinot P，Embuldeniya G，et al. Peer-to-peer mentoring for individuals with early inflammatory arthritis：feasibility pilot. *BMJ Open.* 2013；3（3）.

［75］ Dorgo S，Robinson KM，Bader J. The effectiveness of a peer-mentored older adult fitness program on perceived physical，mental，and social function. *J Am Acad Nurse Pract.* 2009；21：116－122.

［76］ Webel AR，Okonsky J，Trompeta J，et al. A systematic review of the effectiveness of peer-based interventions on health-related behaviors in adults. *Am J Public Health.* 2010；100：247－253.

［77］ Perry E，Swartz J，Brown S，et al. Peer mentoring：a culturally sensitive approach to end-of-life planning for long-term dialysis patients. *Am J Kidney Dis.* 2005；46：111－119.

［78］ Daniels LM，Nelson SB，Frank RD，et al. Pharmacologic treatment of intensive care unit delirium and the impact on duration of delirium，length of intensive care unit stay，length of hospitalization，and 28-day mortality. *Mayo Clin Proc.* 2018；93：1739－1748.

［79］ White DB，Angus D，Shields AM，et al. A randomized trial of a family-support intervention in intensive care units. *N Engl J Med.* 2018；378：2365－2375.

［80］ Heyland DK，Rocker GM，Dodek PM，et al. Family satisfaction with care in the intensive care unit：results of a multiple center study. *Crit Care Med.* 2002；30：1413－1418.

［81］ Jacobowski NL，Girard TD，Mulder JA，et al. Communication in critical care：family rounds in the intensive care unit. *Am J Crit Care.* 2010；19：421－430.

［82］ Jacobowski N，Dugas A，Foss J，et al. Family rounds in the ICU：improving communication and end-of-life experiences in critical care. *Crit Care Med.* 2007；35：A188－A.

［83］Curtis JR，Ciechanowski PS，Downey L，et al. Development and evaluation of an interprofessional communication intervention to improve family outcomes in the ICU. *Contemp Clin Trials*. 2012；33：1245 – 1254.

［84］Cook D，Swinton M，Toledo F，et al. Personalizing death in the intensive care unit：the 3 Wishes Project：a mixed-methods study. *Ann Intern Med*. 2015；163：271 – 279.

［85］Campbell ML，Guzman JA. Impact of a proactive approach to improve end-of-life care in a medical ICU. *Chest*. 2003；123：266 – 271.

［86］Lilly CM，De Meo DL，Sonna LA，et al. An intensive communication intervention for the critically ill. *Am J Med*. 2000；109：469 – 475.

［87］Nelson JE，Puntillo KA，Pronovost PJ，et al. In their own words：patients and families define high-quality palliative care in the intensive care unit. *Crit Care Med*. 2010；38：808 – 818.

［88］Levin TT，Moreno B，Silvester W，et al. End-of-life communication in the intensive care unit. *Gen Hosp Psychiatry*. 2010；32：433 – 442.

［89］Troug RD，Campbell ML，Curtis JR，et al. Recommendations for end of life care in the intensive care unit：a consensus statement by the American College of Critical Care Medicine. *Crit Care Med*. 2008；36：953 – 963.

［90］Boyle DA，Anderson WG. Enhancing communication skills of critical care nurses：focus on prognosis and goals of care discussions. *J Clin Outcomes Manag*. 2015；22：543 – 549.